U0258304

从痛经到
子宫内膜异位症

From Dysmenorrhea
to Endometriosis

她的荆棘

徐冰 著

中信出版集团 | 北京

图书在版编目（CIP）数据

她的荆棘：从痛经到子宫内膜异位症 / 徐冰著 . --
北京：中信出版社，2024.5（2025.1 重印）
ISBN 978-7-5217-6518-2

I. ①她… II. ①徐… III. ①月经病－普及读物
IV. ① R711.51-49

中国国家版本馆 CIP 数据核字（2024）第 080239 号

她的荆棘：从痛经到子宫内膜异位症
著者： 徐冰
出版发行：中信出版集团股份有限公司
　　　　　（北京市朝阳区东三环北路 27 号嘉铭中心　邮编　100020）
承印者： 北京盛通印刷股份有限公司

开本：787mm×1092mm　1/16　　　印张：28　　　字数：400 千字
版次：2024 年 5 月第 1 版　　　　印次：2025 年 1 月第 2 次印刷
书号：ISBN 978-7-5217-6518-2
定价：98.00 元

版权所有·侵权必究
如有印刷、装订问题，本公司负责调换。
服务热线：400-600-8099
投稿邮箱：author@citicpub.com

这是一本兼具科学价值和医学人文的书，温暖而生动。

为子宫内膜异位症（简称内异症）患者写一本科普书，是一件极有意义的事情。徐冰教授历时三年多，终于完成这样一部作品，值得庆贺。

内异症古老又年轻，历经百年的认识和研究，近年来诊治观念有了新的改变，诊疗技术和方法有了新的进步，但依然还有很多未解难题需要进一步探索。作为一个慢性病、多发病，内异症困扰女性长达数十年之久，而诸多临床问题，例如疼痛及不孕，严重影响女性的生活质量和生殖健康，也给家庭及社会带来沉重的负担。全球范围内，对内异症的研究和关注已经形成热潮。我国对于内异症的诊治已经建立了规范和共识，形成了以临床问题为导向的治疗体系，使大量内异症患者得到了有效治疗。然而，由于生活方式、婚育模式、环境因素、压力形式等多种因素影响，现代女性面临着更高的患病风险。而大众对于内异症认知不足，加上疾病病因不清、缺少敏感的早期诊断手段，以及疾病本身复杂多样、现有治疗手段不能完全满足患者多方面的需求等多种原因，使得内异症的诊治面临新的挑战。

痛经是女性常见的临床症状，其背后可能隐匿着复杂棘手的内异症。如何对待青春期痛经，如何识别潜在的内异症高风险人群，这些都是医患共同关心的话题，对于能够早期诊断早期治疗，减缓疾病的进展，保护女性未来的生育力，缩短 10 年之痛很重要。值得欣慰的是，徐冰教授在她的新作里，首先从"防大于治""早诊早治"的高度深入阐述了早期内异症的临床特点，强调疼痛是身体发出的警示信号，应引起重视，并提出切实可行的自我诊察方法。这些内容提醒女性重视痛经，并要尽早进行医学检查评估。

对那些已经被确诊为内异症的女性，又应该如何做好规范化和个体化治疗？读罢全书，我认为徐冰教授是以科普作品的形式写了一本内异症专业书。作者以通俗易懂的语言和科学严谨的笔触对内异症进行了全面阐述，将内异症的基础知识和临床问题娓娓道来，使读者对这个谜一样的疾病的过去、现在和未来有了比较全面的认识。作者还将国内外最新研究成果融会贯通，以真实世界的临床故事为主线，抽丝剥茧、深入浅出讲述内异症治疗的现代观念。读后感觉内异症不再只是扑朔迷离，复杂难治，而是充满魅力，鼓舞我们更努力去探寻其奥秘。

贯穿全书的诊间故事引人入胜，发人深思。对于痛经和内异症患者而言，我想这是一本难得的诊室外必读书。书中有大量内容是从患者视角提出问题，并以医患同行、共同决策的目标解答问题，字里行间不仅能读到医学知识，还会强烈感受到医者的人文关怀。温暖的文字不仅给予患者医学支持，更是传递了爱的温度。

伟大的医学教育家 William Osler（威廉·奥斯勒）曾说过："懂得了子宫内膜异位症，就懂得了妇科学。"他还说过："聆听患者，患者会告诉你诊断。"在后循证医学时代，除了依靠"Evidence（证据）"，更要积累临床实践经验。徐冰教授在她的新书里，除了引经据典，讲述了医学发展史上很多具有启发意义的事件，同时以叙事医学的方式，讲述了一个个基于和患者的深入交流获得的宝贵临床信息，最终治疗成功的诊间案例。这些来自临床一线的经验难能可贵，同行们也会受到启发和鼓舞。我也很乐意将此书推荐给有志于从事子宫内膜异位症工作的医生们。希望通过医生和患者的共同努力，把我国子宫内膜异位症的工作做得更好，让更多的患者获益。

冷金花

北京协和医院妇产科主任医师、教授、博士生导师

中国医师协会子宫内膜异位症专业组组长

2024 年 4 月

徐冰教授新书写成，邀请我来作序。收到书稿后，我被深深吸引，近 30 万字的手稿一口气读完，欣然应允。

我和徐冰教授相识已久。早年间她曾来广州参加我的腹腔镜学习班。2011年在法国蒙彼利埃参加第 11 届世界子宫内膜异位症大会时，我和她再次相遇，得知她被公派赴日留学，已完成博士后工作回国，并取得了很好的成绩，对她佩服有加。她和我聊起留学期间师从北脇城（Jo Kitawaki）教授，专攻内异症和腹腔镜手术，可以看出她对于回国后如何开展工作有很多令人称赞的想法。至今犹记她说起内异症时满腔热忱的样子。看到一位风华正茂的年轻医生有激情、有勇气投身于内异症事业，我甚感欣慰，鼓励她好好做起来。在以后的岁月里，我和徐冰教授一直有密切的学术交流，在从医理念、内异症诊治观念、患者教育等方面观点非常契合。徐冰教授尊我为良师益友，我自己则是爱才心切，热切希望好医生们能够在好的学术环境和医疗环境里成长起来，因此，徐冰教授也成了我主办的"中欧妇科内镜高峰论坛"的常客和演讲嘉宾。

国外专修多年积累的深厚科研功底、谦逊严谨的学术态度和孜孜以求的钻研精神，加之国内大量的临床实践经验，使徐冰教授很快在内异症领域崭露头角。2014 年在巴西圣保罗召开的第 12 届世界子宫内膜异位症大会上，我很高兴看到她登上讲台做 oral presentation（口头演讲）并参加 panel discussion（小组座谈）。这是内异症领域全球最高水平的大会，现在我们很多中国学者也活跃其间，但 10 年前基本还是欧美学者占主流的舞台，能有此机会实属不易。我想机会总是给有准备的人。她发言的内容是有关内异症患者卵巢保护的手术技巧，徐冰教授向大会投稿时已经摸索并积累数据 4 年有余。而"卵巢储备功能""AMH"对当时的很多妇科医生来说还都是新鲜词。

古人云，"十年磨一剑"。对于医生来说，10 年可能只是从业生涯中的一个片段，从年轻稚嫩时的艰苦培训，到日后独立思考的日渐精进，都需持之以恒。难能可贵的是，徐冰教授一直坚持在临床工作中验证自己所思所想，不断改进完善，并和同行分享。在国际和国内内异症学术大会上，我总能看到她活跃的身影。单单从她近 10 年来受邀参加我院主办的"中欧妇科内镜高峰论坛"的讲座内容，就能够看到她坚持不懈的努力和默默的耕耘。每次大会之前，她总是说："要好好想一个题目，没有新内容都不好意思到您的大会上讲课。"而每逢她问我涉及有学术争议的话题，敢不敢在大会讲，我都鼓励她"讲"！作为一个疑难杂症，内异症有太多令人困惑之处，需要勇敢者去探索，去讨论，去争议。有影响力的学术大会更应该为独立思考的学者们提供自由的学术空间。一步一个脚印，十几年过去，徐冰教授已然成长为临床经验丰富的内异症专家，而她颇具学院派风格的讲座和新颖独特的内容，也受到学界的一致认可和医生同行的欢迎。

对于徐冰教授在内异症临床和科研方面所做的工作，我一直很是赞赏，也知道她在全国各地拥有大量内异症患者，并成功处理过很多疑难复杂病例。今日读过书稿，方知她在繁重的临床工作之外，一直还在默默地做着另外一项非常重要的工作。

内异症虽然是最常见的妇科良性疾病之一，但又是最挑战妇科医生的疑难杂症，被称为"良性癌"或"不死的癌症"。病因不明，缺少早期无创检测手段，病变复杂，累及多部位多器官，表现多样，是造成临床诊治困难的重要原因。最近二十多年来，人们对于内异症的认识发生了深刻的变化，整体诊疗取得了前所未有的巨大进步。我国妇产科医生付出的努力和取得的成就也受世界瞩目。但是，我们也清楚地看到，这一疾病的管理和诊疗尚存在不少问题。究其原因，医生和患者对内异症这一特殊疾病都存在认知不足，同时两个群体之间存在认知鸿沟和信息偏差。一位优秀的内异症医生应内外兼修，不仅要手术技术精湛，而且要具备慢性病管理思想，还要会治疗不孕症。要综合考虑各种因素充分和患者沟通，帮助患者制定个体化治疗方案；而患者一方，由于对疾病认知水平、疾病严重程度、既往诊疗过程、手术风险、经济文化水平等不同，在治疗方案选择、疾病管理实施，以及和医生交流沟通等问题上，可能存在种种困难。

《她的荆棘：从痛经到子宫内膜异位症》的出版可谓恰逢其时。徐冰教授将这本书定位为"痛经和子宫内膜异位症患者诊室外的必读书"。读罢全书，我认为这是一部专为痛经和子宫内膜异位症患者所写的科普作品，也兼具科学价值和人文情怀。作者深入浅出、系统地论述了子宫内膜异位症的方方面面，相信作者倡导的给患者"讲病"的诊疗方式，大量的患者故事，能够引起众多被痛经和不孕困扰的女性的强烈共鸣。而徐冰教授一向坚持的"培养智慧型患者"的理念，也会使得众多女性朋友读后获益并在自我管理的道路上成长。同时，书中精心绘制的插画和温暖的叙事风格，能够帮助读者破除阅读壁垒，轻松学习内异症知识。

同时，我也向年轻医生们推荐。对于习惯了枯燥的医学教材的医生们来说，这本书会让他们体会到"好看"和"手不释卷"，科学性和严谨性也毫不逊色。书中既引用了最新的国际和国内权威指南和理论研究成果、作者亲历的国际前沿研究项目，也列举了妇科发展史上的趣闻逸事。而其中展示的大量临床真实场景和诊间日记，很容易让我们联想到诊室里的自己和曾经发生的诊间故事。科学进步一日千里，我们仍需牢记：患者资源是最宝贵的医疗资源。相信他们读过此书，能够学会更好地倾听患者的声音，并准确为她们解读子宫内膜异位症——这个令人心忧但又充满魅力的疾病。

姚书忠

中山大学附属第一医院妇科主任医师、教授、博士生导师

2024 年 4 月于广州

自序

不再疼痛

出版社要我写一篇序言提前交代一下本书创作动机，就是先点一下题。我迟迟没有动笔，千言万语，真不知道从哪儿写起。

接到出版社闪送来的稿件，正是我当日出门诊看到第 17 位患者的时候。

那一刻，我忽然明白要在序言里说些什么了。

这位患者，清清秀秀，脸色苍白，满面愁容。打开阅片灯，我一边看着她带来的盆腔核磁片子，一边问了几个问题：月经期肚子痛吗？痛到什么程度？有没有肛门坠胀感？同房时痛不痛？非月经期痛不痛……

几乎每个问题，她都使劲点头，眼圈渐渐红起来。而陪她来的妈妈不是抢着回答，就是打断她的叙述。我暗暗叹息，痛经 18 年！一个 30 岁的女生，从 12 岁初潮开始，痛了 18 年，却从未接受过正规治疗。

解释完病情，我最后总结：诊断明确，咱们赶紧开始治疗吧。

她点头，眼神坚定，没有一丝犹疑。

她的妈妈，却还在旁边叨叨个不停："不知道为什么天天喊痛""她体寒""激素有副作用""激素影响怀孕"……

医者仁心，本不应有情绪，但这一刻，我的情绪真的上来了。我为什么要写这本书？就是为了诊室里再也不要出现这样白白疼痛了 18 年的患者。

疼痛了 18 年！

我打断她妈妈的唠叨，说："你女儿的疼痛真的很严重。请你保持安静，听我讲治疗方案！"

这位妈妈愣住了，话戛然而止。

姑娘泪流不止，指着病历记录对妈妈说："我痛了 18 年了，你明白吗，我已经痛了 18 年！"

折磨她疼痛不已的病，叫作子宫内膜异位症，简称内异症，主要发生于育龄期女性，与月经有着密切的关系。这个病在妇科本来很常见，但病因不明、早期诊断困难、病程复杂、治疗棘手，又成了公认的疑难杂症。好在这是一个良性病，如果能早诊早治，会得到很好的治疗效果。

这位姑娘先前各项检查指标都"正常"，她的痛经多年来被认为"正常"。于是，"方案"就是忍着，一直忍着，忍了 18 年。疼痛不知缘起，而长年累月，疾病进展，疼痛本身也已经变成了病——这就是内异症特有的"诊断延迟"。也有医生曾告知"你这可能是内异症"，可姑娘和她妈妈因为各种"担心"，迟迟不治疗，我谓之"治疗延迟"。

为被痛经和内异症折磨的女性朋友写一本科普书的想法，多年来一直萦绕在心。作为一个常年工作在临床一线的妇科医生，我接诊的来自全国各地的内异症患者实在太多了。透过厚厚的病历资料，我仿佛看到她们从青春年少时略有不适，到数年后沉疴痼疾难愈，我只有在心底为她们一再错失治疗良机而叹息。我急切地想要告诉更多的人，80%~90% 的内异症其实在早期即有疼痛发生，这是身体对我们发出的警示信号。如果忽视，治疗不及时不规范，内异症带来的疼痛和不孕，会严重影响女性健康和生活质量，而各种难治性病例更会给家庭和社会带来巨大负担。

在诊室里，我常常花大量时间给患者"讲病"，分析病情，解释不同治疗选择的利弊风险。但我也深知，患者如果对疾病一无所知，很难做出明智选择。曾经有患者在我的微信公众号后台留言，说读遍全网科普资料，依然"不解渴"，希望我推荐一些专业书。8 年前，我曾翻译出版过《子宫内膜异位症自我管理》一书。直至今日，仍时有患者带着这本书和密密麻麻的笔记来到诊室，我一次次地被深深触动。

写一本更适合中国患者的内异症科普书，成为我多年的夙愿。

事实上，还有大量潜在的内异症患者，尚未来到医院就诊，甚至根本不知道有这个病。还有很多人以为女生月经期本来就会疼痛！就像诊室里的这位妈妈，完全不能理解"痛经"怎么会让女儿痛不欲生！所以，帮助女性提高健康管理意识，学会在早期识别和自我诊察，其意义比了解病理、病因更加重大。我特别希望警醒那些仅有痛经表象，但可能是潜在的内异症患者的女性朋友，能重新审视自己。在医生给你下诊断之前，了解自己的身体，学会照料自己的身体。

本书除了介绍痛经和内异症的基本知识、诊断方法、治疗原则和治疗手段，我也试图通过分享临床案例来回答一些常见问题。看门诊之前要做好哪些准备？优秀的医生具备哪些特质？如何选择药物治疗？谁才是你最信赖的手术医生？如何和医生进行手术前沟通？……希望这些内容帮助你消除心中的疑惑和恐惧，明确自身治病需求，在医生的帮助下，做出最适合自己的治疗选择，平平顺顺渡过"子宫内膜异位症生涯"。

现代女性面临生育困境，对内异症女性来说，更是难题。在这本书里，我专门讲到：内异症与生育的平衡怎么处理？年轻女性应如何保护好生育力，不被婚姻和生育任务裹挟？不孕症是选择试管婴儿还是选择手术？注重生育保护的内异症手术有哪些高要求？如果有人正徘徊在这条路途上，希望这本书能够帮助你、鼓励你，引导你做出正确的选择。

我还详尽介绍了一组少见而特殊的盆腔外内异症，介绍了子宫腺肌病的最新研究和进展，当更年期来临时如何应对，以及如何开启你的自我管理，等等。总之，希望你成为自己的好医生。

从医多年、专注内异症多年，给我最多教育和启发的是患者。她们的无助、脆弱，让我心生怜悯，她们的勇气、果敢，又让我感动，让我共情。

书名中的"荆棘"二字，取自患者自建的群名"花园里的荆棘"，寓意来自新西兰内异症患者组织创始人 Joan Moultrie（琼·莫尔特里）。她描述内异症就像身体里的荆棘，隐而不见，但是带来疼痛和伤害。

女人，本应灿若芳华，却因这"荆棘"，生命变得崎岖坎坷。讲述她们的医学故事，写出她们脆弱后的刚强，疗愈更多被疼痛折磨的女性，成为激励我完成本书最大的动力。书中所有案例均为我亲自诊疗过的患者。感谢她们的慷慨分享和朴实无华的记录。相信这些案例将会温暖到更多深受疼痛和不孕困扰的女性，并为她们带来知识、力量和方法。

我对这本书的要求是：经得起所有专业人士的检验，也希望对年轻医生有所裨益。

在漫长的学习生涯里，我有幸得到了诸多师友的指引和教诲。在此，特别感谢我的导师青岛大学附属医院戴淑真教授。早年很多同行尚未意识到内异症的重要性时，戴老师就指点我在出国期间重点学习。在日本京都府立医科大学这所拥有 152 年历史的大学留学期间，我有幸得到名师耳提面命，导师北脇城先生对我的悉心栽培，令我受益终身。当先生得知我正在写这样一本书时，给了我极大鼓励，在我讨要他的绘制图版权希望介绍给中国读者时，他欣然应允。

我还有幸得到了诸多学界前辈和师长的提携和医生同行的支持帮助，请原谅我在此无法一一列举所有人的名字，表达我的敬意和谢意。

书中开篇小满、小溢这对双胞胎还在妈妈安安腹中时，我便被安安督促动笔。如今，两个孩子已经会捧着书认字，这本书也成为我对安安最好的感谢。

感谢中信出版社李英洪老师、主编曹萌瑶团队对我的耐心和培养。在这期间数易其稿，编辑团队从专业角度提出若干修改，让我学会跳出医生视角，使文字更朴素、浅显，更易于被普通读者理解和接受。还要感谢插画师绘制插图，使本书图文并茂，深入浅出，读者易学易记。

最后，特别感谢北京协和医院冷金花教授、中山大学附属第一医院姚书忠教授亲自为本书撰写序言，这对我是莫大的鼓舞，激励我在行医的道路上不断前行。

身为医生，只有一个心愿：但愿世上无疾苦，宁可架上药生尘。
希望所有人都不再疼痛。

徐冰

北京大学第三医院妇产科

2024 年 4 月 24 日夜

目录

第一部分

你未必了解
自己的身体

第一章
女性如何进化成了
今天的样子

男女生而不同

CASE

安安是我多年的好友，也是我的患者。

她更重要的一重身份，是龙凤胎小满和小溢的妈妈。为她看诊多年，当得知她怀了一对龙凤胎时，我由衷地为她高兴，并告诉她：在这个生育力和生育意愿持续走低的世界上，孩子是确保我们居于"富裕层"的最大财富。

像春天的禾苗一样茁壮成长的小满和小溢，给全家带来了无尽的幸福和欢笑。新手妈妈安安同时养育着男孩和女孩，喜悦和烦恼也比别人多。日常分享中，她多次和我聊起关于男女"出厂设置"差异问题："俩孩子出生才相差一分钟，但是太不一样了。男孩就是男孩，女孩就是女孩！""是因为妹妹是 2.0 版本吗？似乎女性真的进化得更精致一些呢！"

确实，从 DNA 来看，男孩和女孩在生物学上存在天然的差异。

哥哥小满生来携带的那条 Y 染色体，就是他天生能吃、有力气、好斗、勇猛的根源，那可是人类祖先遗留下来的生存本能；而妹妹小溢同样位置的那条 X 染色体，则赋予其安静、乖巧、爱美的特质，那是女性刻在 DNA 里的生存策略。

安安一家，是中国大都市里年轻家庭的一个缩影。最近十余年来，人们对于生男生女的观念发生了天翻地覆的变化。作为一个经历过计划生育政策的妇产科大夫，我见识过不少认为生下女孩不能传宗接代，甚至不惜遗弃女婴从而获得生男孩机会的家庭。

时代变了，悄无声息地，女孩的命运也发生了许多改变。

过去，我们在产房外见惯了一听说生的是女孩，做父亲的立刻失望透顶、黯然神伤的样子；而现在，在产房外，一听说生的是女儿，年轻父亲大都笑逐颜开。

女性生存的社会环境也在同步改变。我的许多患者就像安安一样，全身心在职场打拼，同时又要照料家庭，终日忙碌。

安安有时也抱怨："在某种程度上，男女真的很难实现真正意义上的平等。女性在职场要想赢得和男性同样的待遇，就得付出更多。而男性在身体上起码占尽了好处，不来月经不痛经，不用十月怀胎，不用半夜喂奶，可以不休产假，老板当然喜欢，自然升迁机会更多。而女性，只是追求身体自由，就道阻且长啊！"

作为医生，我想说，男性并非"占尽好处"。

因为从生物进化的角度来看，女性生来就占尽优势。而男性，在只是一个小蝌蚪的时候，就不得不面临被女性选择的命运。

女性生来拥有选择权

　　虽然自农业革命以来，几乎都是由男性掌管政治、法律和经济大权，女性处于从属地位。但从生物学角度来看，并不能找出男性有多大优势。相反，有一个事实或许令你惊讶：女性生来就拥有对男性的选择权。

　　这是她们"高于男性"的第一个理由。

　　生命的孕育是来自母亲的卵子与来自父亲的精子的结合。一位育龄期女性每月排出一个成熟卵子，一生中也不过排出 400 ~ 500 个卵子；而一个正值壮年的健康男子，每次射精产生的精子数量就可高达惊人的 4000 万~ 2 亿个。"物以稀为贵"，是亘古不变的经商之道，在生物界也是真理。精子生成容易，数量庞大，和珍稀的卵子相比较，似乎不那么值得怜惜呢。

　　不仅如此，在体积上，卵子也占尽优势。一个发育成熟的卵子直径为 18 ~ 25mm，而精子的直径才 0.04 ~ 0.06mm，卵细胞体积几乎是精子细胞的 10000 倍！人们认为，卵细胞之所以体积很大，主要是因为卵子状如球体，储备了丰富的营养物质，从而发挥其养育和保护胚体的功能；精子数量庞大，长得像蝌蚪一样，运动灵活，但是细胞裸露在外，基本没有储存营养物质，只能在钻进卵子里形成受精卵以后，仰仗卵子储备的家底，把基因传递到下一代。

　　这听起来有点像贫富悬殊的青年男女。卵子自认为"奇货可居"，有权利和机会遴选最中意的那一个精子，于是设置了重重障碍。想要与卵子结合，精子们必须如千军万马过独木桥，要历经千难万险，最终只有一颗精子能够进入卵子内。即便这颗拔得头筹的精子侥幸进入生命的下一阶段——受精卵，后续的发育也要经历无数风浪（有关受精和孕育的详细过程，后面会详细介绍）。

医生会告诉你，生男生女是随机的；老百姓会说，生男生女全看命。

事实是，在生殖繁衍这件大事上，生男生女从来不是随机的。数百万年来，智慧的人类逐步演化出一整套生育策略，维持了男女出生比例的平衡，只是这些策略悄悄掌控着人类，却不为人所知罢了。

研究发现，如果受精卵发育成男胎，自然流产率更高。实际上，在孕育生命之初，形成男胎的数量比女胎多出大约20%，但是大自然通过自然流产这种方式淘汰了一批不适应者。接下来，在母亲的子宫里生长发育的过程中，男胎对严酷环境的适应力较女胎又逊一筹。由疾病、营养等原因导致男胎发生流产、早产、新生儿夭折的概率也高。人类学家还惊奇地发现，在遭受社会动荡或自然灾害的打击之后，女婴的出生比例高于男婴。人们推测，或许是女性遭受巨大精神压力时，自然法则选择了更多女孩。而在社会安定、经济发展时，男性出生率会升高。

难道男性天生更脆弱，而女性生命力更顽强？是的，自然法则就是这样神奇地操纵着生男生女的玄机，而且似乎对女性更偏爱。

因为，女性生来就被赋予重大使命。

女性之所以成为女性

女性之所以成为今天的样子，是因为人类经历了艰苦卓绝的漫长进化。

从生物学角度来讲，男女之间最重要的差异是生育分工。虽然现代科技让人类对生殖的干预已经达到基因水平，但是，自始至终，生殖繁衍的重任都由女性来承担。男性不会怀孕，提供了精子之后，他们的任务就完成了。生命的孕育和人类幼崽的抚养几乎全部由女性来完成。

生命之初，受精卵形成。之后，胚胎的一系列发育过程全部在母亲子宫内完成。子宫就像胎儿居住的房子，而且是一个随着胎儿发育长大而灵活适应的神奇房子。孕前子宫重量约50g，到胎儿足月时达到1000g；这个房子的容积也在不断扩充，孕前只有5mL，足月时可达5000mL，足足扩张了1000倍！

想象一下，怀胎十月，这个像气球一样不断膨胀的子宫和其中日益长大的胎儿，给女性机体带来多么巨大的负担！母体要将全身各器官都调动起来，才能适应和对抗每日发生的巨变，并满足胎儿生长发育的一切需求。

首先，母体心肺功能要经受严峻的考验。从怀孕开始，母体全身血容量增加，在怀孕34周时达到高峰，平均增加了1450mL。这个数字相当于一个成年女性40%~45%的血量，也就是说，怀孕让一个女性增加了接近自身50%的血量！与此同时，母体对氧气的需求也大幅增加，肺部的通气量增加了40%！其他器官系统，如造血系统、消化系统等，都发生了巨变，以适应孕期的变化。

对女性来说，这无异于一场规模宏大的战争。承载了胎儿整个发育过程的母亲只有提供良好的身体环境，才能确保诞下健康的后代。否则，母体不仅无法完成基因传递的工作，自身也可能面临险境。

幸运的是，在漫长的岁月里，女性逐渐进化且获得了卓越的能力来应对孕期这场战争。此时，男女之间的另一个显著差异——激素的差异充分显露出来。激素，真是一个神奇的存在，虽然在体内仅是微量，但是奇妙地操控着全身的新陈代谢和器官功能。女性怀孕后，身体就像被战斗的号角激发，各种激素的分泌达到顶峰。

孕期发挥最关键作用的激素是女性激素——雌激素和孕激素（合称雌孕激素）。这两种激素就像一对好姐妹，同心协力，保证孕期诸事顺利。怀孕早期，雌孕激素由卵巢分泌；怀孕10周后，这一工作就由胎盘接替。孕早期雌孕激素激增，子宫内膜变得松软，为受精卵准备好温暖舒适的新家。孕激素承担着安胎的重任，抑制子宫收缩，使子宫放松，有利于胎儿在子宫内的发育。高水平的雌激素在确保母体全身供氧上发挥了巨大的作用，能够促进母体血管扩张，减少全身血液循环阻力，改善分解、代谢和吸收功能，大大确保胎儿供血、供氧。更神奇的是，雌孕激素还同时给远处的乳房发出信号，乳腺的腺泡和导管同步发育，这时候身体早早地就开始为产后哺乳做准备啦。这种状态将持续到胎儿足月，平均 40 周左右。

怀孕，就像女性展示进化优势的大舞台。全身各个系统几乎更新了一遍，机体状态达到空前的高水平。怀孕，使一个女孩变成女人，举手投足间开始闪耀母性的光辉，这是她人生旅途中最重要的阶段。无论是生理上还是心理上，怀孕这场战争非但不会拖垮女人，反而使其获得更大的能量和生机。

十月怀胎，一朝分娩。女性要全力以赴迎接下一场严峻的考验——分娩。

截至目前，人类尚不知道究竟是什么机制启动了分娩，但是人们都知道"生孩子如过鬼门关"。这一切的艰难，竟然和人类最伟大的进化——直立行走息息相关。

世界上最遥远的 2.5cm

原始人露西生活在大约 320 万年前的非洲，也就是今天的埃塞俄比亚地区，那里曾经覆盖着高大的丛林和广阔的草原。她被考古学家认定是人类远古祖先早期直立行走的典范。根据化石证据推算，她只有约 107cm 高、27kg 重。想到在那样一个食物匮乏、由大型凶猛动物主宰的远古世界，我们小巧纤细的祖先能够生存繁衍，并走遍地球上各个角落，除了充满敬畏，我们同样也想探究人类到底是如何一步一步走到今天的。

可以想象，就像今天的人类幼崽一样，远古时代的祖先从树上走下来，慢慢地从四肢着地爬行到学会站立、走路，再到奔跑，掌握技巧捕获比他身量大得多的动物，只不过这个演变过程极其缓慢，耗费了几百万年的时光。正是直立行走的能力使我们的祖先与丛林里的猿猴区分开来，从而进化成现代人，走向远方和文明，建立起今天纷繁复杂、丰富多彩的人类社会。

考古学家发现，在这个进化过程中，为了适应直立行走，人类全身的肌肉、骨骼、解剖结构都发生了巨大的变化，这才进化出今天体态对称、身形优美的我们。但是，现代人在享受直立行走好处的同时，也付出了代价。看写字楼里的办公室职员，久坐后最常见的问题是腰酸背痛、脖颈僵硬，颈椎病、腰椎间盘突出症是直立行走的人类独有的疾病。走路多了会膝盖痛，长时间在田间弯腰劳作会腰痛，长年累月对骨骼的磨损，让人到老年时更能看到凄凉景象。

对女性来说，直立行走的进化过程中最痛苦的结果是：孩子出生必经的通道——骨盆变得狭窄，而与此同时，胎儿的头变得越来越大。骨盆比胎头窄2.5cm——这个距离，像鸿沟一样难以逾越，极大地加剧了母体因难产死亡的风险，可谓世界上最遥远的距离。

我们的近亲黑猩猩，其分娩看起来真是轻松多了。动物学家发现，黑猩猩胎儿在成熟以后会直接进入产道，顺利地脱离母体。黑猩猩妈妈自己咬断脐带，清理羊水，整个生产过程独立完成，没有同伴的帮助，也不用坐月子。而且，小黑猩猩很快就能离开母亲觅食，独立生活。

人类胎儿的出生可是个艰辛的力气活，因为产道曲折，更是个技术活。这条产道可不是笔直的康庄大道，而是由骨盆形成的一个弯道，与胎儿硕大的头颅比较起来，无疑是狭窄了些。胎儿要从母亲肚子里生出来，就必须在强有力的子宫收缩挤压之下，胎头在产道里探寻出口，身体一并跟着拐弯旋转腾挪，穿越黑暗弯曲的产道，最终来到这个世界上。

这是一个曲折艰苦的过程，对于母婴来说都如同过鬼门关。在现代医学出现之前，人们不懂得通过助产术、剖宫产术来干预产程，挽救生命，难产一直占据育龄女性死亡原因的第一位。不过，即便是在远古时代，没有医学干预，智慧的人类还是进化出一整套策略来降低死亡率。比如，强有力的宫缩使胎儿颅骨重叠，缩小胎头径线；通过某种神秘的机制早一点启动分娩，让人类胎儿在身量还小的时候早点生出来，宫外再养育。

生物学家认为，人类在娘胎里的时间测算应该是21个月，十月怀胎在现代医学概念上是足月，但对生物界来说属于早产。

观看《动物世界》这类纪录片时，我们常常纳闷又羡慕，为什么那些看起来弱小的动物幼崽，出生后很快就能够摇摇晃晃地开始走路，而我们人类纵然是天才运动员，出生后也必须先笨拙地学习翻身、爬行、走路，经历多少磕磕绊绊，能在一岁左右稳当地走路，就已经让费尽心力的老母亲觉着十分宽慰了。

实际上，"早产"也是人类进化出的一种策略，即通过"早产"实现母子平安。然而，早早离开了母体的婴儿完全不能独立存活，母亲必须在体外对其继续哺育、照料，直至其长大成人。这是女性被家庭和孩子牵绊的最主要原因。年老女性在绝经并丧失了生育功能后，还会继续利用自己的育儿经验，帮助子女抚养孙辈，这实际上是生殖繁衍的本能在延续。

无论人类在进化过程中创造出多少令人叹为观止的策略和技巧，最终平安生出下一代，绝大多数女性都还是无法避免分娩带来的疼痛和折磨。在《圣经》里，分娩的疼痛被描述为女性永不能摆脱的诅咒。《创世记》里写道："我必多多加增你怀胎的苦楚""你生产儿女必多受苦楚"。即使今天现代医学采用了种种镇痛手段，试图缓解分娩带来的痛苦，但对于遭受的种种机体疼痛，女性普遍采取的依然是最原始的手段——忍耐。

身体的求救信号

在传统观念里，忍耐疼痛被视为一种美德，比如家喻户晓的关羽刮骨疗毒的故事。

五虎上将关羽威震天下。一次率军攻城时，他被曹操部下放的毒箭射中右臂。名医华佗专程赶来为其疗伤。关羽说自己要领军打仗，拒绝使用麻沸散来麻醉镇痛。华佗告知疗伤过程会疼痛难忍，关羽笑道："吾视死如归，有何惧哉？""佗乃下刀，割开皮肉，直到于骨，骨上已青；佗用刀刮骨，悉悉有声。"众人皆掩面失色，而此时的关羽，却是"饮酒食肉，谈笑弈棋，全无痛苦之色"。华佗说："为医一生，未尝见此。"

对于关羽的神勇，我们顶礼膜拜。但如果了解了疼痛的科学含义，我们就会明白，普通人强行忍受疼痛并非明智的选择。疼痛实际上是身体在感知到异常以后向我们发出的求救信号。它告诉我们身体哪里出了问题，而我们需要及时采取措施来保护自己。

忽视或者压抑这种信号，可能会导致严重的后果。

疼痛：常见又麻烦的事儿

国际疼痛研究学会将疼痛定义为：一种与组织损伤或潜在组织损伤相关的、不愉快的主观感觉和情感体验。疼痛，是我们生命中常见却又麻烦的事情，也是人类至今未能完全破解的难题。

历经几百万年的进化，人类获得了敏锐的感知力和逃生能力，疼痛已成为保护我们自己的重要信号。遭到电击，或者赤脚走过滚烫的沙子时，疼痛会强烈地提醒我们，大脑甚至来不及收到信息，身体就已急速做出反应，从危险中撤离。这无疑是件好事，但很多时候，疼痛会一直持续，成为严重影响生活和生命的棘手问题。

在医院里，疼痛是患者最常见的就诊原因。头痛、牙痛、肩颈痛、背痛、腰痛、腿痛、腹痛，还有痛经……似乎全身各处都可以成为痛点。而且，每个人的疼痛体验非常不一样，具有强烈的个人色彩，还掺杂着情绪、认知、行为等因素，是非常复杂的机体反应。刺痛、酸痛、胀痛、痉挛痛、绞痛、烧灼痛、针扎痛、闷痛、钝痛、压榨痛、牵拉痛、触痛、压痛……疼痛多种多样，人们诉说着不同的疼痛。描述疼痛的用词经常很模糊，又带有情绪色彩：烦人呀、恐怖呀、痛得睡不着觉、痛得死去活来、像生孩子一样痛、如上绞刑架、一分钟也难以忍受、痛得全世界都黑暗了……总之，疼痛是件主观性很强的事，完全取决于个体感受。即便是至亲至爱的人，可能也无法感同身受。

好在现代麻醉学和疼痛医学的进步让普通人能够得到各种治疗，远离可怕的疼痛折磨，无须咬牙苦苦挣扎。毕竟，刮骨疗毒的故事，是为了塑造关公的大英雄形象所做的文学描述。

天生无痛感的马尔西利家族

有些人对于疼痛非常敏感，但也有些特殊的人群天生就没有疼痛的感觉。

莱蒂西亚·马尔西利 52 岁了，一家人居住在意大利托斯卡纳村。她感知疼痛的"门槛"从小就很高，滑雪时骨折了一点儿也不觉得痛，仍然继续滑雪，直到第二天因感觉手指刺痛就医，才发现肩部已经骨折。这个家族里的其他几名成员，莱蒂西亚的母亲、两个儿子、一个姐姐和一个外甥女也是如此，即使身体被灼伤或骨折，最多也只是感受到短暂的刺痛感。

科学家以这个家族的姓氏将这种感觉不到疼痛的症状命名为"马尔西利综合征"。

由于感觉不到疼痛，这些人骨折了也不知道休息和治疗，甚至在日常生活中最普通的小事情上也可能面临危险。由于感觉不到温度过高带来的疼痛，马尔西利家族的姐姐和母亲身上有多处烫伤。对她们来说，最普通的生活场景都可能是危险的陷阱。

让我们重新认识疼痛

原来，在看似平静的日常生活中，保护着我们的是感知疼痛的能力。疼痛，在使机体产生不愉快的体验的同时，也对有害刺激做出具有保护性的防御反应。

疼痛有很多种类。按照可能产生疼痛的原因划分，最常见的一类是伤害性疼痛，比如，双胞胎哥哥小满在公园里玩耍，因为摔倒磕破了膝盖，大喊"痛痛痛"。这种疼痛是"好"疼痛，它警示孩子马上停止跑跳，给机体休息和愈合伤口的机会。第二类是炎症性疼痛。小满摔破的膝盖几天后有了红、肿、热、痛的表现，这就是机体发生了炎症反应，启动了修复的过程。第三类是功能失调性疼痛，没有外部刺激，也没有神经损伤和炎症。第四种是神经性疼痛，是由神经受损或变得敏感所致，有时源自创伤，有时找不到明确的原因。

还有一种疼痛分类方法。"急性疼痛"是指近期疼痛发生，持续时间小于3个月。而"慢性疼痛"是指连续性或者复发性疼痛，持续时间较长，且具有一定强度，对健康、功能和生活质量产生了不良影响。更有甚者，疼痛可能已经构成一种看不见的威胁，严重影响了健康和生活。

急性疼痛的发生有目的性。正是由于机体能够敏锐地感知疼痛，意识到周遭潜伏的危险和威胁，因此它才能在日常生活中保护着我们。如果没有疼痛的感觉，生存都可能是一件非常困难的事情。马尔西利综合征患者天生缺少痛觉，无法及时感知和警觉，受到伤害也不自知，致使身体一再承受风险。

但是，慢性疼痛又是为什么而存在的呢？

慢性疼痛本身就是病

英国著名神经学家 Patrick Wall（帕特里克·沃尔）在其著作《痛楚的科学》（*Pain: The Science of Suffering*）中将癌症导致的疼痛形容为"登峰造极"。可惜，大多数癌症在早期阶段并不会引起疼痛，如果能在早期表现出疼痛，我们还能够及早采取治疗措施。恰恰相反，癌症的疼痛往往到了晚期才会变得明显。遗憾的是，此时这种疼痛的存在已经"毫无意义"。

这听起来令人沮丧。慢性疼痛的存在，除了折磨我们的身体，削弱我们的意志，似乎别无他用。除了忍耐，我们还有什么办法对付它？

如今，距离 Patrick 著作的出版已经过去了 20 多年，各种奇怪又恼人的慢性疼痛越来越成为困扰现代人的复杂问题。各大医院不断增设疼痛门诊，针对全身不同部位、不同原因而不断扩展疼痛的业务范围，如头面部疼痛、颈肩腰腿痛、神经痛、各种癌性疼痛、手术放疗后疼痛，还有妇科领域的盆腔疼痛等，足见我们对疼痛的研究和治疗有多么迫切。

幸运的是，疼痛学已经成为现代医学的重要组成部分，人们对于疼痛的认识，尤其是对慢性疼痛的研究有了更多的进展。人们认识到，慢性疼痛的形成和发生没有目的性，而是机体系统出现了问题。疼痛作为一种主观感知，侵犯了躯体和内脏，触发了疼痛相关的中枢神经系统，并掺杂着情绪、认知、行为等因素，形成了非常复杂的机体反应，所以，慢性疼痛本身就是病。

你不必忍受疼痛

再回到女性分娩与疼痛的话题。

造物主只把生孩子这种人间历练给了女性。尽管启动分娩的机制至今没有被阐明，但有规律的子宫收缩、逐渐加剧的腹痛乃是临产的准确信号，告知孕妇和家人，分娩已经启动，抓紧做好各项准备。自古以来，无论是生自豪门士族，还是平民之家，女性对于分娩必然经历漫长的疼痛过程的认知已经刻到 DNA 里，皆认为忍受疼痛乃天经地义。

尽管现代医学已经使我们拥有了各种助产、剖宫产和无痛分娩技术，帮助女性减轻分娩的负担和风险，甚至平稳度过近乎无痛的分娩过程，但是女性自古对于分娩疼痛咬牙隐忍的做法，连带反映到对待其他类型的疼痛上，如痛经、盆腔痛，几乎无一例外。

分娩痛尽管强度高，但终究产程是有限的时段，漫漫疼痛有尽时。而严重的痛经、盆腔痛，月复一月，年复一年，背后可能隐匿着非常复杂的疾病，如不及时诊断和处理，将严重影响身体健康和生活质量。

本书在后续章节将重点介绍年轻女性中最常见的痛经，以及痛经背后隐匿的一种神秘的疾病——子宫内膜异位症。与 Patrick Wall 描述的癌症晚期才发作的慢性疼痛"全然无用"的角色恰恰相反，这是"好"疼痛，正是疾病早期最突出的表现，每月提醒我们关爱自己的身体。把它当作机体发出的求救信号也好，视为上天发给我们的 e-mail（电子邮件）也罢，总之，仔细倾听自己身体的声音，并认真地对待它，是你应该做的事情。

女性，你不需要忍受疼痛。

第二章
卵巢：你未必了解的
生命源头

女性为什么长了两个卵巢?

"徐医生,我的一个小姐妹,做手术切掉了卵巢,竟然又怀孕啦!"

在咖啡馆,安安跟我分享了这个"惊人"的消息。我细问,原来是切除了左侧卵巢。

"那有什么可惊奇的,还有右侧卵巢,一样可以干活呀!"

"OMG(天哪),原来我们有两个卵巢!"

我惊呆了!我从未想过居然有人不知道女性有两个卵巢!之后,我以同样的问题问过中关村 IT 大厂的女员工、生过三个孩子的年轻妈妈、办公室职员、临近绝经期的女性,还有她们的男家属。

结果令我震惊:原来真的有很多人不知道女性有两个卵巢!

如此看来,我们大多数人或许从未真正认识过自己的身体。

当我开始跳出医生的视角,来体会她们对生命的好奇时,我也发自内心地跟她们一样感慨:是的,作为女性,我们的身体如此神奇。

女性为什么有两个卵巢?

这是一个非常有趣又非常重要的科学问题。为了回答这个"惊人"的问题,我查找了很多资料,中文的、英文的、日文的,从严肃的科学研究到生物基础知识小册子。

首先，要回答这个问题，还得从遥远的生物演化和胚胎发生说起。

整体来说，生物的形态大体上都是对称的，这是亿万年来的自然演化法则。天上的飞鸟体态轻盈，如果体形发育不对称，就不能轻快地扇动翅膀，自由翱翔。两侧对称原则体现在脊椎动物身上，不仅仅是形态美观，更重要的是生存需要。比如运动器官（肌肉、骨骼、四肢）左右对称，使动物得以辨别方向，而且能做定向运动，而不是原地打转。这是重要的生存优势，对于逃避袭击、捕获猎物来说至关重要。这种演化放到人类身上几近完美，不仅保障了生存，还能够帮助我们完成各种优美的高难度竞技运动。

回到人体本身来看，对称性是在胚胎发育阶段形成的。胚胎发育的最初阶段是在一条中轴线上，将胚胎分成左右两部分，有内、中、外三个胚层，分化出各个器官。内胚层主导形成消化系统，包括大肠、小肠、肝、胆、胰等，还有泌尿系统的膀胱等器官，这些在体内都是不成对的单个器官。中胚层形成的器官（如肌肉、骨骼、泌尿和生殖系统等），只要不是位于人体中轴线上就会成对出现。外胚层形成神经系统，也参与对称器官的产生。眼、耳、鼻孔成对出现，其实既包括外胚层也有中胚层。有趣的是，位于面部中轴线上的鼻子、嘴巴、下颌，这些看起来是一个的器官，在胚胎发育早期，实际上也是左右对称的，只不过在发育后期融合在一起了。感谢这样的融合，我们人类才能拥有更好看的笑容。

从进化的角度看女性，拥有成对的卵巢和输卵管提升了生殖力。它赋予女性左右任何一个卵巢排卵、从任何一条输卵管捡拾卵子并运送受精卵的能力，使受精和成功怀孕的机会增加。双侧各一个卵巢还提供了更稳定的激素平衡，可以更顺利地行使分泌女性激素的功能，全面改善健康状况。

另一个重要的好处是，成对出现的器官携带完全相同的遗传信息，仿佛让我

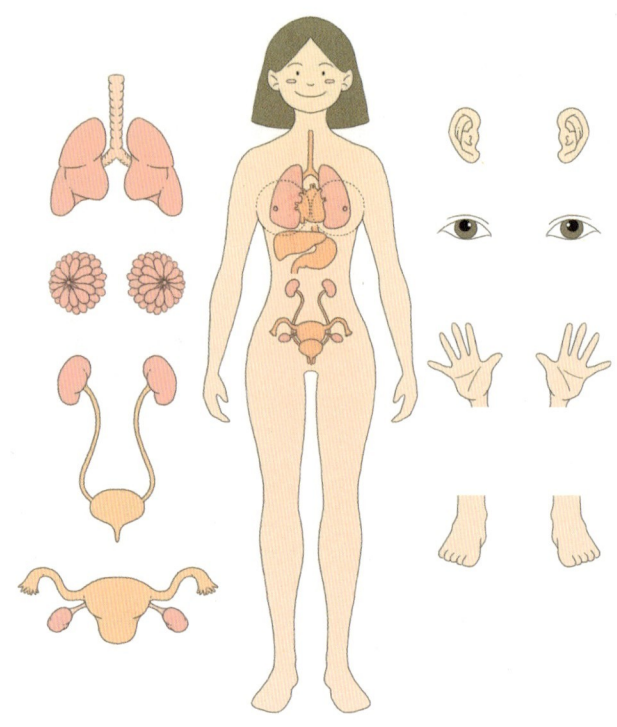

图 1-2-1　生物进化对称原则：成对器官的发育

这种镜像对称的形态在控制基因的影响下得以维持，有助于保证人体器官的功能正常运行。器官成对出现，为我们提供了运动和感觉的优势，让身体更灵活，更方便我们管理大脑和神经系统。与此同时，这种高效的生物对称性机制，也让人类免于被大自然淘汰。

们拥有了一个备份。肾脏、女性的卵巢和输卵管、男性的睾丸等，万一一侧功能丧失，另一侧可以及时顶上，继续发挥功能。

所以，女性有两个卵巢就相当于给自己买了一份昂贵的保险。就算因某种疾病而不得不切除一侧卵巢，剩余那一侧也能正常排卵，完成延续生命的使命，同样能分泌激素、维持内分泌功能。这对于人类繁衍和女性机能的维持，无疑有着非凡的意义。

卵子盈余的奥秘

"徐医生，今天是我怀孕第 15 周。手机里的 App（应用程序）弹窗告诉我，如果我腹中怀的是女孩，那么她现在体重约 100g，已经拥有约 500 万个卵子。这太惊人了吧？她自己还没长成人形呢，居然已经有了那么多个卵子！太提前操心了！"

安安在怀孕中期还不知道胎儿是男是女的时候，又提出了一个惊人的问题。

"徐医生，我想不明白，为什么卵巢要储存这么多卵子呢？不是只需要一个卵子加一个精子，就能怀一个孩子吗？"

所以，人生是命定论还是概率论呢？

是的，生命始于卵子和精子的结合。当一个卵子和一个精子相遇，形成受精卵时，一个新的生命就开始踏上了人生旅途。

一位女性在一生中无论生育力多么强盛，都不过是生产有限个数的孩子，也就是说，有数个卵子即可满足生育所用。但是，为什么会有几百万个卵子在女胎形成的时候，就已经在其卵巢里储备好了呢？女性岂不是生来太过富有？这批远超生育所需的卵子在女性体内存在的意义是什么？

其实，同样的"盈余"现象也体现在男性产生的精子上。成年男子每次射精会产生 4000 万~2 亿个精子，但只有 300~500 个最强壮的精子能够越过重重阻碍，到达女性的输卵管壶腹部，最终只有一个精子能够与卵子在这里相遇并结合，形成新生命。创造生命的过程中，其余的那些精子可能也起到了某种协助作用，但是，不管怎么说，绝大多数精子都是陪跑的角色。这，又如何解释？

人类已经通过种种先进技术，对生殖过程进行了干预，甚至是生育控制。例如，对于各种原因导致的不孕不育的治疗、辅助生殖技术，还有最近几年出现的"三代试管婴儿"，则是通过更先进的技术筛选胚胎基因，帮助人们选择生育最健康的后代，避免将遗传性疾病遗传给下一代。唯技术论的话，未来甚至能从长相、智力等更多方面对人类胚胎进行选择，衍生出"人工设计婴儿"从而达到生育控制。

但是，关于我们的身体，我们发现很多最简单的问题的答案并无从得知。生命形成之初，卵子和精子过多盈余的现象，在科学上始终是个难解之谜。有研究推测，这可能是生物体古老的过度繁殖策略在高度进化的人类身上残留的痕迹。

猜想总是扑朔迷离，或许我们永远也找不到明确的答案。但是，科学研究还是让我们窥探到了一点点生命的奥秘。

天选之卵

　　女性胚胎在形成十几周时即拥有几百万个卵细胞，这些卵子无声无息地在卵巢里待着。科学家发现，在胚胎期和儿童期，女性体格迅速成长的同时，卵巢里的卵子也在自主发育，不过由于缺少有效的激素刺激，绝大部分发育中的卵泡发生了"卵泡闭锁"，悄悄地自动消亡了，就像花蕾未等到春天来临便已凋零。卵泡成千上万个成群消亡，到女孩出生时，这个数字降至 200 万，到青春期时，大概只剩下了 30 万~40 万个。

　　随着女孩发育长大进入青春期，她的卵巢开始分泌性激素——雌激素和孕激素，新的人生阶段开始了。高水平的性激素定期唤醒很多个卵泡一起发育，但是每月只有 1 个优异者能够发育成熟并排出，其余绝大部分又香消玉殒了。

　　为什么女性一路走来卵子发生大量的损耗，但进入育龄期后，仍拥有大量远超生育所需的卵子呢？这同样是个无解之谜。生命太神奇，像是有一个神秘、高度智能化的系统在操控着卵子的发育和消亡，也左右着女性的发育和成熟，让她该开花的时候开花，该结果的时候结果。

　　进入最佳生育期的女性，其实每月一般也只有一颗成熟卵子排出。这颗卵子早已在卵巢中储存多年，静静等待生命的严选。一旦时机来到，它就发育成熟，从卵巢中被释放出来，等待和命定的精子邂逅。将会有数千万甚至上亿个精子参与这场竞争，而唯有最优秀、最幸运者方可赢得"芳心"——终于，幸运的你得以降生，这可真是千年等一回啊!

最终，女性一生中会排出 400~500 个卵子。是的，这和她一生中月经的次数（450 次左右）基本一致。

读到这里，女性朋友应该不会再觉得自己有"卵"无恐了，而是担心自己的卵子排一个少一个。确实，这并非杞人忧天。还需要了解的是，随着女性年龄的增长，卵子数量和质量都在下降。对一个 35 岁的女性来说，岁月已经消耗了她 95% 左右的卵子库存。随着年龄增大，怀孕困难和出现不良妊娠结局的风险也在增高。

现代社会飞速发展，人们的生活方式发生了巨大变化。女性选择晚婚晚育已是常态。欧美国家、日本等国女性的平均结婚年龄早已超过 30 岁。育龄女性有权选择生孩子或者不生孩子，但我相信如何保护好自己的卵巢和生育功能，是每一个女性想要了解的。在后续章节里，我将结合疾病重点介绍有关内容。

卵巢在女性生命乃至人类的生殖繁衍中，扮演着关键的角色。它长什么样，又是如何完成这项重大任务的呢?

天意人愿

大千世界，万物各有奇妙的繁衍生息方式。

无论是历经蜕变的昆虫、由蛋孵出的小鸟，还是胎生的大熊猫，各种生物都努力进化出惊人的生育技能，以确保将自己的一切传承给下一代。经过几百万年的演化，位于进化树顶端的人类最终形成了今天单卵胎生的生殖模式。

胎儿的性别是由什么因素决定的？是环境中某种神秘的物质？是孕期母亲的饮食？是激素的刺激？是染色体？在漫长的人类发展史上，关于男女性别形成的原因，人们追问了几千年，终于一步步接近答案的边缘。直到最近 30 年，我们才找到了源头——是位于 Y 染色体上的 SRY 基因决定了性别。

性别发育的启动实际上是一个非常复杂且玄妙的过程，科学家至今未能勘破其中的全部奥秘。大致过程可能是这样的：胚胎长到六七周的时候，男性和女性开始沿着不同的途径发育。如果是男胎，SRY 基因发挥功能，促进原始性腺发育成睾丸。女胎缺少这个基因，发育比男胎晚一点，原始性腺会在第 10 周时发育为卵巢。

除了 SRY 基因的作用，还将有无数的信号被激活，无数的激素被释放。在最恰当的时机启动一场最复杂的变化，不早不晚，就在那一刻发生。

最终，我们可以说，因为各种极小概率事件的巧妙组合，数以亿计的细胞完美形成人类的生殖系统，"他"发育成男孩，而"她"发育成女孩。

卵巢是女胎最早形成的性器官，卵巢开始发育之后，子宫、输卵管、阴道陆续发育和形成。这些器官统称为女性生殖器官。它们分工明确，又协调统一。卵巢产生卵子，输卵管是受精的场所，并负责运送受精卵，子宫孕育胎儿，共同完成生殖繁衍大业。

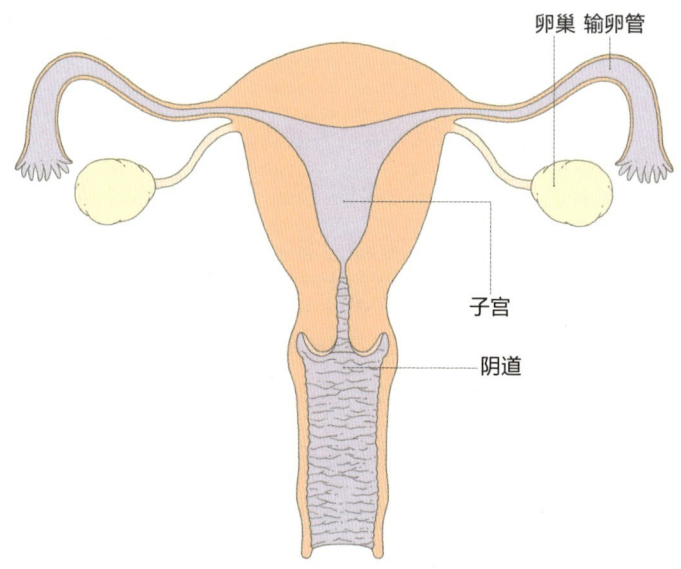

图 1-2-2 女性内生殖器官

外生殖器是女性性征，内生殖器包括阴道、子宫、卵巢和输卵管，实现激素分泌、受精、胎儿发育以及分娩等功能。

那我们就从生命之初，卵子的诞生地——卵巢开始了解女性的身体吧。

深藏不露的卵巢

和男性标志性生殖器——睾丸炫耀一般挂在身体外面的存在方式不一样，卵巢给自己选择了一个非常安全的地方——女性的盆腔深处安家。卵巢，可谓人体众多器官中最含蓄低调的存在，静默在盆腔里而不为人所知。

达·芬奇创作了《蒙娜丽莎》，在巴黎的卢浮宫博物馆作为镇馆之宝供世人瞻仰。你知道吗？达·芬奇还创作过一幅人体主要脏器和血液循环图，竟然和我们今天的医学教科书上的解剖图谱相差无几，甚至准确地标识了男性生殖器。不过，关于女性的生殖器官卵巢，我们在历代的各种资料里几乎找不到踪影。直到19世纪以后，欧洲自然科学研究兴起，医学解剖学飞速发展，20世纪20年代内分泌研究更是一跃成为新兴学科，科学家才逐渐揭开卵巢神秘的面纱，阐明这个小小的器官对于人类生殖和女性生命周期的关键作用。

在盆腔的深部，卵巢对称地分布于子宫的两侧。育龄期女性的卵巢大小和拇指差不多，大约是 3cm×2cm×1cm，正常情况下是摸不到的。卵巢的外表朴实无华，在女性不同的年龄段有不同的样子，这和人的容颜一样。幼女时期，卵巢表面光滑，呈瓷白色；育龄期女性的卵巢表面凹凸不平，那是进入青春期以后，每月一次的排卵在卵巢上刻下的岁月痕迹；女性进入绝经期后，卵泡消耗殆尽，卵巢萎缩变小，质地变硬。

终其一生，卵巢都在盆腔里深藏不露，努力做着两件大事。

卵巢努力做的两件大事

产生卵子

卵巢做的第一件大事是产生卵子。

一个女性生来就拥有她一生将要产生的所有卵子。有点不可思议的是：你的母亲在胚胎时期就已经形成了生下你的那颗种子，也就是说，你的起源可以追溯到你外祖母的腹中！

换言之，自己还是个胎儿时，女性就开始为自己的未来悄悄筹划了。当我们觉得幼儿园、小学阶段的小女孩普遍伶俐乖巧，而同龄的小男孩迟迟不开窍时，殊不知在胚胎时期女性就已经先赢了一步。五六个月大小的女胎的卵巢里，储存的生殖细胞已达几百万个，虽然经历了卵泡凋亡机制的调控，卵细胞成群消亡，女孩长到青春期时仍有 30 万~40 万个卵泡。而男性是在进入青春期和壮年之后，才有精子的产生。从这一点来看，女孩又先行了一步。

和身体其他部分的体细胞不同，卵巢产生的卵子属于"尊贵一族"——生殖细胞。实际上，绝大多数体细胞生命短暂，比如红细胞的存活时间是 100~120 天，白细胞的平均寿命为 7~14 天，干细胞活得长一点，在不同机体内存活的时间从几天到几个月不等。但有那么几个幸运的卵子因生来贵胄，有可能逃脱死亡，将 DNA 传递下去。

其手段就是繁殖后代。

显微镜的发明和更先进的电子成像技术的问世，让我们清楚地认识了卵泡发育和生命诞生的过程。从青春期开始，女孩体内卵泡的发育发生了神奇的改变，这是一个质的飞跃。

有别于胚胎期和儿童期卵泡自主发育和成群闭锁的模式，青春期卵泡在体内激素强有力的推动之下，进入发育成熟的过程。典型表现是女孩开始月经来潮，拥有了怀孕生孩子的能力。中国最古老的医学典籍《黄帝内经》堪称奇书，其中《素问·上古天真论》描述的女性生理与现代医学观察几无二致。"二七而天癸至，任脉通，太冲脉盛，月事以时下，故有子"，说的就是女孩14岁时，"天癸"这种物质出现，"月事"也就是月经来潮了，具备了生育子女的能力。

女性的生育功能取决于卵巢中卵泡的数量和质量。卵泡要经历始基卵泡、窦前卵泡、窦卵泡、排卵前卵泡这几个不同阶段，最终方可排出成熟卵子。正如棋手苦练技艺，不断进阶段位，旨在成为棋王，这些卵泡努力发育，希望自己有幸成长为未来的那个生命。

一次性生活，会有上亿个精子赶来拜会尊贵的卵子。它们穿越阴道、宫颈、宫腔，恰似越过万水千山，赶赴一场激烈的竞赛，最终只有几百个最强壮的精子到达目的地——输卵管。它们停留在输卵管柔软的皱襞中稍事休憩，等待卵子大驾光临。和精子以量取胜的策略不同，卵子限量供应，一般每月只有一颗，更要命的是，卵巢深埋在盆腔里，做什么都是悄悄低调进行。隐匿排卵或许是人类女性为后代筛选父亲的一种方式，旁人根本无法猜测排卵究竟何时发生，何时容易受孕。而历经千难万险来到输卵管里等候的少数精子，在此也就只有5~7天的存活期限，如果佳人未能按时赴约，它们只能孤独地归入混沌。人类进化出的这一套策略，更是让女性的生育机会变得珍稀。

成为你的那颗珍贵卵子，在你母亲的卵巢里已经储存数十年，一直在等待命运的严选。终于，时机来临，它历经重重考验，逐步发育长大，来到卵巢表面。某一天，卵子终于成熟，从卵巢中释放出来，并顺势进入输卵管。卵子一到达目的地，就立刻释放出强烈的化学信号，唤醒沉睡在此等候的精子。精子们经过漫漫长路，现在终于等到了全力以赴冲向终点的时刻。可最终，只有唯一幸运的家伙，能够赢得卵子的芳心，成为这场创造生命的竞赛的赢家。

　　输卵管常被比作鹊桥，是精子和卵子初相遇的地方。这是一条细长柔软的肌性管道，长约 10cm。女性有两条输卵管，与各自的卵巢伴行，对称地与子宫的两侧相连。一端与子宫腔相通，一端开口在腹腔内，形似漏斗，其边缘有触手样结构。

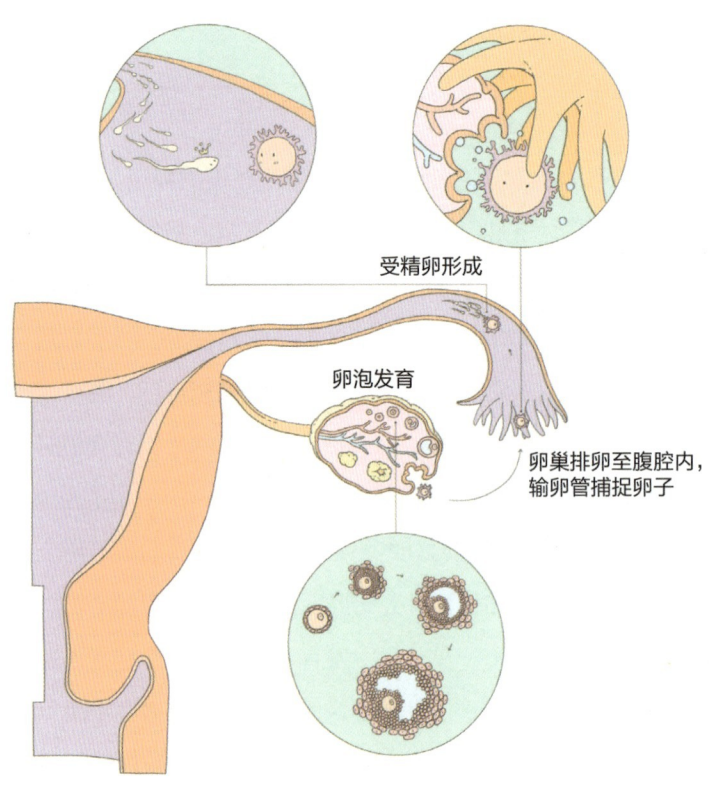

图 1-2-3　从卵泡发育到受精卵形成

通过腹腔镜的放大作用，我们能够清楚地看到触手的细微结构，不得不惊叹人类是经过怎样智慧的进化才让输卵管长出如此灵巧的触手，从而准确地在腹腔内捡拾到卵巢排出来的那颗成熟卵子。

再回到女性有两个卵巢的问题上。

左右两条输卵管都能抓住腹腔内等待中转的卵子，无论它来自左侧还是右侧，右侧的输卵管一样能捕捉到左侧卵巢排出的卵子，反之亦然。为了让精子卵子相会，输卵管真是太努力了！所以，怀孕过程中，究竟是哪个卵巢排卵、哪条输卵管发挥作用，那就不得而知了。但是左右两侧互为备份，即便是出于某种原因不得不切除一侧卵巢，或者一侧输卵管堵塞，剩余的另一侧仍然能发挥作用。想到这世间女性大多心思缜密，喜欢未雨绸缪，这应该也是进化路上获得的生存智慧吧。

终于，卵子在输卵管和早已等候在那里的精子相会，形成受精卵。输卵管再通过蠕动将受精卵准确送达子宫腔，在这里子宫内膜也已经同步准备就绪，迎接受精卵的到来。

如果卵子无缘和精子相见，它会在孤独等待 24 小时后走向死亡——这就是生命之初发生的故事。

想到鸿蒙之初，我们每个人都是因为上述无数非常小概率的事件一连串发生，才拥有了一丝丝生命的气息。从几个细胞到毛毛虫一样的胚胎，再到成为人类幼崽，在任何一个节点，每一步分化、发育和成长都必须万无一失，容不得半点差池，我们才偶然有幸降临到这世界上。人类祖先在几百万年间，努力进化出了这无与伦比的生育技巧，才让我们拥有健康的身体，这是多么应该感恩的事情，又有何理由不好好爱惜自己呢？

分泌激素

卵巢做的第二件大事是分泌激素。卵巢负责分泌雌激素、孕激素，还有少量的雄激素。在详细向你解释这些激素的作用之前，不妨请你和我一起先来到妇科诊室。这样的场景或许你很熟悉：

"医生，这药是激素？会让我长胖吗？会月经失调吗？会影响我生育吗？"

"医生，这药是激素啊！那让我考虑考虑吧，我担心它的副作用……"

"医生，这痛我还能忍，先不开药了吧……"

我将这群病友的纠结定义为"激素恐惧症"，这是许多女性患者对激素类处方的第一反应。她们一听医生开的药属于激素治疗，恐惧、抵触情绪立刻就涌上心头，甚至表示自己宁可月经失调、宁可忍着痛也不要使用这类药物。

不如我们先一起了解一下，激素是什么呢？

神秘的激素

激素是我们自身分泌的化学物质，流动在我们身体里，无处不在。它使孩童成长，使少女怀春，使母性泛滥，它还掌管着你的胃口、体重和喜怒哀乐……可以说，激素全面掌管着人体生长发育、新陈代谢、生殖健康、睡眠、压力情绪等。

人体中存在200多种激素，随着医学的发展，科学家不断发现新的激素，这个数字还在不断增长。各种激素拥有不同的分子结构，在我们的成长和生命活动中，扮演不同的角色，相互配合，塑造我们的人生。

激素可以说是人体内最神秘的部分。

我们身体的其他部分，比如骨骼、肌肉、血管、神经等，肉眼都能看到，而激素却完全看不见摸不着，是一个截然不同的系统。人类探索激素奥秘的过程就像查找真相的侦探故事，既有天才联手的闪光智慧、拯救生命的勇敢探索，也有误入歧途的可怕错误，甚至还有打着"永葆青春"的旗号贩卖假药的骗子借机出没。或许正是一些夸张的现身说法，或道听途说的信息，才让大众对激素类药物心生畏惧。甚至不少医生也认为激素这门学问晦涩难懂，想在诊室用三言两语给患者解释清楚，更是难上加难。

了解激素的知识能够帮助我们更好地洞察自身。后续章节里，我会聊到月经、痛经、内异症、不孕症、睡眠、压力、药物治疗等话题，它们不可避免地都与激素相关。激素研究的先驱们在这个领域里留下了许多探索和趣闻，今天，站在巨人的肩膀上，科学家们不断研发出各种新型的激素类药物，它们在健康管理方面发挥着无可替代的作用。

激素小史

几百年前就有用卵巢和睾丸分泌物治疗疾病的记载。19 世纪以后，人们陆续发现了位于脖子上的甲状腺、肾脏上方的肾上腺，推测它们和性腺一样，具有某种非常独特的作用。擅长解剖的外科医生甚至不惜去盗墓取尸，研究这些神秘的腺体。当然，这样做完全不符合现代医学的伦理要求！但也正是这些勇者积极推进了研究。如果放在伦理审批极其严格的今天，这样重大的学科进展不知要延迟多少年！到 19 世纪末 20 世纪初，内科医生、生理学家、化学家也纷纷被吸引，内分泌和激素研究开始作为一个崭新的学科登场。

杰出的生理学家 Starling（斯塔林）就是其中一位探索者。在 1905 年 6 月的一场演说中，他首次使用了 hormone（激素，旧译为荷尔蒙）一词，该词源自希腊语 hormao，意思是激发、唤起。他推测这些"激素"在身体的某些腺体中产生，体积微小但作用巨大。激素经血液运输到达远处的器官，对于身体发挥正常功能起决定作用，甚至关乎生死存亡。虽然那时候人们还没弄明白激素到底是什么样的成分，但 Starling 预见，终有一天人们会研究透彻，并使用合成激素来治疗我们的身体。

幕后玩家

历史上，对激素的探索也曾经误入歧途。其中一个严重错误是有人试图通过切除双侧卵巢治疗女性的歇斯底里和焦虑症。当时人们想当然地认为是神经控制了卵巢。曾有 15 万欧洲女性接受了这一手术。然而，切除之后非但没有解决问题，这些女性反而出现了过早绝经带来的更多烦恼。好在惨痛的教训让人们及时终止了这种手术，并意识到卵巢不是直接由神经控制的。

激素到底是怎样发挥作用的？身体某一处的腺体分泌的激素，是如何作用于远处的器官的？比如，卵巢分泌的雌激素是怎样使乳房发育变丰满的？母亲哺乳为什么能让其子宫收缩？科学家们发现，激素的工作方式与通过血管运输红细胞和氧气很不一样，腺体和目标器官之间没有连接，但是似乎有无形的网络存在，激素总是神奇地被引导着去往它的靶器官上发挥作用。

大量的动物实验和人体研究终于证实，有一个独立的内分泌系统在我们体内忙碌地运转着。激素从腺体中分泌后，通过在血液循环中游走，到达特定部位发挥作用。奇妙的是激素只对特定细胞起作用，就像一把钥匙开一把锁，进入特定细胞后实现特定的功能。人体内存在多种激素，其作用各不相同，但又常常相互作用，可谓牵一发而动全身，全面掌管着人体的生命活动。

更奇妙的是，激素分泌不能多也不能少，多了少了都会导致疾病的发生。似乎有个神秘的总指挥在调动和掌控着这一切，它在哪里呢？

终于，最后的面纱被揭开，总指挥是位于大脑内的腺体——下丘脑、垂体和松果体，而这项工作由大名鼎鼎的哈维·库欣完成。他是那个时代顶级的内分泌专家兼脑外科专家，需要开颅才能研究明白的工作非他莫属。原来，下丘脑类似司令部，下达命令给垂体，它们各自分泌激素作为信使，逐级下传命令给靶器官，激素对相应的细胞发挥作用，每一级又会分泌激素反馈给上一级，这样上下级之间、激素之间相互配合又相互制约，共同完成任务。现在我们已经很明确，其中女性性激素的分泌和调节，是由 HPO 轴（下丘脑—垂体—卵巢轴）来掌管的，后面我会重点介绍。

人工合成激素

缺什么补什么的"脏器疗法"概念，在东方和西方都曾经存在。欧洲的科学家还尝试过从动物和人体脏器提纯获取各种激素，如胰岛素、甲状腺素、雌激素、孕激素、雄激素等。像生长激素这种由垂体产生的激素只能从人脑提纯（将死人的垂体收集起来提纯生长激素，不过听起来有点吓人）。人们从屠宰场获得牛羊的甲状腺，切成小碎片来提取"汁液"，注射到黏液性水肿患者身上，这是最早的甲状腺激素治疗。1920年1月11日，科学家第一次将从狗的胰腺中提取的胰岛素，用于一位被糖尿病折磨得奄奄一息的14岁少年，少年奇迹般"起死回生"。今天的人们难以想象，糖尿病在胰岛素问世以前曾被认为是不治之症。如今，人工合成胰岛素拯救了无数的生命。

这些出自动物或者人体的"天然激素"，其实存在缺陷，即产量低，纯度低，甚至可能携带了未知的疾病。于是，人工合成激素的研发成为新的方向。人们对激素认识的不断深入和巨大的医疗需求，更是推动了制药企业研发投入的增加和人工合成激素的批量化生产。Starling的预言仅仅在二三十年后就成了现实。20世纪后期，人工合成激素的研发进入了黄金时代。今天，医生们拥有了更多疗效好而副作用少的新药。另外，新的激素被发现，也推进了更多新激素药的研发。比如瘦素的发现，让胖子们不再只是愧疚于自己意志力薄弱或者运动量太少，而是求助于有效新药的治疗。

放弃专利的"诺奖"技术——RIA

科学家Rosalyn Yalow（罗莎琳·雅洛）的一项被称为RIA（放射免疫测定法）的技术发明带领激素的临床治疗进入新纪元。

由于激素仅微量存在，所以传统实验技术无法准确测量。那时的医生们虽然能够诊断出患者激素水平异常，但无法精准知晓具体水平，虽然能给患者开激素药物，但不知道使用多大剂量合适。RIA 专为测量极微量激素水平而诞生，能够精准测定十亿分之一克的激素含量。Rosalyn 为此荣获 1977 年诺贝尔生理学或医学奖。

Rosalyn 更高尚之处在于，她放弃了这项技术的专利权，供全世界免费使用。今天，世界各地实验室采用的检测技术又有了许多改进，但 RIA 的价值正如诺贝尔奖颁奖词所言："我们正在见证内分泌学新时代的到来。"正是基于这项检测技术，我们能够准确获知体内各种激素的水平，制定疾病诊断标准，并给予精准的激素治疗。

历史上曾经发生的卵巢切除手术是个巨大的错误，但也极大地推进了妇科内分泌学的发展。了解了以上的激素发展脉络，我们就能够很轻松去学习有关女性的激素知识了。

雌激素、孕激素、雄激素：来自同一个家族

长期以来，人们一直以为雌激素和雄激素是截然不同、相互对立的两种激素，雌激素让女性婀娜多姿，雄激素让男性强壮刚毅；雌激素只能由女性的卵巢分泌，雄激素只能由男性的睾丸分泌。但是，最早提取出来的雌激素是从种马而非雌马的尿液中获得的，这使科学家意识到，无论性别如何，不同的性腺均可产生雌激素和雄激素。更惊奇的是，化学家宣布，从结构上来讲雌激素和雄激素只存在一个羟基的差别！

不要一听到化学结构式就被吓晕过去了，我只是想告诉你，雌激素和雄激素，还有孕激素这三种截然不同的激素，在化学结构上实际上有不少相似之处！它们三者是由共同的物质——胆固醇合成而来的。只不过，在人体合成和反应的过程中，这些原料选择了不同的转化路径，最后生成了不同的终端产品，就好比一个大家族分出了几个支系。胆固醇先转化为孕酮或者孕烯醇酮，再生成雄激素，雄激素再生成雌激素。女性体内有一部分雌激素居然是由雄激素转化而来的，这一

点你没有料到吧？

雌激素、孕激素和雄激素是卵巢分泌的三大激素。它们在女性生命周期里扮演不同的角色，一起掌管着女性的新陈代谢和生殖健康。当它们仨维持在一个稳定平衡的状态时，女性感觉舒适，生命和谐，万事美满。当它们发生起伏波动时，女性就可能情绪不稳，全身不适，甚至生病。

女性体内的少量雄激素，主要负责调节性欲和行动力，使女性保持头脑冷静。而雌激素和孕激素，是与女性生命周期关系最为密切的两种女性激素，从青春期开始分泌，在育龄期达到顶峰，到绝经期结束。不管是孕期还是非孕期，这两种激素对于女性的乳房、子宫和阴道等器官的功能和骨量维持都发挥着重要的作用。

雌激素——青春的激素

雌激素曾被称为"青春神药"。

雌激素主要由卵巢分泌，也有少部分来自脂肪组织和肾上腺（是的，你身上的脂肪组织也是一个内分泌器官，而且分泌雌激素）。在历史上，雌激素曾经被打上"永葆青春""焕颜"的标签，被真真假假的商业广告利用。

为什么雌激素曾被称为"青春神药"呢？

女孩进入青春期时，婴儿肥显而易见地消失，变成少女模样，体态婀娜，面容姣好，这都是雌激素的作用。雌激素促进乳腺发育、骨骼生长和皮肤的新陈代谢。为何年轻女孩体态优美？这是因为雌激素使脂肪选择性地集中在乳房、大腿、臀部。而女性进入更年期以后，雌激素水平急剧下降，身体脂肪更倾向于在腰腹和内脏堆积，所以保持体型就没那么容易了。

雌激素还参与神经系统、心血管系统、情绪、睡眠等方面的调控。更年期和绝经后，雌激素水平低，阵发性潮热、情绪不稳定、心血管疾病、骨质疏松等问

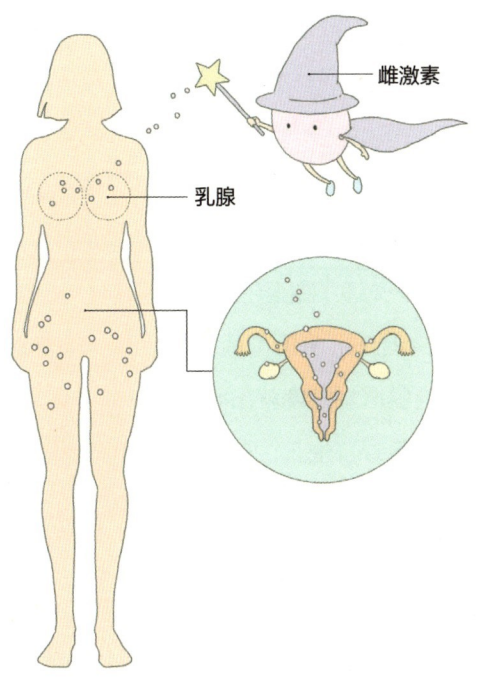

图 1-2-4　雌激素作用示意图

题的发生，都和雌激素缺乏有关。

　　另一方面，在盆腔里看不到的地方，雌激素努力地履行着它最重要的使命——为生殖繁衍做准备。雌激素积极促进子宫、卵巢、输卵管和乳腺的发育，并使阴道黏膜增厚、有弹性。怀孕以后，雌激素水平空前升高，对于妊娠的维持、母体全身机能的调动都产生巨大的作用。胎盘形成以后，分泌雌激素的功能就主要由胎盘来代替了。

　　临床上，主要通过抽血化验雌二醇（Estradiol, E_2）了解雌激素水平。正常生理状态下，女性在月经期雌激素水平最低。月经期过后，卵巢分泌雌激素逐渐增多。子宫内膜在雌激素的作用下增生，逐渐地增厚再增厚。雌激素分泌达到顶峰时，刺激它的上级——垂体释放卵泡刺激素（FSH），启动卵巢排卵。排卵以后，卵巢表面出现一个塌陷的部位，慢慢地就形成了黄体。

孕激素——安静的激素

黄体的作用是分泌孕激素。

孕激素和雌激素就像一对欢喜冤家，既相互对抗，又相互依赖。孕激素在月经的后半周期水平激增，唱起了主角。月经前半期，雌激素刺激子宫内膜增生，但是如果雌激素过多，内膜增生过度就出问题了，此时需要靠后半场的孕激素来对抗雌激素，避免子宫内膜野蛮生长，以此保护子宫内膜。在孕激素的温柔作用下，子宫内膜进入分泌期，内膜变得松软，血管丰富，子宫腔里面像铺好了温暖的、厚厚的床，为怀孕做准备。

除了使子宫内膜及时转化，防止过度增生，孕激素还抑制子宫收缩和输卵管的活动。正如它的名字所暗示的那样，孕激素使子宫安静下来，这样能更好地维持怀孕的状态。所以，在诊室里，医生如果给孕妇开孕激素这类药物，其实是为了使子宫放松，起到保胎作用。

与此同时，雌激素和孕激素一起刺激乳腺的发育。虽然分工略有不同，一个刺激乳腺导管发育，一个促进乳腺腺泡的生长，但共同目标都是为泌乳做准备。

孕激素虽然关乎安胎和母性的美德，但是也不能太多了，否则人就会变得萎靡不振，精神倦怠，性欲下降，这时又需要雌激素和雄激素来调剂。

当你试图从网上了解雌激素或者孕激素的某个作用时，可能会被各种杂乱的信息搞得不知所措，甚至还有谣言让你望而却步。而进口的激素类药物的说明书总是有好几页的副作用解释，让你感觉它简直像毒药。其实，了解了以上雌孕激素的基本知识，知道正是它们营造的激素环境维持了女性生命的丰富和华美，你就会明白激素并非洪水猛兽，医生给你开药也都是有理可循，有据可依的。

正如人工合成胰岛素治疗胰岛素分泌不足的糖尿病，甲状腺片治疗甲状腺功能减退一样，妇科内分泌领域也拥有很多卓越的人工合成激素类制剂。

1960 年第一片复方口服避孕药（含雌激素和孕激素复合制剂）问世，被 *The Economist*（《经济学人》）杂志誉为"人类第七大奇迹"，使成千上万女性获得生活和生命的自主权。这是现代妇科学的巨大进步，也是医药事业发展带给女性的福利。半个多世纪过去，临床上不断更新迭代的各类雌孕激素制剂，为女性健康提供了更多选择。这些制剂通过灵活的给药途径，口服、外用、皮下埋植、宫腔内放置等，来保证最大的药效和最小的副作用。后续我将结合疾病的治疗，具体介绍这些激素类药物。

每个月，雌激素、孕激素在你的身体里高低起伏，如潮涨潮落。你有时容光焕发，有时疲惫低落。它们的联合作用还会定期带你见见老朋友——月经。

第三章
月经：
你熟悉又陌生的朋友

作为女性，你有一个再熟悉不过的老朋友——月经。

"她"首次登门造访，是在你青春期开始的日子。你本就对突然发育的身体感觉有点儿懵懂和羞怯，她的初来乍到更增添了你的惊慌和手足无措。以后每月那几天，她都会悄悄来陪伴你，让你熟悉她，也习惯她带来的一切。再往后的漫长岁月里，她像一个忠实可靠的老朋友，只有当你怀孕、哺乳时，她才告假休息一段时间。你分娩、哺乳的任务结束后，她又会在某个时刻悄然回归你的生活，直至绝经期来到，她才会彻底消失，不复出现。

在你的生命中，她要陪伴你长达 30 余年，月复一月，周而复始。对于这个相伴多年的朋友，你可能认为自己早已熟悉她，了解她，也能应对她带来的各种不便。果真如此吗？

女性为什么来月经？

一生中要来多少次月经？

为什么每个月她都会出现？

月经期身体发生了哪些变化？

……

这些貌似简单的问题好像真不是那么容易回答。

常相伴未必长相知。实际上，你可能对这位老朋友知之甚少，甚至感到陌生。在她的背后，隐藏着至今无法破解的人类奥秘，也蕴含着深刻的社会问题，就连某些令人捉摸不透的疾病也因她而起。

既然如此，就让我们一起重新认识她吧。

女性为什么来月经？

让我们先来看看子宫的模样。

子宫位于人体骨盆的底部，居于中央位置，两侧有卵巢和输卵管相伴，前方是膀胱，后方是直肠。育龄期女性子宫大小约为 7cm×5cm×3cm，相当于本人的拳头大小，重量为 50～60g。

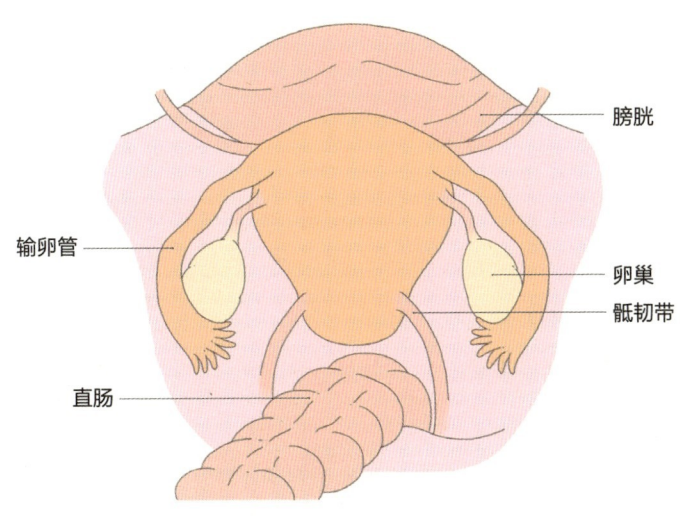

图 1-3-1　子宫及其邻近器官

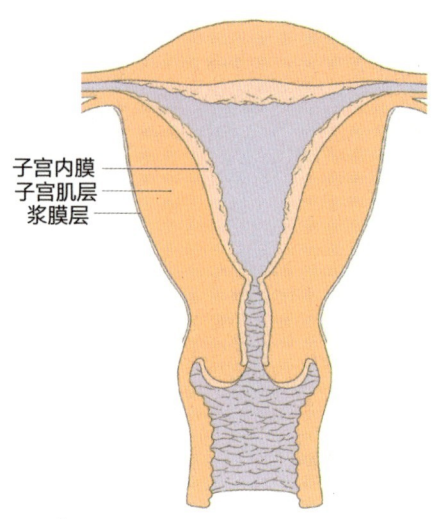

子宫内膜
子宫肌层
浆膜层

图 1-3-2　子宫的内部构造

　　从子宫腔一侧开始依次为子宫内膜、子宫肌层和浆膜层。子宫内膜内衬在子宫腔的里面，从青春期开始至绝经期，在卵巢分泌的激素影响下维持周期性的改变，这里是月经发生的场所。子宫肌层是厚厚的平滑肌层，浆膜层是子宫表面光滑的那一面。

　　生物学家称，大千世界，有月经来潮这一生理现象的动物不足 100 种，主要是我们人类和大猩猩一族。月经会使机体失血、失去宝贵的营养。想想在远古时期，女性在月经期间不方便劳作，经血气味又可能招来动物袭击甚至面临死亡风险。你可曾细想过，到底有什么样的好处让人类女性不惜冒着危及生存的风险也要来月经呢？

　　这是因为，月经的发生与人类的生殖繁衍和自我保护息息相关，其中暗含着人体数百万年进化后形成的巧妙机关，科学家至今未能勘破其中的奥秘。

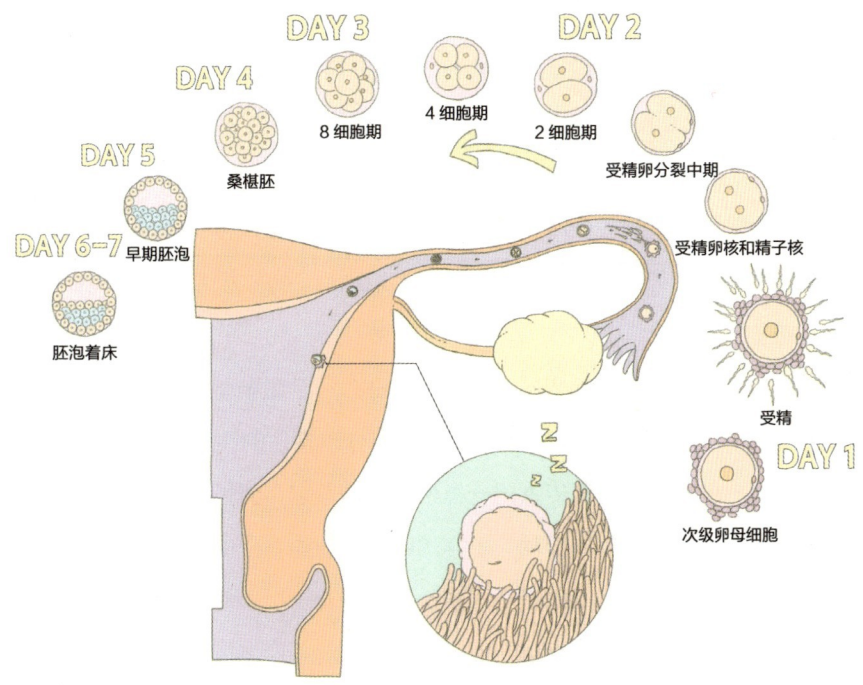

DAY 3

DAY 4

DAY 5

DAY 2

8 细胞期

4 细胞期

2 细胞期

桑椹胚

受精卵分裂中期

DAY 6-7

早期胚泡

受精卵核和精子核

胚泡着床

受精

DAY 1

次级卵母细胞

图 1-3-3　受精卵进入子宫内膜着床

月经发生于子宫内膜（后面我们所讨论的种种复杂问题皆因它而起），这可不是简单的阴道出血。子宫内膜内衬在子宫腔里面，是一层神奇的组织，具有强大的反复再生和修复能力。每次月经来潮后，子宫内膜首先在卵巢分泌的雌激素影响下逐渐增厚。2 周以后，卵巢排卵，孕激素水平激增，使子宫内膜里面的腺体分泌增强，同时准备好糖原，内膜变得像一张铺好的厚厚的、软软的床，迎接受精卵的到来。

受精卵形成后，经输卵管运送到子宫腔，厚实松软的子宫内膜就成为最佳的安家地点。像种子潜入肥沃的土壤，受精卵与子宫内膜亲密接触，这个过程称为"着床"。子宫内膜就像是母亲和宝宝共同的舞台，温暖地包裹着宝宝，宝宝则通过形成树枝状的绒毛组织，探入内膜层，进而形成胎盘，从母体获得氧气和养分。母体也会通过增厚的子宫内膜层，来保护自身不遭受过多侵袭，同时给予胎儿足够的营养。就这样，母亲和宝宝同气连枝，共生共长，共同谱写新生命的篇章。

如果没有怀孕，增厚的子宫内膜难以继续维持，就会发生脱落、出血，经阴道排出，被称为月经。

如此看来，每月子宫内膜增厚，实际上是在为怀孕做准备。耶鲁大学 Wagner（瓦格纳）教授的研究认为，子宫内膜拥有令人难以置信的智慧：当健康的受精卵来到宫腔内时，子宫内膜会像传感器一样识别并捕获它，使怀孕继续；如果受精卵细胞分裂异常，或存在染色体异常，子宫内膜则会放弃它，使怀孕终止。子宫内膜正是通过具有周期性的月经得以反复再生，每月更新一次，使子宫腔呈现出崭新的状态，确保子宫内膜对受精卵卓越的识别能力。这对于迎接每月唯一的一颗受精卵和未来的新生命来说太重要了。这是人类漫长的进化史上形成的完美机制。即使我们只能窥探到其中一点点奥妙，也不由得感叹，女性真是太奇妙了。

从 50 次到 450 次

按照中华医学会妇产科学分会绝经学组公布的权威数据——中国女性月经初潮平均年龄为 12 岁、绝经平均年龄为 50 岁来估算，女性一生中，大约来 450 次月经。

可是你知道吗？在传统农业社会，直至 20 世纪 50 年代，女性一生中大概只来 50 次月经。从 50 次到 450 次，整整翻了 9 倍！是什么原因导致了这样巨大的变化？

《黄帝内经·素问》除了论及女子"二七而天癸至，任脉通，太脉冲盛，月事以时下，故有子"，还述及"七七，任脉虚，太冲脉衰少，天癸竭，地道不通，故形坏而无子也"。说的是女子 14 岁时，开始月经来潮，具备生育能力；到 49 岁时，"天癸"这种物质枯竭，月经绝止，不再有生育能力。

虽然人们的寿命已从"人生七十古来稀"，进入今天的长寿时代，但令人惊奇的是，女性平均自然绝经年龄并未有过大的改变。显然，月经次数增多和绝经年龄无关。那么，还有什么原因？

月经次数的增多，实际上与社会工业化程度和现代生活方式息息相关。在传统农业社会，人们过着自给自足的生活，女性承担着延续后代的重要使命。那个年代的女孩结婚早，不到 20 岁就已成为母亲，一生中孕育六七个孩子也不足为

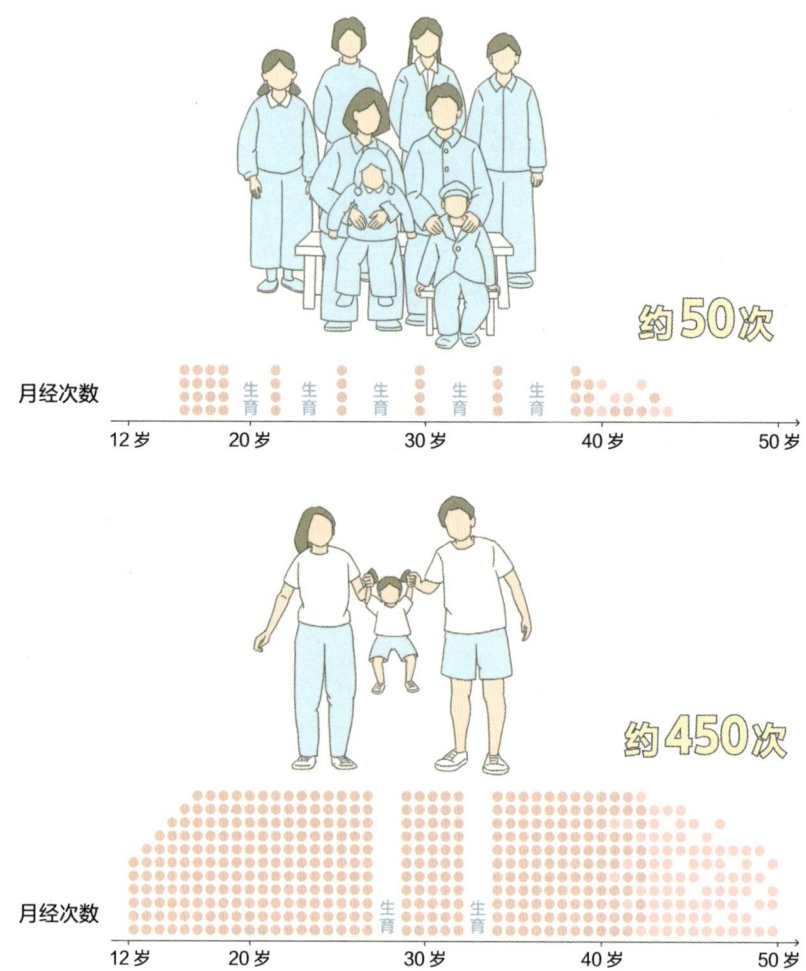

图 1-3-4　女性月经次数的改变

传统农业社会女性一生中月经次数不过 50 次左右。
现代社会女性一生中月经次数大约是 450 次。

奇。十月怀胎时，月经不再光临，加之分娩后长达 1～2 年的时间哺乳，排卵功能被抑制，产后恢复月经的时间也被推迟。女性就这样通过不断地"怀孕—哺乳"这种天然推迟月经的方式，维持一生月经次数不过 50 次左右。

而现代社会工业化飞速发展，在赋予女性更多职业机会的同时，也大大改变了她们的生活方式和生活状态。女性结婚后仅生育 1~2 个孩子已成为常见模式。大都市女性因为学业、事业，推迟生育或选择不生育者也日趋增多。

除了少生或者不生孩子，现代生活普遍饮食种类丰富，营养水平高，女孩月经初潮年龄小，初产（结婚后生产第一个孩子）年龄推迟，也是月经次数增加的重要因素。从青春期直至绝经前长达 30 多年，除了短暂的"怀孕—哺乳"过程，月经基本每月光临，女性一生中要发生的月经次数自然大幅度提升。

日本大阪大学杉田映理（Elli Sugita）教授的一项调查研究，将日本女性和乌干达部落女性的月经情况进行了比较，发现初潮年龄分别为 12 岁和 14.6 岁，初产年龄分别为 30.7 岁和 19.2 岁，生产孩子数平均分别约为 1.44 人和 6 人。这些数字对比，直接反映了不同国家、不同经济水平及不同生活方式对月经模式的影响。

特殊时期的身体变化

虽然子宫内膜拥有非凡的修复再生能力，对繁衍后代来说至关重要，但是，一旦生育本能无法发挥，可能会给女性带来一些问题，甚至是疾病。因此，月经就不仅仅是每月一次稀松平常的阴道出血了。

通过对月经期的子宫连续摄像观察到，为了将子宫内膜排出体外，子宫肌层会剧烈收缩，甚至痉挛。促使子宫收缩的物质叫作前列腺素，是由子宫内膜合成和释放的。这种物质不光作用于子宫，对全身其他脏器的肌肉、血管也会起到收缩作用，从而引起各种各样的不适感，如腰酸背痛、小腹坠胀、头痛、腹泻、嗜睡、难以控制的倦怠、烦躁等，症状严重者甚至无法正常生活。

月经期工作状态差，是现代女性在职场中经常遇到的问题。大多数女性会默默忍受，强打精神努力坚持。男同事当然不能理解你的情况，无痛经体验的女同事也会以为你娇气，你的上司甚至会因为你周期性的异常状态而对你的工作能力产生怀疑，不把重要的任务委派给你。

即使不在月经期，女性也并非都是元气满满。每个月的不同时期，卵巢分泌的雌激素、孕激素水平都有起伏波动。当激素处于剧烈波动的状态时，身体也会出现不适，如不安、易怒、烦躁等，这些症状常发生于月经来潮前，统称为经前期综合征（PMS）。

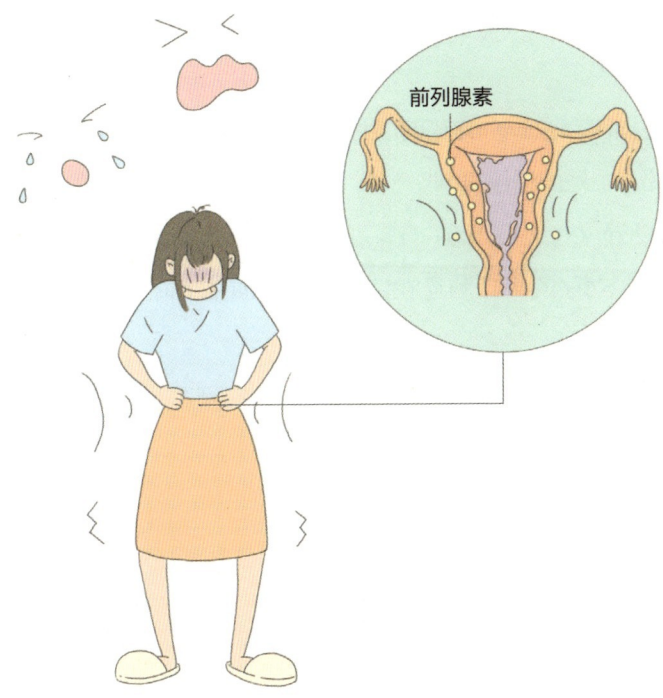

图 1-3-5　月经期子宫收缩，女性全身状态受到影响

神秘的 HPO 轴

　　李时珍在《本草纲目》中说："月有盈亏，潮有朝夕，月事一月一行，与之相符，故谓之月信、月水、月经。"每个月经周期内，女性的雌孕激素水平高低起伏，如潮涨潮落，调控卵泡的发育和月经的发生。卵巢有卵泡期、排卵期和黄体期，子宫内膜有增生期、分泌期和脱落期。卵巢和子宫内膜终日忙忙碌碌，经历各种变化，其实都是在努力为怀孕做准备。这种复杂的工作模式，保证了女性生殖和生命周期的正常运行。

　　那么，雌孕激素为什么能够步调一致，配合默契呢？

用生命轴的方式来解释女性激素复杂的调控机制，是一个简洁又智慧的方法。

在女性体内，存在一个神秘的 HPO 轴。它上下纵横，左右兼顾，完美概括了女性内分泌和生殖的调控机制。

这个轴线的顶端——下丘脑（H）是调节内分泌活动的高级神经中枢。

童年时期，女孩的下丘脑还在沉睡。青春期某个时刻，下丘脑突然开始设

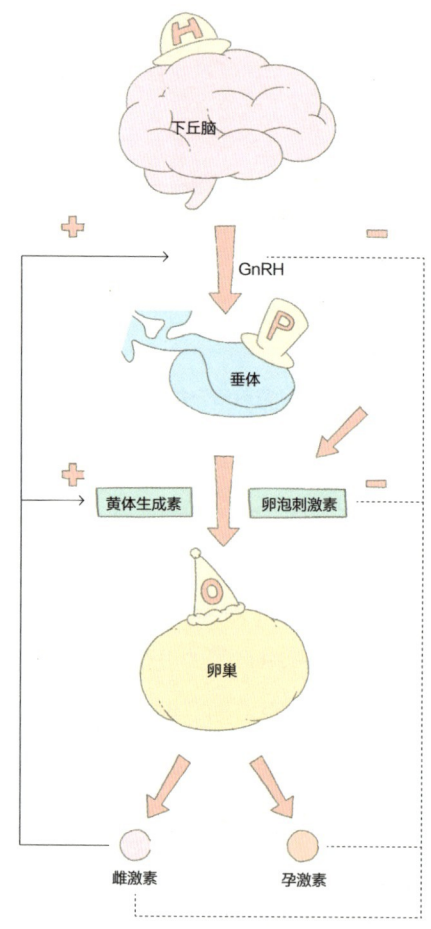

图 1-3-6　下丘脑—垂体—卵巢（HPO）轴

定节奏，通过释放一种叫作促性腺激素释放激素（GnRH）的激素，向它的下级——垂体（P）发号施令。垂体在调节女性激素平衡中起到关键作用，通过释放卵泡刺激素（FSH）和黄体生成素（LH），上传下达，唤醒卵巢，促进雌孕激素的分泌。而卵巢、垂体产生的激素又会反馈给上一级。如此，这个建制完美，协调又统一的三级调控系统，控制着女性月经周期、卵泡发育、排卵、怀孕等任务的完成。

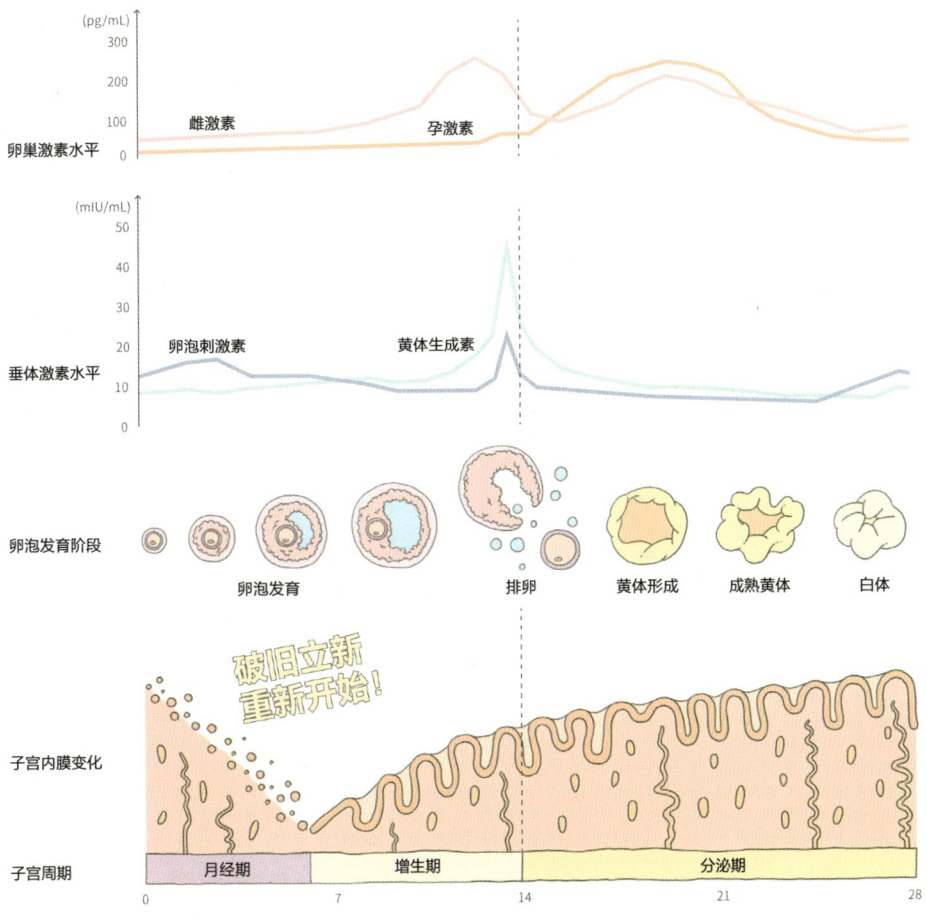

图 1-3-7　卵巢及子宫内膜的周期性变化与激素水平的关系

在这个完美的 HPO 轴的精准调控下，女性身体发生了有节律的性激素分泌，促使卵泡发育和排卵，子宫内膜发生增生和分泌变化。月经期时，雌激素和孕激素均处于低水平，你会出现经期的各种不适，身体状态和情绪都处于最低点。月经期过去，你好像重回人间，容光焕发，情绪高涨，身体进入绝佳状态。这是雌激素水平升高的馈赠。雌激素还有一个重要的作用，那就是促使子宫内膜增厚。经过两周的雌激素作用，子宫内膜大概增厚到 12mm，开始为迎接受精卵的到来做好准备。排卵期过后，雌激素水平则开始下降，代之以孕激素水平上升，其作用是维持增厚的子宫内膜。在月经周期的后半期，雌孕激素起起落落的波动也许又会导致你产生新的不适，或许会发生经前期综合征。

如果出于某些原因，激素异常升高、降低或者起伏紊乱从而引发了疾病，医生可以根据具体情况，模拟人体正常生理周期，给予激素治疗。后续章节中我会介绍更多关于疾病和具体激素类药物的知识。

遗憾的进化

或许你会说，多来几次月经，总比不停地怀孕、哺乳强太多了，那就多忍受一些吧。可惜，如果能这样简单地解决问题就好了。

高度工业化和现代生活方式使女性获得空前的解放，不再忙于怀孕和哺乳的身体，就自然呈现了频繁的"排卵—月经"模式，周而复始。然而，这与人体的生理本能相悖。卵巢生来有上百万个卵泡，不停地"发育—闭锁"，周期性地分泌雌孕激素，子宫内膜增生又分泌，所有的努力都为一个共同的目标——怀孕而做好一切准备。令人失望的是，身体却根本没有怀孕的机会，这不是终日忙碌，结果忙了个寂寞吗？

数百万年以来，人类的进化一直以一种极其缓慢、几乎不可见的速度在发生。现代女性的月经模式，实际上是在工业化发展、生活方式改变后迫使机体做出的激烈反应。这场巨变仅仅发生在最近几十年间，堪称人类进化历程中非常重大的异常事件。然而，身体的进化并未跟上月经改变的步伐，于是问题和烦恼也随之而来。

失去宝贵的休整机会

怀孕和哺乳对于女性生殖器官——子宫和卵巢来说，本是一种天然的保护措施。在这期间，子宫内膜增殖和卵巢排卵受到抑制，正是器官休整的好时机。

医学观察已经证明，不孕或者不生育、少生育的女性中，患卵巢癌、子宫内膜癌、乳腺癌等恶性肿瘤的风险升高。排卵后发生卵巢上皮破损、增生和修复的过程，可能带来基因突变和肿瘤风险。子宫内膜癌和乳腺癌的发生都和雌激素紊乱有明确关系。而每一次怀孕，哪怕是早产、流产甚至宫外孕，对于卵巢和子宫内膜也具有一定的保护意义。孕产次及累计妊娠月越多，发生肿瘤的风险就越低。现代女性生育哺乳和月经模式的改变，使身体错失宝贵的休整机会。

不孕不育风险升高

初产年龄的推迟，是导致月经次数增多的一个重要因素。当很多坚持晚婚晚育的职业女性终于确定家庭计划，开始积极备孕的时候，却意想不到地面临新的问题——不孕。

国家统计局数据显示，我国结婚登记的女性中，35 岁及以上的非最佳育龄女性的占比正逐年增加，晚婚晚育与不孕不育增加的趋势也高度重合。目前，我国不孕不育率已经攀升到 12%～18%。相比之下，在 1995 年，这个比例只有 3%～5%！晚婚晚育的家庭计划无疑是对女性生育力的巨大考验。今天，老龄化、低出生率已经成为多个国家乃至全人类面临的严重社会问题，生活方式对于女性和生育力的影响应引起全社会的高度重视——女性自身更应如此。因此，重新认识自己的身体，重新审视和平衡生育计划与事业发展的关系，做好职业生涯的长远规划，对于现代女性来说非常重要。

痛经更难忍受

女性在月经来潮期间，会有各种生理不适，如腰酸背痛、下腹不适、精神欠佳等。如果月经期盆腔疼痛症状严重，以至于影响到生活、学习和工作，就称为"痛经"。在中国，50% 以上的女性在默默忍受痛经的折磨。月经次数增多，疼痛经年累月发生，对女性生活和工作的影响可想而知。

如果这种疼痛持续至绝经，一生要经历上百次，想想就已经感觉人生很灰暗了！

最具有代表性的痛经相关疾病是内异症。对于那些深受内异症疼痛折磨的女性来说，每逢月经来潮便如临大敌。内异症发生的根源就在于子宫内膜，经血中脱落的子宫内膜细胞原本位于子宫腔里。在每月伴随经血流出体外的同时，这些细胞也可能通过输卵管进入腹腔内，进而附着在盆腔里、卵巢上，形成内异症病灶。这就是著名的"经血逆流"学说。

月经频繁反复发生，经血逆流周而复始，又缺少正确的应对措施，是近年来内异症发病率显著升高的重要原因之一。育龄女性中内异症发病率高达10%~15%，全球发病人数超过2亿，由于发病率高而且诊治困难，已经引起全社会关注。在后续的章节里，我们将重点探讨内异症这个谜一样的疾病如何导致疼痛和不孕，严重影响女性的健康和生活质量，以及作为现代女性我们应该如何正确应对。

现代女性月经频繁发生，从进化角度来看，是人类漫长的进化史上从未有过的剧烈变化。让个体立刻适应频繁的月经带来的烦恼和困顿，是一件很不容易的事。与之密切相关的痛经、不孕和内异症等疾病的发病率迅速升高，或许就是人体被迫做出的反应。相应地，对于这些疾病的诊治也面临着新的难题和挑战。如何从源头上解决问题？重新审视现代生活方式与女性健康的关系，认识了解身体的奥秘，科学合理地安排生活，开启全新的治疗模式，是我们一起努力的方向。

第二部分

在你成为
患者前

第一章
假如男人也痛经

Mary Lou（玛丽·洛乌）是美国子宫内膜异位症协会的创立者，她著有一本美国痛经女性的必读书——*Endometriosis*（《子宫内膜异位症》）。在书的开头，她谈到女性痛经被忽视，被隐忍，似乎是一件再自然不过的事情。她以漫画形式讲述了一个荒诞故事。

年轻男子 Joe（乔）和多数同龄人一样，朝气蓬勃，拥有热爱的工作、深爱的妻子，一切看起来很完美。有一天，Joe 发现自己莫名其妙开始痛经，并且在性生活中发生了严重的盆腔疼痛，不得不去找医生检查。医生诊断 Joe 得了子宫内膜异位症！接下来，Joe 不光得到家人的精心照料，而且得到男人们的极大关注，他们聚在一起热烈地讨论如何治疗痛经。

Mary Lou 借这个漫画故事想要表达的是，假如男人也痛经，或许整个社会对于女性的痛经和盆腔痛问题会采取另一种态度。女性或许不会再因痛经而受到不公正待遇，说不定每月 5 天生理假会被写入劳动合同，人们会在药房里买到专门治疗痛经的药物，痛经药物的研发进程说不定也会大大加快呢！

月经羞耻

月经、痛经，大部分时候像是讳莫如深的字眼。

除了妇科专业领域，鲜有人会在公开场合大大方方讨论月经问题。记得很多年前，我曾被某中学邀请做青少年健康讲座。讲台前落座时，我惊讶地发现台下听众全部是女学生！原来，男学生被要求回避妇科医生的讲座！

难怪很多患者家属认为月经期疼痛是正常的，每个女性经历疼痛是天经地义的。对于月经带来的烦恼和困惑，女孩们小心翼翼地问妈妈，或者偷偷问小姐妹。就连带卫生用品，女孩们也只能藏着掖着，生怕让人看见。没有比被女朋友逼着去超市帮买卫生巾更让男生觉得尴尬的事情了吧？很多成了家、有了孩子的男人，仅有的妇科知识基本来自家中女性，对错就难说了。总之，月经成了特殊的生理名词，让女人有"月经羞耻"之心，男人不能问也不能说。

在欧美国家，虽然女性为"月经自由"已奋斗多年，但"月经羞耻"并没有消失，而是换了一种方式在延续。人们想出很多委婉或者隐晦的表达来描述月经问题。卫生巾广告里为什么以蓝色而不是红色液体来演示其防渗漏功能呢？因为很久以来，广告商们遵循要求，避免由红色联想到血腥带来的不适感，而蓝色容易让人联想到手术服、清洁这样的含义。最近几年，欧洲也有新的卫生巾广告，采用红色液体演示，但就算对我这个妇科医生来说，红色液体好像真不如蓝色液体那样令人轻松愉快。

在日本，这一切更含蓄了。日语里，月经的医学术语就是"月经"，但大众以"生理"指代月经，"生理痛"就是痛经。明明痛得要命是个病，却被当作"生理问题"来对待。我留学时所在的大学附属医院妇科门诊，专门开设了一个"女性专用外来"。"外来"在日语里是"门诊"的意思，"女性专用外来"就是由女医生担当的妇科门诊，是应很多女性患者的要求而特设的，因为她们希望避免和男医生谈论月经这类妇科问题。在日本超市里买卫生巾时，售货员会用单独的不透明纸袋装起来。售货员很周到贴心，但为什么男性用品没有这样的待遇呢？

潜移默化之间，我们已经被"月经羞耻"文化绑架了。

月经，一直被视为女性的秘密。今天的我们对月经的认知，实际上比祖母时代并没有增加多少。女性月经期的种种不适，常被说成是天生的麻烦。对于那些月经期无法完成日常工作的女性，人们不能理解她们到底发生了什么。很多女性没有把痛经当作健康问题来处理，甚至长期忽视。在专业领域里，专门用于治疗痛经的药物少之又少。

如果痛起来怎么办？那些为治疗头痛、牙痛、关节痛而研发的药物，还有避孕药，常常被妇科医生拿来治疗痛经。

如果男人也痛经，这一局面或许就会改变，虽然不太可能。我们还是希望更多人能像重视男人也会出现的头痛、牙痛、关节痛等疼痛一样重视痛经。了解了痛经以及背后可能隐匿的复杂疾病后，你就不会再像过去那样一味隐忍。你需要了解痛经的真相。

急诊室的痛经女孩

CASE

晓蕾是从妇科急诊转送到专家门诊的痛经患者。

那是一个深秋的下午，面色苍白的晓蕾被年轻的妇科急诊医生搀扶着送到我的诊室。23 岁的她，却已经有 10 年的痛经病史。这几年，她不止一次半夜因痛经去急诊。今天是月经期第二天，再次腹痛难忍的她被 120 急救车送来医院。急诊室刚给她用过解痉止痛药，她感觉疼痛略有好转。

自从 13 岁第一次来月经，晓蕾就开始了月经期腰酸背痛、下腹坠痛的噩梦，而且越来越严重。高中、大学时代，月经期她多次无法坚持上课，被同学搀扶回宿舍，还有两次被送去校医院。校医怀疑，疼痛这么严重，是痛经吗？晓蕾哭诉道，不光肚子痛，还有浑身关节痛、肠绞痛，吃东西呕吐，有时还会莫名其妙拉肚子、胃痛、头晕、出虚汗。校医建议她去医院妇科做全面检查。结果，在妇科查过几次 B 超也没发现什么异常。于是，她只能咬牙硬挺过去。

这几年，痛经变得越来越难以忍受。暑假毕业刚进职场的她，前一晚加班熬夜，又吃了点儿凉东西，痛得快虚脱过去，实在撑不住了，又一次叫了120 急救车……

作为职场新人，她在月经期都不敢出差，担心老板和同事对自己有看法。这次来医院，她请求专家一定要看个明白，到底自己得了什么病，为什么这么痛。

要回答晓蕾的问题，我们还是要从月经的发生说起。

前文提到，如果子宫没有迎来怀孕的高光时刻，那么子宫和卵巢花费多日苦心营造的暖床——厚厚的子宫内膜，就失去了用武之地。伴随着卵巢分泌的雌孕激素大幅度下降，子宫内膜难以维持厚度，于是从子宫腔里剥脱下来。而子宫为了把脱落的内膜和经血排出去，肌肉层会发生剧烈收缩，甚至痉挛。所以，月经期除了阴道流血，你还可能感觉下腹坠胀，腰酸不适。而且，月经来潮是激素水平在一个月经周期里波动幅度最大的阶段，雌孕激素从峰顶跌到谷底，与之相伴的是，你可能出现倦怠、乏力、烦躁、情绪的变化等，整个人都不好了。

多数时候，你在月经期间会经历 1~2 天的不适，忍一忍就过去了。但也有部分女性疼痛到需要卧床，影响正常的工作和生活，这种情况就可被诊断为"痛经"。痛经的典型症状是月经期前后或月经期出现下腹痉挛性疼痛、坠胀，常伴有腰酸背痛，甚至不能入眠，需要服用止痛药。而伴随着说不清的下腹刺痛、绞痛、烧灼痛，还有恶心、呕吐等症状，像晓蕾那样痛到半夜来看妇科急诊的姑娘也不少见，需要打止痛针才能缓过劲儿来……

每个人对于疼痛的耐受程度不一样。痛经的诊断标准也很主观，主要是由你自己来评判疼痛和各种不适是否达到了影响正常生活和工作的程度。如果是，那就不属于生理问题，而是属于疾病范畴，应该引起重视，寻求专业的诊治。

遗憾的是，女孩们大多是从妈妈、姐姐或者朋友那里学习如何处理月经带来的麻烦，甚至开启自我教育，认为女性天生具备克服疼痛的能力。但是当疼痛越来越难以忍受，而你希望从周围的女性那里获取相关知识时，却发现结果往往令人失望。

"哦，亲爱的，这很正常！"

"你太软弱了！"

"你不要太娇气！"

"这很常见，不是只发生在你身上！"

"我们都痛，但是你听到我们抱怨了吗？"

　　说这些话的可能是你最亲密的朋友、妈妈或者老师。你越发以沉默和忍耐来对待自己的疼痛，希望把不正常的生活"正常"地维持下去。于是，你不光吃止痛药，还有暖宝宝敷贴、软枕头捂肚子、热红糖水和姜茶各种办法一起上……总之，你只能"忍"字当头。

50%～90%：是否也击中了你？

中国古老医书《金匮要略·妇人杂病脉证并治》说道，"经水不利，少腹满痛，经一月再见"，大约是对痛经最早的描述。痛经的英文"dysmenorrhea"源于希腊语，dys＝疼痛，meno＝月，rrhea＝流血。日语中，其医学术语叫作"月経困难症"，含蓄的日本人喜欢以"生理痛"隐晦地代之。

无论古今中外，都清楚地说明了痛经因月经而起，且周期性发生。

痛经是最常见的妇科问题之一，不同国家和地区的文献资料显示，青春期女性痛经的患病率在50%～90%。我国2000—2013年间发表过20篇关于初中到大学在校生的痛经相关研究论文，显示患病率最高达80.75%。发生率如此之高，很多母亲却告诉孩子疼痛是正常现象，长大就好了，结婚生子就不痛了。

在妇科诊室里，医生们一般根据是否能查找到导致疼痛的原因，将痛经分为两大类：原发性痛经和继发性痛经。二者在发病年龄、疼痛特征和治疗方法方面各有不同，如下表所示：

表 2-1-1　痛经的分类及不同临床特征

	原发性痛经	继发性痛经
定义	未发现盆腔器官有明显病变	与生殖器官疾患，如内异症、子宫腺肌病、子宫肌瘤、生殖道畸形等有密切关系
好发年龄	青春期少女和年轻未婚女性	月经初潮数年以后的育龄女性
特征	<ul><li>常于月经第 1~2 天疼痛明显，1日后缓解</li><li>随着身体发育和激素变化，疼痛可能减轻</li><li>怀孕、分娩后疼痛改善，甚至消失</li></ul>	<ul><li>月经前疼痛开始，月经期持续疼痛数日</li><li>多为持续性钝痛</li><li>疼痛程度更加剧烈</li><li>随着疾病进展而疼痛加重</li></ul>
主要治疗方法	<ul><li>非甾体抗炎药（对抗前列腺素合成）</li><li>短效口服避孕药</li><li>中药</li></ul>	<ul><li>对症处理（同左）</li><li>积极查找痛经原因，针对病因系统治疗</li></ul>

　　如果只有疼痛症状，而没有发现盆腔里有明显的病变，就可归类为原发性痛经。痛经常发生于月经初潮后 1~2 年，各种检查没有发现异常。这种疼痛可能与年轻女孩子宫发育尚未完善有关。子宫幼稚容易导致子宫缺血缺氧，宫颈管狭窄、子宫位置异常（如极度前倾后屈），这些因素都可能影响月经血顺畅流出，从而导致疼痛。所以，某些情况下，妈妈们说"长大了就好了"也不无道理。随着身体发育成熟，激素分泌趋于平稳，痛经也会有所缓解。怀孕、分娩后疼痛明显改善，甚至消失，这确实有可能。还有一类痛经由盆腔疾病（如内异症、子宫腺肌病、子宫肌瘤、生殖道畸形等）引起，称为继发性痛经，通过各种检查能够发现，需要通过药物或者手术治疗。这两大类痛经，疼痛类型、疼痛程度、疼痛自然转归、治疗方案均大不相同。

第二章
希望你和妈妈都知道

只是一味地"忍"，不把痛经当作疾病治疗可能会带来许多隐患，甚至在若干年以后发生复杂的盆腔疼痛和不孕的问题，对健康和生活产生更多不利的影响。

　　为什么会痛经？医学上至今还没有一个简单清晰的理论解释得清楚。

痛经的"帮凶"

有一个"帮凶"——前列腺素，和痛经的发生有密切关系。

前列腺素是一种和疼痛相关的物质。在月经期，子宫内膜合成和释放前列腺素。这种物质能够作用于子宫肌层，使子宫收缩，从而使子宫内膜从子宫腔里剥脱下来，和血液一起经阴道排出，形成月经。

欧洲曾有学者对痛经女性和正常女性的前列腺素水平进行了比较。这项研究邀请志愿者加入，在其月经期留取经血测定前列腺素水平。结果发现，和不痛经的女性相比，痛经女性前列腺素水平明显较高。研究认为，过量的前列腺素作用在子宫的肌肉和血管上，导致其过度收缩，甚至是子宫痉挛、缺血，酸性代谢产物堆积，引发一系列不适和疼痛。研究还发现，对痛经女性给予地屈孕酮这类孕激素制剂则能够降低前列腺素合成，缓解疼痛。

前列腺素不仅作用于子宫肌层和子宫血管，对全身其他脏器的肌肉、血管也会起收缩作用。这样就能解释为什么晓蕾月经期除了肚子不舒服，还会出现头痛、腹泻、胃痛和肠绞痛等各种症状了。

日本学者 Araki 的研究发现，痛经患者月经期的子宫收缩强度比正常人群增加了 2 倍。这项研究将测试对象分为三组：痛经患者、子宫有病变但无痛经患者和正常人群。结果发现，没有痛经症状的患者中，即便是子宫本身有疾病，子宫的收缩幅度和频率也与正常人无差别；但是，只要有痛经表现，患者无论是原发性痛经还是继发性痛经，其子宫收缩幅度均比对照组上升了 2 倍，达到 140mmHg 以上。而如果给这些痛经女性服用前列腺素抑制剂，则会发现子宫收缩幅度和疼痛程度都明显减轻。

当然，疼痛本身是一个非常复杂的问题，痛经则是育龄期女性特有的麻烦事。除了前列腺素水平，痛经还与子宫、内分泌、精神、遗传、生活习惯等因素有关。精神类型不稳定、容易神经过敏、体质衰弱以及有痛经家族史的女孩更容易受到痛经的困扰。女儿从小看到妈妈月经期痛苦不堪，等她自己青春期月经来潮以后，也出现了月经痛，这和一直以来的精神暗示也有关系。另外，如果妈妈有严重的痛经和内异症病史，女儿未来发生相关疾病的风险也更高，应该引起重视。

痛经需要治疗

痛经是需要治疗的，而且有药可医！治疗就是要迅速缓解疼痛。

在介绍治疗方法之前，我首先要强调的是，如果你经常遭受月经问题的困扰，请一定要寻求专业医生进行咨询和评估，查找病因，积极处理。

针对不同类型的痛经，医生有不同的应对方法。如原发性痛经患者可通过药物治疗、调整生活方式和饮食习惯、改善情绪等缓解疼痛；而对于继发性痛经患者，最重要的是查明原发疾病，具体问题具体处理。患有子宫内膜异位症、子宫腺肌病、子宫肌瘤等疾病的患者，可根据具体情况，选择药物治疗或手术治疗，控制疼痛。因生殖道畸形或梗阻导致的痛经，则需要手术处理。

缓解疼痛最常用的方法是药物治疗。主要包括以下药物：

非甾体抗炎药

缓解痛经的有效率为 60% ~ 90%。常见的布洛芬、消炎痛都属于这类药物，你可以很方便地在药店买到。很多痛经女性因为害怕药物成瘾，宁可忍着强烈的疼痛，也不敢吃止痛片，这实际上是不必要的担心。非甾体抗炎药（NSAIDS）的主要作用是减少或者阻断前列腺素的合成，这样子宫收缩、痉挛就会减轻，疼痛也随之缓解。前述日本学者 Araki 的研究，就是用这一类药物为痛经患者缓解了症状。

另外，止痛药的用法有点小讲究：一般于月经来潮、痛经一出现即刻开始服用，连续服用 2～3 天，疼痛缓解效果更理想。

短效口服避孕药

避孕药除了具有避孕功能，也能治疗痛经。对于有避孕需求同时痛经的年轻女性来说，可谓"一箭双雕"。

避孕药之所以能够治疗痛经，主要原理是抑制子宫内膜生长、抑制排卵、降低前列腺素的水平，从而抑制子宫收缩和痉挛，缓解疼痛。

Kido A 等做的一项研究，邀请健康志愿者在月经期第二天做盆腔磁共振成像（以下简称 MRI）检查，观察子宫内膜和子宫肌层的形态，并分析服用避孕药和未服用避孕药女性有无区别。结果发现，未服用避孕药的女性，月经期子宫内膜增厚，子宫肌层收缩痉挛，子宫扭曲变形明显。而服用了 3 个月避孕药的女性，月经期子宫内膜变薄，子宫肌层舒展，没有子宫扭曲表现。该研究认为，避孕药能够抑制子宫内膜生长和子宫收缩，从而缓解痛经。

很多女性一听避孕药是激素药，就心生恐惧，担心会长胖或月经紊乱，不愿接受医生的处方。这是不必要的担心。新型避孕药问世 60 多年，不断研发出新的剂型，作为健康女性的避孕手段非常可靠，副作用小。而它作为痛经的治疗药物，也是有大量科学数据支持的。有数据显示，避孕药可使 50%～60% 的痛经患者症状完全缓解，40% 的痛经患者症状明显减轻。另外，口服避孕药是国际指南推荐治疗内异症、缓解疼痛的一线药物，有据可依，使用起来不必有太多顾虑。前面讲过的痛经女孩晓蕾，我建议她服用避孕药，现在她疼痛完全缓解，每次来我门诊随访时都很开心。

当然，避孕药也有副作用，对某些人群可能增加血栓的风险。所以，建议一定请专业医生帮助评估，保证用药安全。

特别说明一下，这里说的避孕药是短效口服避孕药，要按周期每日服用，"紧急避孕药"没有这种治疗作用。

布洛芬、消炎痛、避孕药对于原发性痛经有一定治疗效果，但是对于继发性痛经，仅仅靠这些药就不够了。我们强调查找病因，针对病因选择手术或者药物治疗。其中一个重要的疾病是子宫内膜异位症，该病最突出的表现便是痛经，在病程的不同阶段，它以不同面目出现，严重影响着育龄女性的健康和生活质量。

你可能得了子宫内膜异位症

很多时候，痛经并未如你所愿或者如妈妈所说自然消失。

早已过了青春期，但你的疼痛还是如影随形，且愈演愈烈，成了影响你生活和工作的大问题。医生会给你做各种检查，拿着报告单说看不到不正常的地方，宣布你的肚子痛、恶心、呕吐只是因为痛经。有时会给你打一针解痉的药，再给你几片止痛药，但不会解释更多。你可能还莫名其妙地出现肛门坠胀、排便痛、说不清的腹泻和便秘等症状，于是又转去看了消化科和胃肠外科，可没有医生说得清到底是怎么回事。更糟糕的是，你不仅仅月经那几天痛，你发现月经过后继续痛，一月里有一半的日子在痛。或许，还有些女性有难言的苦衷，性生活过程中或者之后疼痛更加难忍，直接影响亲密关系。或许，你结婚后幸运地怀孕，宝宝顺利出生。但"生一个孩子就好了"的说法并不灵验，你生完孩子还是会痛。你换家医院再去抽血化验做 B 超检查，甚至还有 MRI 检查，但医生都找不到你疼痛的原因……

最令你沮丧的是，你感觉自己在和一种看不见的疾病战斗，独自忍受病痛折磨，身心俱疲，你甚至年纪轻轻，就盼望绝经……

究竟是什么在折磨你呢？我想说，你可能得了一种疑难杂症：子宫内膜异位症。

已经忍受了 10 年痛经并多次"造访"急诊的晓蕾也是一位内异症患者。希望以下内容能让"晓蕾们"明白自己的问题所在，尽快寻求专业医生的诊治。

痛经的背后

如果你不小心摔了腿，医生可以通过 X 线片判断你有没有骨折；如果你肚子痛得厉害，想知道是不是得了阑尾炎，医生可以通过验血、拍 CT（计算机断层扫描）来诊断。但是痛经来无影去无踪。你去医院检查了几次，熙熙攘攘的妇科门诊让你心生畏惧，忙碌疲惫的医生匆匆告诉你"没有发现异常"。对于你沉痛叙述的各种症状，医生表示百思不得其解。疼痛让你心生焦虑，让医生也很无奈。

好在一个月就那么几天，熬过去又雨过天晴，元气满满，于是你继续熬下去，甚至再也不愿意去医院寻求帮助。

并非你的亲友们对你不关心，或者太严厉，而是因为他们不了解在痛经的背后，可能隐匿着一个复杂的疾病——子宫内膜异位症；也并非医生医术太平庸，而是因为你的病尚在萌芽阶段，任哪位名医也难下诊断。

内异症是一种奇怪的引起盆腔疼痛的疾病，和痛经有着密切的关系。80%~90% 的患者因痛经而到妇科门诊就诊，在育龄女性中发病率达 10%~15%。如此高发的疾病，许多女性却在莫名疼痛多年以后才得以明确诊断，这就是"诊断延迟"。欧洲多个国家的调查数据显示，内异症患者从初次出现疼痛到去医院看医生，到医生明确诊断，平均需要 6.7 年的时间。

为什么呢？

正如通过 X 线检查、CT 检查，能够准确及时诊断是否发生骨折、阑尾炎一样，当疾病已经发展到一定阶段，你成为典型的内异症患者时，诊断并不困难。妇科检查手段（如 B 超、MRI 检查等）已经足够敏感，普通医院的妇科医生都能够准确诊断。但是，内异症在早期阶段非常隐匿，可能仅仅表现为痛经，但是因为病灶太小，医生采用 B 超等常规检查手段难以发现有什么异常，所以医生宣告你"一切正常"并非误诊。

但奇妙之处就在于，内异症导致疼痛的严重程度与病灶的大小并无必然关系。有些患者在病灶很小，仪器检查不到的时候，严重的疼痛就已经开始了。而恰恰就是在她们忍受莫名其妙的疼痛，医生迟迟难下诊断的过程中，病程不断进展，错失治疗良机，不仅发生了更严重的盆腔疼痛，还出现了不孕、盆腔包块等棘手的问题。

早期内异症给身体带来的，除了疼痛，其他似乎很难察觉。但三年、五年甚至十年后再回首，你会赫然发现，原来身体已经发生了显著的变化，甚至你的爱情、学业、事业、家庭也都受到了影响。其实，这些微妙的征兆一直潜伏在你的身体里，悄无声息间，你的生命轨迹发生了偏移。

本章节以下内容试图针对痛经但是还未被诊断为内异症的人群。我将详细介绍内异症早期阶段病症隐匿、诊断困难、有遗传倾向等特点，希望警醒仅有痛经表象，但可能是潜在的内异症患者的女性，重新审视自己的身体。

希望书中所倡导的"早诊断、早干预"的理念，和自我诊察的方法，能够帮助痛经女性尽早寻求专业帮助，避免日后出现严重疼痛和不孕等不良结局。在临床医生忙于应对复杂手术和难治性病例的大环境下，希望你有能力照顾好自己。

希望女孩们的老师、妈妈、姐姐、朋友，通过阅读这些内容，能够帮助更多女性了解痛经背后藏匿的妇科问题。当女孩们希望从你这里获得生活指导时，你有能力为她们提供智慧和科学的信息。我也希望女孩生活中的男性——父亲、丈夫或者男朋友，能够抛开尴尬的想法，试着了解女性身体的特殊性，并成为帮助她解除痛苦的重要角色。

病名又长又拗口

和高血压、糖尿病这些家喻户晓的疾病不一样，"子宫内膜异位症"这个词对于多数人来说仍然很生僻。除了妇科医生，甚至其他专业领域的医生都不太熟悉，更不用说普通人了。

回想 2014 年 4 月，内异症公益项目"黄丝带在行动"在厦门启动，很多知名妇科专家都积极参加了这次活动，呼吁社会各界关注内异症。这是中国患者教育工作的一个大事件，标志着中国内异症公益活动与国际接轨，加入了 EndoMarch（世界子宫内膜异位症公益组织，每年三月的最后一个周六是世界子宫内膜异位症日）。作为首个出场的演讲者，我被安排的重要任务是，面对 30 多家媒体，在几分钟之内把这个又长又拗口的疾病名称刻到听众的脑海里，并深入浅出地介绍内异症概况。这个任务可比给医生们讲课难多了。

在国外，这个疾病名称也并非尽人皆知。我曾经在飞机上和一个外国人邻座，他看到我在读英文文献，就聊起天来。他是一位专门做飞机维修的加拿大高级工程师，问我文章标题中的"endometriosis"是什么意思。我很惊讶，这位对飞机无所不知的工程师竟然完全不知道"endometriosis"！果然是隔行如隔山！

可能你曾在英文网站或者英文节目里看到过"Endo"一词，这是英语国家为了方便说和写将"endometriosis"简化成了"endo"，和中文里将"子宫内膜异位症"简称为"内异症"是一回事。日文倒是简单一点——"子宫内膜症"，但是感觉有点不妥，这个疾病可不仅仅是子宫内膜里面的问题呀。在日本留学时，我曾和导师北脇城（Jo Kitawaki）教授聊起中日两国对这个疾病的命名。他称赞中文命名好，既说出了疾病的缘起——"子宫内膜"，又表达了问题所在——"异位"，认为日语术语应该修正。

内异症是妇科最常见的良性病之一，但也是疑难杂症。现阶段，它被认为是一个"不能治愈的慢性病"，应该像对待高血压和糖尿病一样进行长期管理。内异症带来的主要问题是痛经和不孕，育龄期女性是主要发病人群，患病率达10%~15%。2023年全球发病人数达2亿。根据2018年全国人口普查数据，保守估计我国发病人数达3000万~4500万。假定你所在的公司有100位年轻女性，在你周围就可能有10~15人患有内异症。80%~90%的患者因为疼痛而就诊，这也意味着，这些女性在最美好的年华，即二三十岁甚至更小的年纪就开始遭受痛苦。

但遗憾的是，多数患者在疾病的早期阶段只表现为痛经的时候，并没有意识到它将来可能发展成非常麻烦的内异症，以至于错过治疗良机。

在欧洲一些国家，青少年痛经问题由专门的儿科和妇科机构联合研究。英国的一项研究分析了1243名患有痛经的青少年的资料，通过腹腔镜检查确认1011名患者中648名患有内异症，即发病率约为64%。进一步分析发现其中80%的患者为Ⅰ~Ⅱ期，也就是说其内异症尚在早期阶段，但痛经症状明显。这一阶段病灶微小，常规检查手段难以发现，只有通过腹腔镜检查才能发现。

这一结果提示：在患有盆腔疼痛的青少年中，内异症较为常见。作者呼吁提高对青少年内异症问题的认知，强调对于患有盆腔疼痛的青少年，由初诊医生尽快转送到儿科妇科专科治疗十分重要，不要贻误治疗时机。

所以，虽然未发现你盆腔内有器质性病变，属于原发性痛经，但这也许是暂时的。因为在疾病早期，病灶微小，B超等常规检查手段甚至MRI检查都难以发现，但冰冻三尺非一日之寒。那种越来越严重地影响生活的莫名疼痛，常常在若干年后被证实，确实是内异症造成的！

2019 年 4 月，在国内召开的一个内异症高峰论坛上，我的导师北脇城教授应邀发表演讲，介绍了他们联合影像科医生，针对内异症患者的子宫体积所做的一项研究。该研究采用 3D 技术重建了内异症患者子宫的 MRI 图像，通过测量子宫内膜和子宫肌层多个径线发现，内异症患者较正常人群，子宫体积和宫腔内膜面积都明显增大。推测子宫体在月经期强烈的收缩和痉挛，可能使经血逆流加剧，更多子宫内膜组织进入腹腔内，同时，月经量增多，经期延长，会产生更多的前列腺素和多种炎性因子，在高水平雌激素环境下，更加促进了内异症的发生和发展。

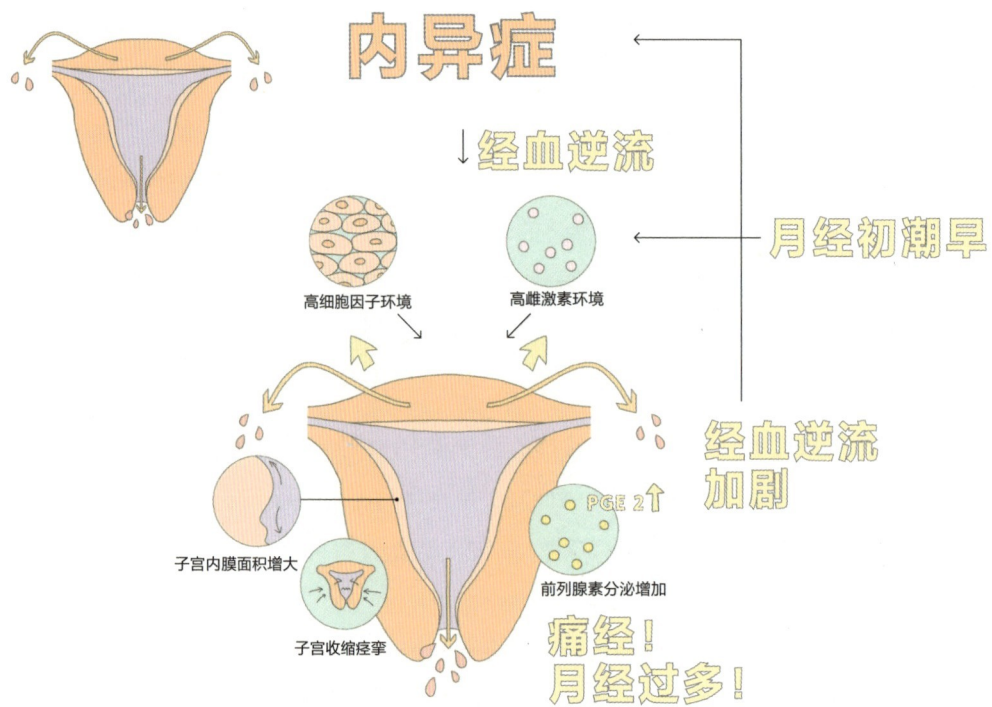

图 2-2-1　MRI 3D 重建技术显示内异症患者子宫体积和内膜面积增大，与内异症发生密切相关

注：感谢北脇城教授授权使用和重绘图片。

青春期内异症越来越受到关注。针对内异症发生的最小年龄群体，寻找内异症的高危因素，并及时阻断，对青少年的未来将会产生积极影响。月经初潮早、严重痛经和月经量多都是内异症的危险因素。特别是青春期开始即出现严重痛经的女孩，日后发生内异症的风险高于正常人群。如果这个女孩的母亲或姐妹被医生诊断为内异症，未来她患此病的风险就更高了。因此，对这类年轻女孩，我们尤其应该予以关注，加强指导，尽早启动治疗。

花园里的荆棘

我有一个内异症患者微信群，大约是在微信群开始进入生活的时候，患者们自发组建的。记得当初和病友们就群名认真讨论过，我最后定名为"花园里的荆棘"。

"荆棘"二字是有出处的。它源自新西兰内异症患者组织创始人 Joan Moultrie（琼·莫尔特里）的一篇文章。在文中，她将内异症描述成生长在女性身体里的荆棘（Internal thorn），隐而不见，但是导致疼痛，带来伤害。

把子宫、卵巢所在地比作女性的秘密花园，似乎再也找不到比这更美好的用词了。但是，本应静谧芬芳的所在，却长出了荆棘，甚至遍地蔓延。想一想在刺痛中挣扎的身体，它发出的求救信号，你收到了吗？

子宫内膜本应内衬在子宫腔的里面，伴随体内激素的变化，发生周期性的脱落出血，形成月经。但是种种复杂的原因，也可能导致子宫内膜跑到子宫腔以外的其他部位去。这些"异位"的内膜就像"非法移民"，生命力极强。它们选择自己喜欢的地方生根发芽。在月经期，也会脱落和出血。不同的是，这种出血不能像正常子宫内膜脱落那样形成月经畅快地流出体外，而是发生在一个局限的空间里，慢慢地在局部越积越多，形成内异症病灶。

本来，我们的身体拥有强大的免疫系统和自我修复能力，会吞噬和清除这些

"非法移民"，并在修复过程中，形成保护性瘢痕组织。但是，这些凹凸不平的瘢痕组织和不断侵蚀的病灶又会纠结成一团，结果导致肚子里的肠管、子宫、卵巢囊肿粘连成团，又互相牵拉。所以，刺痛、绞痛、牵扯痛、肠胀气、肛门坠胀、性交痛，身体里各种奇怪的疼痛和症状就产生了。

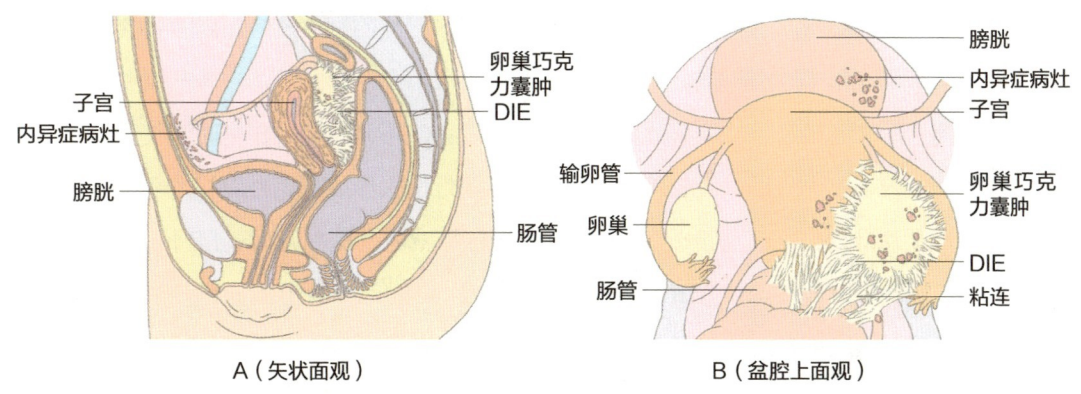

图 2-2-2　子宫内膜异位症好发部位

内异症最常殃及的是子宫周边邻近区域的腹膜，卵巢也是它喜欢占据的地点。子宫内膜还会侵袭到肠管、膀胱、输尿管这些周围的"邻居"，甚至异位到更远处的部位。
注：感谢北脇城教授授权使用和重绘图片。

　　医学界对这些"异位"的病灶有不同的命名。虽然听起来很深奥，但它们其实都是同一个家族的成员，只是生长部位不同，外观不同罢了。

　　最著名的四个异位成员分别是：

　　1.腹膜型内异症：是内异症早期病变，形态各异。呈透明水疱样，紫蓝色、黑色结节，红色火焰状改变，白色疤痕状，甚至有时腹膜缺损也是由病变所致。

　　2.卵巢巧克力囊肿：子宫内膜异位到卵巢，每月伴随月经发生出血，逐渐增大，形成陈旧积血性囊肿，囊内液体状如"丝滑"的巧克力液，所以俗称"巧克力囊肿"。

3. DIE：如果异位的子宫内膜像树根一样深深扎入邻近区域和组织，形成结节，就称为深部浸润型子宫内膜异位症，英文简称为 DIE（Deep Infiltrating Endometriosis）。近年来也有专家用 DE（Deep Endometriosis）这个词替代 DIE。

4. 子宫腺肌病：子宫内膜从子宫腔跑到距离最近的子宫肌层里生长，就形成子宫腺肌病。也有学者认为子宫腺肌病是不同于内异症的独立疾病，后面我会单独列一个章节详述。

这些形态各异的内异症病灶就像人类生长发育的不同时期。在早期腹膜型阶段，病灶很小，只有通过腹腔镜才能看到。当病灶增大形成巧克力囊肿、子宫腺肌病典型病灶时，通过超声或者 MRI 检查很容易就能检测到。而子宫后方形成的 DE 结节有时即使通过 MRI 检查也很难诊断，这时，经验丰富的妇科医生凭借手诊这个最简单原始的手段，反而能触摸到特殊的疼痛结节，做出判断。

美丽的花园一旦被那些形态各异甚至面目狰狞的内异症病灶盘踞，就将是荆棘遍地，伤痕累累。身体纵然有修复机制，但终归能力有限，再难复原。

幸运的是，对于大多数女性来说，在内异症病灶长大之前，身体常常已经开启它的报警机制，告诉你——痛痛痛！

你需要尽早行动起来，在这些荆棘长大之前，把它们清除出去。

第三章
专家也难下诊断

确诊，迟到了 10 年

CASE

小夏今年 25 岁，已有 10 多年的痛经史。

自 13 岁来月经就开始痛经，越来越严重。妈妈是个行事干练的办公室主管，说疼痛不是病，女生年轻时都这样，结婚生孩子以后就好了。于是，乖乖女小夏进入青春期的第一个必修课就是学会忍受疼痛。实在肚子痛、恶心、呕吐了忍不过去，就请假一天，老师也都理解，班里这样的女孩子不止一个。

但是有一次，小夏因为痛经当众痛哭了一场。

为了迎接校庆，作为学校高中舞蹈队的主力，小夏和小伙伴们排练了一支集体舞。不料演出当天月经提前来了，止痛片不顶用，她痛得根本无法站立，更不用说上台演出了。想到因为自己影响演出，她痛上加痛地大哭起来。

终于，妈妈意识到应该带她去医院。可是，做了各种化验和 B 超检查，医生说一切正常。之后，她莫名其妙又多了月经期腹泻、大便不舒服等症状，消化科医生也查不出个所以然来，只嘱咐她少吃辛辣刺激性食物。间断地看了不下五六个医生，多次检查依然没有发现明显异常，没有一个医生能说清楚这到底是怎么回事。

慢慢地，小夏变得孤独、焦虑，再也不想去医院。多年的疼痛在忍耐中过去，直到两个月前，小夏参加公司体检，B超检查发现左侧卵巢长了一个直径5cm的囊肿。

小夏来到我的门诊，想确认是否需要做手术。

她有多年痛经病史，让我立刻想到，是卵巢巧克力囊肿吗？

B超室经验丰富的龚医生说，看囊肿回声不像是巧克力囊肿，而像是肿瘤，卵巢浆液性囊腺瘤（一种常见的良性卵巢肿瘤）可能性大。

于是我们决定做手术。术中所见和病理结果正如B超室龚医生所料，是卵巢浆液性囊腺瘤，良性病变。

不是卵巢巧克力囊肿。可是小夏多年来为什么会痛经呢？小心剔除完囊肿，我们全面探查了她的盆腹腔，发现盆腔里有多处典型的红色火焰状内异症病灶，还有紫蓝色、黑褐色结节，还发现盆腔里多处腹膜缺损以及层层叠叠的膜状粘连——这一切都是内异症早期的表现。

疼痛多年的原因终于找到了，确实是由内异症造成的。

这些病变医生也看不到？

的确，早期的内异症病变面积小，质地薄，没有形成明显的结节或者包块，传统 B 超检查探查不到，MRI 检查也显示不出来。任凭多么有名的专家也无法确定，只能通过腹腔镜看到，才能确诊。小夏是因为做卵巢肿瘤的手术，才偶然发现了合并存在的内异症。

实际上，内异症早期的病变形态各异，五花八门。在腹腔镜下，我们看到小夏盆腔里有红色、紫蓝色、褐色的病灶，还有层层叠叠的粘连，有的区域腹膜还有缺损，这些都是病变早期的表现。对内异症不熟悉的医生，偶然在手术过程中看到这些微小的病变，甚至会熟视无睹，不以为是病变。

病灶像红色火焰一样，是因为里面有新鲜的小血管在生长（见图 2-3-1A）。这种红色异位病灶就像人类一两岁的小孩，正值生长最旺盛的时期。这些异位的内膜还能分泌雌激素和前列腺素，这两种物质都能刺激内异症进展。它们累及的部位最容易发生疼痛和肿胀的感觉。

还有小水泡一样的结构，这些病灶里没有血管，所以是透明的，即便是腹腔镜检查能看到，很多医生也不认为是病灶，很容易忽略。而紫蓝色、褐色、黑色病灶等就比较明显了。这一时期，病灶的生长和侵袭能力减弱，自身分泌雌激素和前列腺素的能力几乎丧失。瘢痕组织开始出现，因为阻断了血管，病灶中陈旧血液里的铁血红素沉积下来，所以看上去呈现各种颜色（见图 2-3-1B）。

还有白色病灶。这一时期，身体已经吸收了异位病灶里的黑色液体，留下了厚厚的白色疤痕。白色病变表明内异症存在已久，往往病灶发生了对周围组织的深部浸润（见图2-3-1C）。浸润越深，疼痛越严重。

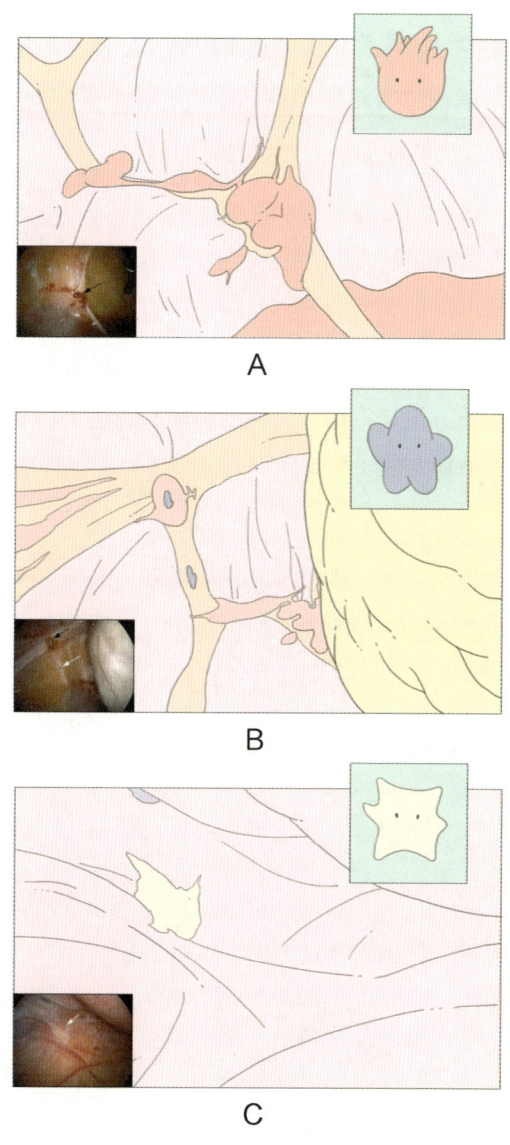

A

B

C

图 2-3-1　形态各异的早期内异症病灶

这些色彩各异的病变，不仅是不同病程的表现，也让我们看到了机体努力对抗疾病和修复自身的过程。这些病灶可能弥散在盆腔各处，子宫后方的盆底腹膜、骶韧带（子宫的主要韧带之一）、肠管表面都是它们喜欢盘踞的地点。糟糕的是，异位病灶就和在位内膜（子宫腔里面的正常内膜）一样，本身也具有分泌雌激素和前列腺素的能力，从而进一步刺激病灶生长，并带来疼痛。伴随着瘢痕形成、浸润加深、肌纤维增生和粘连加重，疼痛也更加剧烈。

如果疾病早期没有得到及时的诊断和治疗，再受到各种不良因素的刺激，内异症会继续进展。当形成更大的病灶，如卵巢巧克力囊肿、子宫腺肌病，或者更为复杂的、导致盆腹腔广泛粘连的 DIE 时，采用 B 超和 MRI 检查容易检测到，可以帮助医生做出诊断。但是，这一时期的临床问题也更加复杂，甚至会成为疑难杂症，你也只能作为被确诊的内异症患者来对待，需要经常光顾医院了。

遗憾的是，早期诊断一直是内异症领域的难题，而与之密切相关的一个非常棘手的问题——"诊断延迟"在全球普遍存在。

困扰全球的"诊断延迟"

"诊断延迟"是最近这些年来内异症学界讨论的一个"热词",前文的小夏就是一个典型例子。

很多内异症患者忍受疼痛折磨,看病求医多年,都没有得到明确诊断,这已经成为一个全球性问题。一项覆盖 10 个国家 16 个临床研究中心,纳入 1418 名患者的研究表明,平均诊断延迟时间长达 6.7 年,也就是说,从患者开始出现疼痛症状到寻医问药,再到明确诊断,需要接近 7 年的时间。而 Hudelist(胡蒂里斯特)的报告更令人心忧,患者从开始因盆腔疼痛就诊,到最终明确诊断内异症,平均时间甚至长达 10.4 年,需要经平均 5 位以上的医生诊治,其中 74% 的患者至少经历过一次误诊。北京大学第三医院妇科对 2014 年 2 月至 2016 年 2 月在住院前就诊的 400 名内异症患者进行临床统计,发现这些患者的诊断延迟平均长达 13.0 年(0.2 ~ 43.0 年)。

Mary Lou 早年就特别关注青少年内异症研究,呼吁重视青少年痛经问题。2003 年她曾在 *Journal of Pediatric and Adolescent Gynecology*(《儿童和青春期妇科学杂志》)发表论文,分析内异症疼痛症状发生的起始年龄与延迟诊断的关系。这项研究纳入 4000 位内异症患者,其中很多女性被确定诊断前曾向约 9 位医生问诊,而大多数女性自青春期起即出现内异症相关症状,严重疼痛为突出表现,21% 的患者严重疼痛发生在 15 岁以前。研究还发现,疼痛症状出现的年

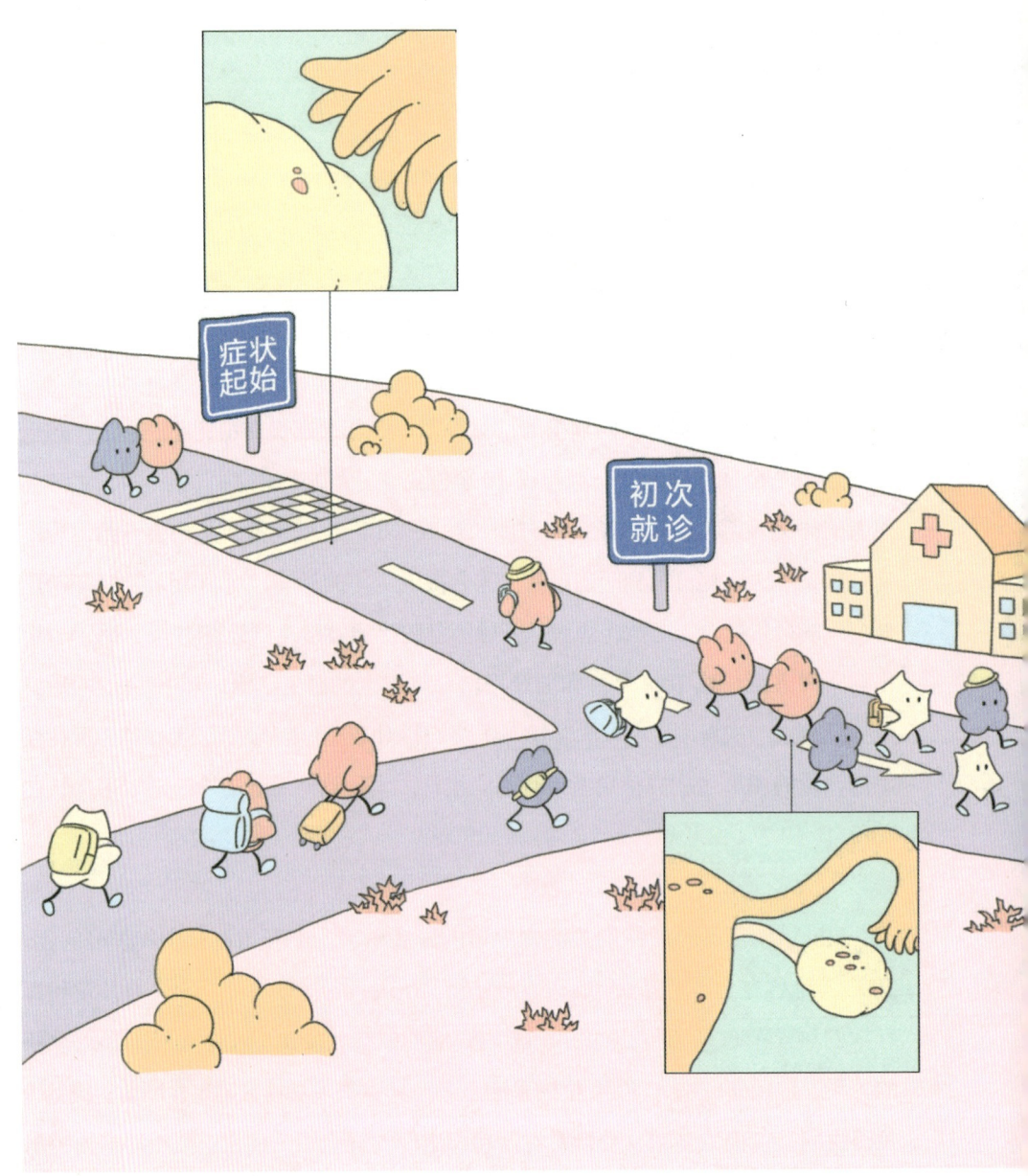

图 2-3-2　诊断延迟导致疾病进展

龄越小，得到明确诊断需要看的医生数目越多。例如，15 岁之前开始出现疼痛症状的患者，平均需要看 4.2 位医生才能明确诊断；而在 30～34 岁出现症状的患者，则平均需要看 2.64 位医生。

为什么会发生诊断延迟呢？

这和内异症早期起病隐匿，缺少敏感的无创性检测手段有直接关系。虽然科学家一直在寻找生物标记物，希望像抽血查 HCG（人绒毛膜促性腺激素）水平

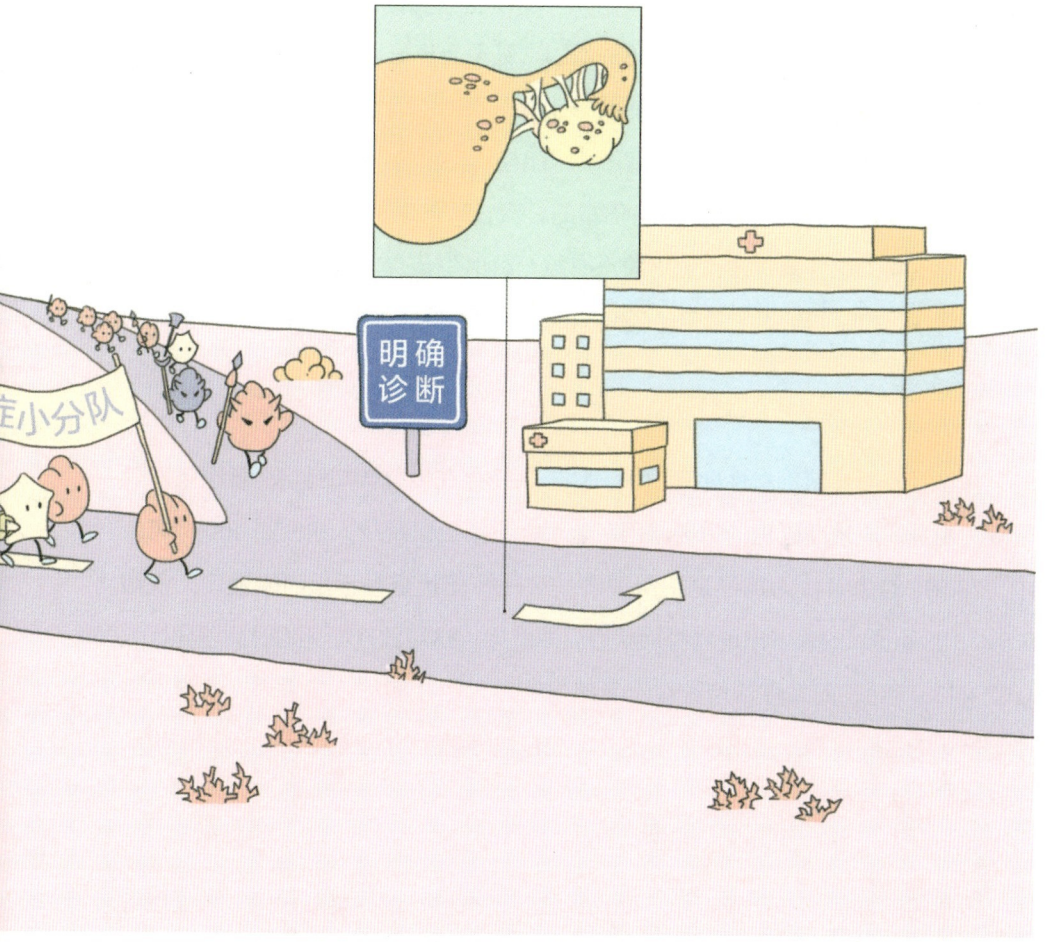

就能确定是否怀孕那样，找到一个敏感的标记物来确定内异症的存在，但是到目前为止，还没有发现具有临床实用价值的早期诊断方法。

但是，特别需要引起医生和患者共同关注的是，忽视青春期痛经是导致内异症诊断延迟的重要因素。Simpson（辛普森）回顾了1980—2020年间发表的与内异症诊断延迟相关的研究，发现青少年内异症诊断延迟的6个原因中，4个与医生相关，两个与患者相关。

医生对疾病的认知差异是最常见的原因。甚至有家庭医生告知女性痛经是正常的生理现象。初诊医生对盆腔疼痛的临床敏锐性不足，缺乏专业检查技能和诊疗经验都是导致诊断延迟的原因。73.3%的内异症患者报告在青春期经历过痛经，但其中83%的人被告知痛经是正常的。51.1%的女性认为全科医生并未重视她们的疼痛，这些感觉自己的疼痛没有被全科医生认真对待的女性，从出现症状到得到诊断的时间延迟了两倍。还有76.6%的女性认为妇科医生并未重视她们的疼痛。

在患者方面，缺乏女性健康知识、对于痛经存在传统认知错误、就医条件受限等，也是造成诊断延迟的重要原因。北京大学第三医院纳入研究的400例患者中，78.5%的患者认为痛经是正常现象，对痛经症状重视不足而未就诊，仅约9.5%（38/400）的患者出现痛经症状后立即就诊。这导致诊断延迟时间差异巨大（0.2～43.0年）。而女性恰恰就在忍受疼痛的过程中让病程不断进展，不仅发生了更严重的盆腔疼痛，还出现了不孕、盆腔包块等棘手的问题，影响治疗和预后，生活质量大大降低。

多年的内异症临床一线工作，让我接触到了来自各地的疑难病例。透过患者们厚厚的病历资料和细细的病史陈述，从她们早前身体微微抱恙，到多年以后形成沉疴痼疾的经历，或清晰或隐约，我们都能够捕捉到疾病的发展脉络。患者们在求医路上的彷徨无助、坎坷艰辛，让我更深切地体会到内异症对她们的生活和生命质量的巨大影响，在心底也暗暗地为一些错失的治疗良机而叹息。帮助女性强化对痛经和内异症的正确认知，争取早诊断早治疗，应该成为临床医生重要的责任和义务。

请你了解，绝大多数内异症患者（80% 以上）在疾病早期会收到身体发出的信号，如果我们及时倾听，并给予科学的照护，身体也会给予你最好的回馈。

更希望在医生为你做出明确诊断之前，你先学会自我诊察。

第四章
自我诊察——每个
女孩都应该学会

90% 的生理现象与 10% 的病理问题

子宫内膜本来位于子宫腔里，是如何"异位"到腹腔内的呢？

大名鼎鼎的妇科医生 Albert Sampson（阿尔伯特·桑普森）于 1927 年提出一个天才的学说，叫作"经血逆流种植学说"，虽然后续又有学者提出很多假说探讨内异症发病机制，但是大多建立在经血逆流学说基础之上，这一理论称得上是内异症研究史上最经典的学说。

前文提到，子宫腔通过输卵管与腹腔相通。在月经期，子宫内膜从子宫内壁上剥脱下来，混合着血液被排出到体外，形成月经。"经血逆流种植学说"阐述的是，在我们看不见的地方，有一部分子宫内膜组织通过输卵管，伴随经血逆行而上，流到了腹腔里面。这些内膜就像种子，散落在盆腔各处的腹膜表面，在条件适宜的时候，就开始生根、发芽、长大，早期就形成我们看到的色彩各异、形态不同的腹膜型病变。

经血逆流学说得到了许多临床证据的支持。1984 年（那个年代腹腔镜还是一项非常新的技术，国内尚未普及开展）Halme（哈尔默）等人报告，如果在月经周期的前几天接受腹腔镜检查，会看到在那些输卵管通畅的女性中，90% 的腹腔液内有血液存在。而在已经做过输卵管结扎，管腔闭塞不通的女性中，内异症发病率很低。科学家 Te Linde（泰特·林德）和 Roger Scott（罗杰·斯科特）

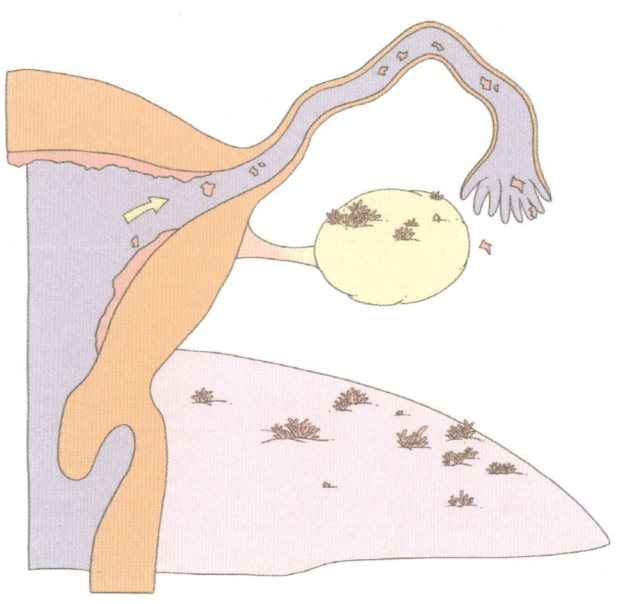

图 2-4-1　经血逆流种植学说示意图

根据这一理论，将 10 只恒河猴的宫颈封闭，使经血不能顺畅地排出体外。结果，在参与这项实验的 50% 的猴子的盆腔内发现了内异症的证据。

如果同时患有生殖道畸形，如处女膜闭锁、阴道畸形、宫颈畸形等可能导致经血排出不畅的疾病，在青春期月经来潮后就可能发生严重的痛经。所以，生殖道畸形导致的痛经需要通过手术来解决。否则，长期的经血排出障碍，会使未来这些女孩发生内异症的风险明显升高。

但是，存在一个亟需解释的悖论。既然经血逆流发生在 90% 的正常女性中，是一种普遍的生理现象，但是为什么只有 10% 的女性出现了内异症这种病理问题呢？ 10 只恒河猴参加实验，有 50% 的猴子因宫颈管被封闭而发生内异症，另外 50% 的猴子为什么安然无恙呢？还有哪些因素与内异症的发生有关？

更多研究发现，除了生殖道畸形造成梗阻、经血不能排出这一原因，其他一些因素，如月经次数增多、月经周期短、月经期出血时间长、月经量多、怀孕和分娩次数减少等，都会增加经血逆流发生的风险。而逆流到腹腔内的子宫内膜组织，只有进一步在腹腔内发生黏附、植入、增殖才能真正在"异邦"安家，这也需要诸多适宜的条件。

当经血逆流发生，机体意识到有"外来之敌"入侵后，会立即启动免疫系统对抗，大量的巨噬细胞被调动起来去吞噬这些"异族"和"另类"，将子宫内膜细胞从盆腔内清除。如果身体出现了异常，不能将子宫内膜清除，就可能进展为疾病。这就是为什么90%的女性天生存在经血逆流现象，而只有10%的女性发生了内异症。

请记住，疼痛的你，从来都不是孤军奋战。你的身体一直在和你一起战斗。每天身体本身也忙于检查自己，及时清除那些不正常的因素，重建你的防御系统，为的是不让那些荆棘的芒刺在你的花园里扎根、蔓延。

在疾病的早期，病灶尚小的阶段，最有希望将内异症消灭在萌芽状态，这是打胜仗的良机。如果你已持续痛经多年，那是机体向你发出的强烈的警示信号，早诊早治，更多地靠你自己。

"临床诊断"也是你的工作

医学实践一向注重循证。临床医生给病人下诊断，强调眼见为实，通过手术取得病理证据，然后开始治疗，不容有失。

腹腔镜检查是内异症诊断的"金标准"，这句话曾经被我们妇科医生奉为圭臬。但是，医学发展日新月异，"金标准"需要重新被审视。

随着对内异症认识的日益深入，这一疾病的特殊性、起病的隐蔽性，以及诊断延迟带来的危害和给后续治疗带来的困难，越来越被临床医生重视。显然，对于这样一个影响育龄女性的常见病和良性病，我们不应该被动地等待病灶长大，确诊后再启动治疗。我们更希望防患于未然，而不是亡羊补牢。

积极探索早期无创诊断和检测手段一直是内异症领域的重要研究方向。最近几年，有研究团队在研发创新型内异症无创诊断技术方面取得了可喜的进展，让我们对这一领域的开发前景充满希望。有学者乐观地预测，内异症诊断的准确性和及时性将在不远的将来得到显著改善。当然，虽然目前尚未有理想的早期诊断技术应用于临床，但每日忙于救治患者的医生也并非无计可施。法国著名内异症专家 Schapron 自 2017 年起积极倡导"临床诊断"，不要拘泥于以往的手术诊断和组织学诊断，否则会延误治疗。

"临床诊断"目的在于尽早启动治疗，阻断内异症进展。

中国内异症学界于 2021 年 12 月颁布了《子宫内膜异位症诊治指南（第三版）》，首次提出：内异症预防，早诊早治，以控制疾病进展、保护生育力、避免不良结局的发生。希望临床医生在专注疾病诊疗的同时，思考如何在前端做好疾病的预防工作。

新指南一改 2015 年旧版指南模糊的用词，"对无明显盆腔包块及不孕的痛经患者，可选择经验性药物治疗"，明确指出，"在年轻女性盆腔痛的诊断中，应尽早考虑内异症的可能，符合内异症临床诊断无须手术确诊即可开始药物治疗"。还特别指出，青少年内异症诊断延迟率高，对于有痛经和（或）不规则腹痛、内异症家族史等高危因素者应尽早进行 B 超等相关检查。临床诊断内异症即可开始药物治疗，必要时通过腹腔镜手术确诊。

什么是临床诊断？诊断疾病只是医生的工作吗？

"临床诊断"是医生基于临床症状、体格检查和影像学检查做出疾病判断。

对于大多数内异症患者来说，临床症状无论多么复杂多变，多么扑朔迷离，重点就是一个字：痛！患者最知道自己的"痛"，这是最宝贵的临床信息，可惜在医院里常常被忽视。内异症的特殊性就在于，早期诊断不单单是医生的工作，患者在其中起着举足轻重的作用。希望你学会利用自己的宝贵资源，自审自查。

下面的"内异症六大症状早知道"卡片，是我总结了中国 2021 年《子宫内膜异位症诊治指南（第三版）》和英国国家卫生和临床医疗优选研究所（NICE）指南所做的。如果你出现以下一种或多种症状时，就属于潜在的内异症人群，可以启动治疗。在此附上一份意大利专家所做的内异症筛查表（见后文部分）。

如果你已经受到痛经困扰，但医生对你的病情还没有做出诊断，希望你能逐条对照，重新审视自己，并积极寻找专业的内异症医生做出判断。

内异症六大症状早知道

- 慢性盆腔痛 ≥ 6 个月；

- 周期性痛经影响日常活动和生活质量；

- 性生活过程中或之后发生深部盆腔痛；

- 与月经周期相关或周期性的胃肠道症状、排便痛；

- 与月经周期相关的泌尿系统症状，如血尿或排尿痛；

- 与以上一种或多种情况相关的不孕。

如果一位女性既有疼痛又不孕，那么她患有内异症的风险更高。英国 NICE 指南特别指出，在缺少良好医疗条件的地区，仅凭"疼痛 + 不孕"症状即可诊断为内异症，建议尽快启动治疗。

早期诊断问卷有助于筛选内异症患者

早发现早干预对于阻断内异症进展，防止发生严重疼痛和不孕等不良后果，具有重要意义。意大利学者 Ricci G（里奇·G.）创建了一份简单的早期内异症诊断问卷，用于筛选内异症患者，并对她们及时开始治疗，目标在于实现内异症二级预防。

这份调查问卷涵盖 151 名女性，其中 51 名为内异症患者，100 名为健康对照者。结果发现：

1. 食物或药物过敏并且在青春期经历严重痤疮的女性，发生内异症风险增高；

2. 每月有非月经性腹痛超过 2 ~ 3 天并经常出现不适（包括便秘、排便不适和尿急）的女性，患内异症风险增高；

3. 需用药物治疗严重痛经，或月经周期短于 28 天，有大出血或慢性盆腔疼痛的女性，
发生内异症风险明显增高。

这项研究选择四个主要变量（盆腔疼痛、性交困难、排便痛和痤疮）制作模型，发现
这四个变量是筛选早期内异症的最佳组合，灵敏度和特异性分别达到 90.2% 和 75%。Ricci
的研究结果表明，这份调查问卷可作为筛选早期内异症患者、实现二级预防的有力工具。

缩短 10 年之痛

内异症的临床诊断，说起来容易做起来难。

早期内异症的"临床诊断"是医生基于"疼痛"这一症状而展开的临床活动。早期病灶微小，医生无法依靠仪器检查设备，无法取得腹腔镜下眼见为实的循证依据，可能更多地依赖他对内异症的深刻认识、敏锐性和临床经验。除了你诉说的疼痛症状，他通过成千上万次的内异症盆腔检查而练就的"金手指"带给他的"感觉"，可能是开启治疗的主要依据。除此之外，医生还需要掌握全面的知识技能，有能力排查其他一切可能引起盆腔疼痛的原因，比如慢性盆腔炎、恶性肿瘤（如宫颈癌）等。

并非每一位医生都有这样的功力，也并非每一位医生都有勇气立刻为你启动治疗。这样的医生需要在临床工作中千锤百炼，才能养成。同样，也并非每一位患者都能够立刻明了医生的思路，信任他开的处方，理解他承担的风险。

所以，无论在大都市还是在偏远山区，内异症早诊断早治疗都任重而道远。中国可能有超过 3500 万内异症患者，更大的困难在于，大量有痛经症状的潜在内异症患者并没有及时到医院里就诊。

疼痛的你最知道自己这些年的历程。冰冻三尺非一日之寒，内异症病灶也非一日长成。过去的岁月里疼痛变化的蛛丝马迹，可能被你忽视的诸多问题——各种莫名疼痛、月经异常、性生活不适、婚后不孕、经常性疲劳、内异症家族史等，都可能是危险因素。

学习了月经、痛经和内异症知识以后，希望你更了解自己的身体，并有能力为自己做出判断，从自我诊察中获益。如果能就你的疑问和医生深入展开讨论，将会更有助于医生判断你的病情。

新型医疗模式下，你被赋予前所未有的重要角色，你准备好了吗？

二级预防　又称"三早"预防，即早发现、早诊断、早治疗。在疾病早期，症状、体征尚未表现或难以觉察，通过及早发现并诊断疾病，及时给予适当的治疗，有更大的机会治愈；或者如果疾病无法治愈，可以通过治疗阻止疾病发展到更严重的阶段或至少减缓发展进程，减少对更复杂的治疗措施的需要。

相对应的是一级预防和三级预防的概念。

一级预防　又称病因预防，是在疾病尚未发生时针对病因或危险因素采取措施，是消灭疾病的根本措施。

三级预防　又称临床预防或疾病管理，发生在疾病的症状、体征明显表现出来之后。

第三部分

谜一样的子宫
内膜异位症

第一章
子宫内膜异位症的
前世今生

"聆听患者，患者将给予诊断"——William Osler（威廉·奥斯勒）说的这句话每一个医学生都应该熟知。他被誉为"现代医学及医学教育之父""所处时代最伟大的人文主义医生"。他曾在美国约翰斯·霍普金斯医院首创住院医师规范化培训制度，强调床边教学。直至今天，世界各国培训临床医师均遵循此策，以保证医疗质量和临床医师均质化。

Osler 还曾经这样评说内异症："懂得了子宫内膜异位症，就懂得了妇科学。"

当年 Osler 说的话，预示着什么？100 多年后，人们对于内异症的认识又发生了怎样的变化？

让我们追随医学先驱，拨开历史的迷雾，通过解读一系列关键词——内异症探索之路、医学先贤的天才预见、腹腔镜时代的内异症新世界和未来十大优选研究方向，一起了解内异症的过去、现在和未来。

典籍里的子宫内膜异位症

　　查阅资料的时候，我们会发现现在已知的大多数妇科疾病，实际上在古代医书中已有记载。但是，当试图寻找有关内异症的史料时，我们会惊讶地发现，无论是在中国古代医书还是英语、古罗马语、拉丁语、希伯来语写成的医学典籍里，都找不到关于这个疾病的确切记录。是被忽视了，还是它太神秘而不为人所知？

　　让我们沿着历史的长河，一起看看医学先驱们是如何一步一步揭开内异症的神秘面纱的。

　　1690 年，德国医生 Daniel（丹尼尔）描述了一种疾病。它生长于女性的盆腔腹膜表面，形态上像溃疡（Ulcer），主要发生于性成熟女性。1776 年，苏格兰两位医生认为，这种疾病会侵袭整个生殖系统，导致不适并引起全身症状。这究竟是怎样的一种疾病呢？他们没有给出清晰的定义。

　　但是，从这些描述中寻找蛛丝马迹，如"溃疡样改变"、发生于女性"盆腔腹膜"、"成熟女性"、"生殖系统"、引起"全身不适"这几个关键词，对于今天的医生来说，很容易就联想到内异症。

　　直到 1885 年，Dr Von Recklinghuasen（冯·雷克林豪森博士）才首次命名Endometriosis（内异症），这个疾病逐渐为人所知。1919 年，大名鼎鼎的病理学家 Thomas Cullen（托马斯·卡伦）在一次学术会议上，对盆腔内形形色色的内异症病变做了详尽的描述，并对现场惊讶不已的医生们说："毫无疑问，你们中间很多人都见过这些病变，但是并未意识到这是疾病。"他指出，这些病变"具有非同寻常的重要意义"，而且预言"不出 10 年，外科医生将通过手术来切除这些病灶"。

20 世纪初是医学各个领域飞速发展的黄金时代。Sampson 是一位写入医学教科书的殿堂级人物。Sampson 在 20 世纪 20 年代发表了一系列天才的内异症研究结果。就是他，将发生在卵巢的内异症病变首次命名为"巧克力囊肿"（chocolate cyst），因为卵巢内膜异位囊肿包含的陈旧血液状似巧克力液。此后，全世界各种语言版本均沿用此称谓。Sampson 还明确指出内异症有恶变的潜能，最常发生恶变的部位是卵巢，提出恶变诊断标准并沿用至今。

Sampson 对于内异症研究最伟大的贡献是提出著名的"经血逆流种植学说"。我们很难想象，在那个主要依靠尸体解剖和有限的外科手术来观察人体，追溯疾病源头的年代，Sampson 是怎样灵光一闪提出了这一杰出的理论学说。100 多年过去了，这一学说仍然是内异症发病机制研究的基石。

而临床医生真正得以清楚地看到内异症，是在 20 世纪 60 年代腹腔镜技术蓬勃发展之后。今天，腹腔镜手术已经十分普遍。这项技术拓展了医生的视线，延长了医生的手。过去神秘莫测的盆腹腔在腹腔镜的放大作用下变得清晰明朗，医生们得以纵深观察和研究内异症病变和发展过程，诊断和治疗也随之飞速发展。

翻阅英文资料的时候，你会发现对内异症的描述用词可谓丰富多彩。除了最早使用的 ulcer（溃疡），还有 implants（病灶）、tumor（肿瘤）、nodules（结节）、lesions（病灶）、growth（肿物）等，更说明了这个疾病形态各异、表现不一。这个良性疾病，不仅形态复杂多样，还有浸润、粘连、复发等类似肿瘤的生物学行为，所以也被称为"puzzle""enigma"，像"谜一样的疾病"，强烈吸引着人们不断地去研究，去探索。

"贵族病"？"白领病"？"现代病"？

早期的内异症资料，对于患者的描述听起来有些文艺，她们多来自欧洲国家的富裕家庭，身材纤瘦，多愁善感，所以内异症曾被称为"贵族病"。后来人们发现此病似乎在那些大城市职业女性、高级白领中更常见，故又有人称之"白领病"。随着医疗技术不断发展，尤其是腹腔镜技术在世界范围内普及，越来越多来自东西方世界各国的数据表明，这是一个现代工业化社会的常见疾病，并且日益成为全球性健康问题。来自亚洲（如中国、日本、韩国、新加坡、马来西亚等）的数据，都充分说明，最大的发病人群在东方，尤其是日本，被认为可能是世界上内异症发病率最高的国家。

关于工业化进程对内异症的影响，历史上一个比较突出的例子是对比利时二噁英的研究。二噁英（dioxins）是工业焚烧和氧化的副产品，也产生于木材防腐剂生产和造纸过程中，在环境中可以长期存在，并可在动物脂肪中沉积。世界卫生组织曾报告，全世界母乳中二噁英浓度最高的国家是比利时。该国南部工业走廊区被浓度极高的二噁英严重污染，同时那里也是重度深部内异症的高发区。专家认为这就是确凿的证据。工业化带来人类生产和生活环境的污染，暴露于污染物中是造成现代女性内异症发生和进展的重要原因。

现代女性的生活方式，如晚婚晚育、生育少或者不婚等，与内异症的发病率升高可能有直接的关系。根据"经血逆流种植学说"，月经次数多的女性发生经血逆流的机会增多，从而增加内异症的风险。在古罗马时代，女性在十四五岁甚至更小年纪结婚，一般结婚几个月就会怀孕，在没有可靠的避孕措施的情况下，女性一生中可能持续处于"怀孕—哺乳—怀孕"状态中，怀孕和产后持续哺乳带来的闭经，使得那个时代的女性发生经血逆流的机会很少。

而现代女性月经初潮年龄小及初产年龄推迟，从青春期至绝经前长达30多年，除了短暂的"怀孕—哺乳"过程（部分女性还会选择不生孩子），月经基本每月光临，一生中的月经次数自然是大幅度提升了。现代女性和二战前女性一生中月经次数的比例大概是450∶50，提升了整整9倍！（见第一部分月经相关章节）如此，经血逆流的机会大大增加，内异症发生风险也随之升高。

正是由于现代生活方式和环境因素的影响，内异症被视为一种"现代病"。另外，古代人均寿命只有35～40岁。古罗马时代没有认识这个疾病，是因为女性很少有得这种病的机会，这也许是古代医典中没有相关记载的原因之一吧。

腹腔镜时代：豁然开朗

人类自古以来就怀着巨大的好奇心，试图探究身体内部的奥秘。

考古学家惊奇地发现，希波克拉底时代（公元前460—公元前370年）的医生已经使用检查直肠的内镜，其外观竟然与我们今天使用的器械非常相似！而现代妇科医生能够毫不费力地识别出掩埋于庞贝古城废墟里的双通道内窥镜，它在公元70年就已经用来检查病人了。当然，那些器械只是内窥镜的雏形。直到20世纪六七十年代，现代腹腔镜技术在医学领域得以发展和应用，世人才真正看到了人体腹腔里的神秘世界和深埋在盆腔里的子宫、卵巢和输卵管。

因此，内异症真正意义上成为"现代病"，还有一个重要的原因，那就是，由于现代腹腔镜的发明和应用，内异症才真正为人们所认识和重视。

腹腔镜手术是外科微创技术。经典的做法就是在肚脐这个部位做1cm的小切口，放置腹腔镜，另外，在左下腹和右下腹分别做2~3个0.5cm小切口进行手术操作。通过往腹腔内注入二氧化碳气体，让腹部膨隆起来，就能够非常清晰地看到体腔内部的构造。

腹腔镜是内异症诊断和治疗得以蓬勃发展的关键技术。过去，Sampson通过开腹探查才能看到的各种紫蓝色、褐色、黑色内异症病变，在腹腔镜清晰明朗的视野下呈现出了更加形态各异、复杂多变的样子，一个过去从不为人所知的神奇的内异症世界向世人打开。

不仅如此，在腹腔镜下"see and treat"（即诊即治）得以同时完成，更是极大地推动了内异症临床治疗的迅猛发展。而免疫学、影像学、生殖医学、遗传学、药理学等相关学科的飞速发展，和更多学科杰出人才的加入，使内异症的研究具有了更广阔的视野和更深入的发展。在迷雾中探索和追寻了几百年之后，人们对于这个"谜一样的疾病"有了全新的认识。100 多年前，奥斯勒对内异症的描述，在今天得到了最好的诠释。

由此可知，真正对内异症的认识和研究，也不过是近 100 多年的事情。

在迷雾中摸索的先驱们，也曾走过弯路。

药物治疗的曲折历程

"内异症应被视为慢性病，需要长期管理，最大化药物治疗，避免重复的外科手术。"

今天，随着对于内异症的全面认识，药物治疗的地位变得日益重要，新药不断研发和问世，让我们拥有了更多治疗选择。可是，你知道吗？在历史上，内异症药物治疗曾经误入歧途。

1948 年，正是激素类药物蓬勃发展的年代，Karnaky 医生尝试使用高剂量的雌激素来治疗内异症。今天的我们熟知内异症发病与雌激素异常有关，自然明白再给予雌激素岂不是雪上加霜。但是，在 70 多年前，内异症药物治疗刚刚起步之时，就是南辕北辙的艰难摸索。好在不久之后，医生们发现雌激素的副作用明显而及时终止了治疗。以后，陆续又出现过雄激素、达那唑等药物，都因为副作用大而逐渐退出了历史的舞台。

今天，我们拥有了更多新型激素类药物，如 GnRH-a（促性腺激素释放激素类似物）类激动剂、拮抗剂、第四代孕激素、新型避孕药等，帮助我们有效地治疗和控制内异症。当然，现存药物还是不够完美，存在诸多局限性，比如只是抑制内异症病灶，但是不能治愈；多数药物治疗期间抑制排卵，合并不孕的患者难以实现控制疼痛的同时治疗不孕的临床期许。

2017 年世界子宫内膜异位症大会（World Congress on Endometriosis, WCE）发布了内异症十大优先研究方向，让我们对于未来的内异症研究，包括药物研发，充满了期待。

未来十大优选研究方向

在 2017 年 5 月温哥华召开的第 13 届世界子宫内膜异位症大会上，来自英国爱丁堡大学的 Andrew Horne（安德鲁·霍恩）教授做了主题演讲，题为"内异症十大优先研究"，对未来的内异症研究和治疗，指明了方向。

这十大研究方向由基于最初网上初选的 4700 个不确定问题反复研讨后最终确定的。该大学牵头的这项网络调研，得到 1200 名人员的回复，其中包括 70% 的内异症患者、20% 的医疗相关人员和 10% 与内异症相关的从业人员。可以看出，除了专业人员，这一疾病也引起了社会的广泛重视，尤其是内异症患者积极参与了这项调研。这十个方向分别是：

- 能找到内异症治愈方法吗？
- 内异症病因学研究；
- 专业人员的培训，增进对内异症的认知；
- 开发非创伤性筛查工具帮助早期诊断；
- 探求最大化保护或维持内异症患者生育力的方法；
- 改进诊断方法；
- 寻找最有效途径对患者进行生活、情绪和心理等的管理；
- 以治愈为目标的药物或手术治疗，注重成功率和治疗结局；
- 探索阻止内异症进展或转移的有效手段；
- 寻找最有效控制疼痛的非手术治疗方法。

第二章
子宫内膜异位症
是怎样发生的？

2018 年 6 月，我们三院妇科召开学术大会，邀请了美国波士顿儿童医院的 Laufer（劳弗）教授前来讲学。他在会上介绍了自己临床工作中遇到的年纪最小的内异症病例，年仅 7 岁。

7 岁的女孩儿，还没有过月经来潮，也会患上内异症？！这个病例引发了参会医生的热烈讨论。这可是直接挑战了最经典的"经血逆流学说"！

实际上，内异症千奇百怪，复杂多变，单一学说很难解释全部，于是有多种假说来探讨其发生机制。

经血逆流以后，发生了什么？

前文介绍过的"经血逆流学说"一直被学界广为接受。这一学说认为，内异症是由于子宫内膜碎片通过输卵管逆流到腹腔，在腹膜或卵巢等处种植、生长而形成的。但是，经血逆流在育龄女性中很常见，内膜黏附在腹膜表面也很寻常，而内异症的发病率是 10% ~ 15%。问题来了：经血逆流之后，发生了什么？

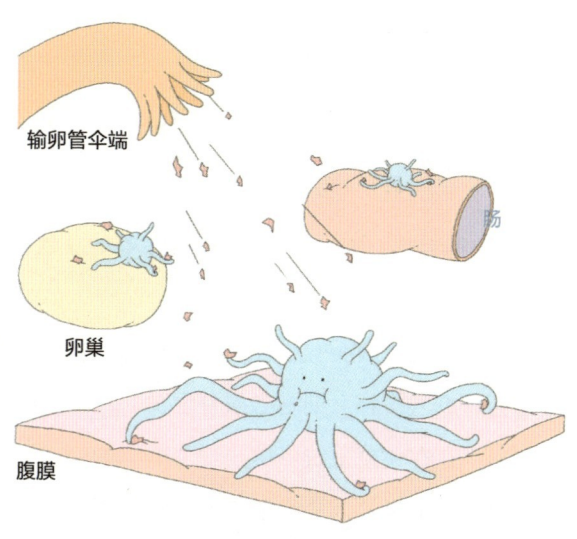

输卵管伞端

卵巢

腹膜

图 3-2-1　巨噬细胞吞噬随经血逆流到腹腔内的子宫内膜碎片

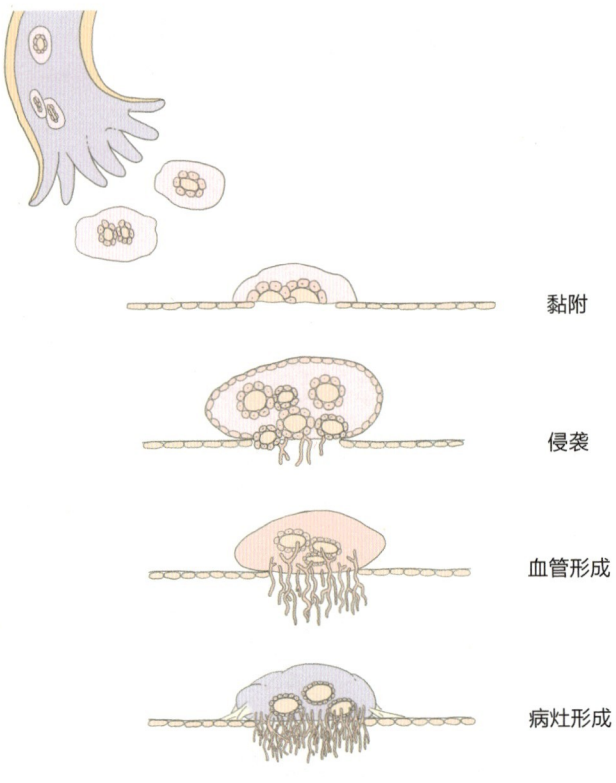

黏附

侵袭

血管形成

病灶形成

图 3-2-2　病灶形成过程

发生逆流的内膜细胞在腹腔内黏附、侵袭和形成血管，是内异症发生的关键生物进程。

　　近年来研究认为，经血逆流进而发生种植需要具备几个基本条件：经血中的子宫内膜细胞通过输卵管进入腹腔，细胞必须有生命力，且细胞必须有能力种植到盆腔组织上。人体天生存在免疫系统，这些逆流而上的细胞进入腹腔后，立即遭到机体免疫系统释放的各种炎性因子和吞噬细胞的围追堵截，所以大多没有生存下去的条件。

　　研究发现，与正常女性相比，内异症女性每次月经时逆流到盆腔的内膜细胞更多（经血中还含有干细胞，内异症也可能由此分化而来），这就需要机体更积极地调动免疫系统来对抗外来入侵者。但是，这些女性存在自身免疫缺陷，清除沉积在腹膜表面的内膜碎片变得艰难。更糟糕的是，这些女性的在位内膜（也就是正常宫腔里的内膜）也存在细胞和分子异常，这些缺陷又促进了雌激素、细胞因子和前列腺素等物质的合成。当这些存在缺陷的组织附着在腹膜或卵巢上时，种植能力和存活能力反而增强。

由此可见，"经血逆流"只是内异症发生的基本条件。当女性机体存在免疫异常、细胞缺陷时，逆流的内膜细胞可乘虚而入，黏附在盆腹腔的腹膜和肠管表面，侵袭临近组织，并形成血管，这些逐渐长大的病灶也会在全身激素的影响下发生周期性出血，并出现炎性反应、免疫反应等，最终形成典型的内异症结节或者包块。

其他病因学说

而雌激素的异常，在内异症发生的生物进程中起着关键的作用。

雌激素过量假说

成年女性体内雌孕激素的相对平衡对于维持健康和生殖来说至关重要。患有内异症的女性体内雌激素相对过量，而孕激素水平相对不足。高雌激素环境使得异位内膜的存活能力提高，雌激素合成增多后又会促进炎性反应，使得前列腺素（是的，就是导致痛经的那个"元凶"）合成增加，而前列腺素又反过来促进雌激素的合成，加剧体内的炎症反应。如此恶性循环，过度升高的雌激素和前列腺素还激活了一系列信号通路，进一步推动了内异症发病的生物进程。

既然内异症与雌激素密切相关，那么，阻断卵巢合成雌激素，是否就能从根本上解决问题呢？事情并没有那么简单。除了卵巢，狡猾的异位病灶本身也能够产生雌激素和前列腺素，而且，身体里还有一个合成雌激素的部位——脂肪。研究还发现，这些患者体内雌孕激素受体水平也出现了异常。激素要发挥作用，就要与受体结合，就好比一把钥匙开一把锁，内异症患者大多存在雌激素受体过度表达，而孕激素受体明显降低的现象，这更加剧了雌孕激素失衡。

除了机体自身产生的雌激素异常，研究还发现"外源性雌激素"在内异症发生过程中起到了推波助澜的作用。工业化发展带来诸多环境毒素，其中某些化学物质在结构上与天然雌激素十分相似，它们"假扮"成雌激素，占据雌激素受体

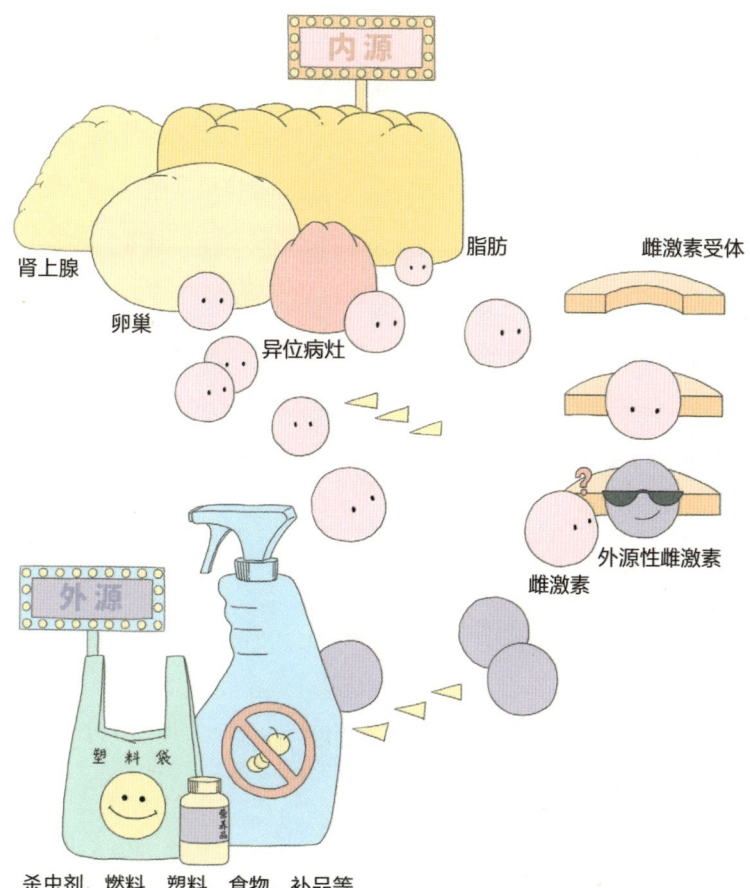

图 3-2-3　外源性和内源性雌激素水平失常，促进了内异症发生发展

位置并发挥雌激素的功能，我们也称之为"类雌激素"。外源性雌激素无处不在，可能来自杀虫剂、燃料、塑料、食物补品等，唯有通过全面的健康管理才能使身体尽量远离其毒害。此处埋下伏笔，后续生活管理部分我将详述如何对付这些外源性雌激素。

胚胎时代就埋下了种子

　　还有一种学说认为内异症始于胚胎形成时期。澳大利亚 Gargett（加盖特）教授的研究可能会给我们一些启示。5% ~ 10% 的女婴出生后有"假月经"，这是由于胎儿的子宫内膜受母体激素影响会发生增生，出生后母体激素撤退，以致子宫内膜剥脱形成"假月经"。小女婴宫颈细长，是宫体长度的 2 倍，相当于天然屏障，流到体外的血只是很小一部分，还有一部分则通过输卵管流到腹腔。Gargett 的研究认为，出血中含有子宫内膜碎片和干 / 祖细胞，这些细胞在腹腔内沉寂下来。当青春期到来，身体受到某些因素（如雌激素、外源性雌激素、环境因素等）影响时，这些沉寂的细胞就可能发生黏附、浸润、增生，最终形成内异症病灶。

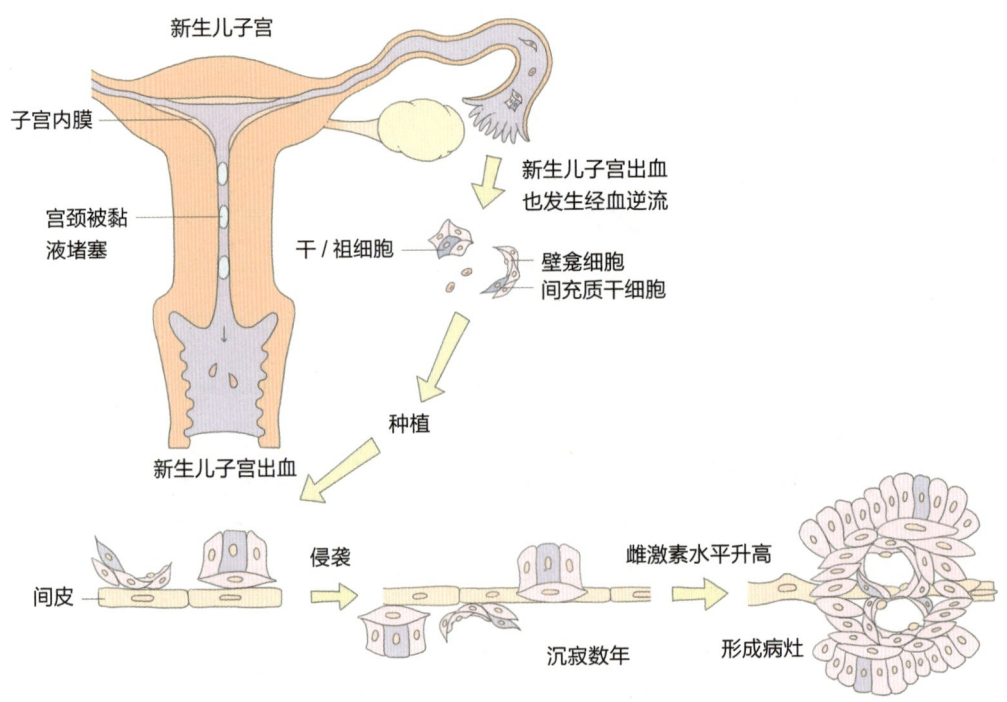

图 3-2-4　胚胎时代就埋下的内异症种子

淋巴血行转移

在青岛工作时，病理科同事曾经给我介绍过一个罕见病例——椎管里面发生了内异症并累及马尾神经。患者是一位东北姑娘，进入青春期以后出现了一个奇怪的症状：一侧下肢跛行。家人听说医院骨科很有名，特地带着姑娘来求治。骨科专家检查后发现问题出在椎管内，于是决定手术切除病灶。打开一看，里面是一包黏糊糊的陈旧出血。这是怎么回事？病理科专家做了很多张切片，终于，在显微镜下找到了子宫内膜腺体——这是内异症的证据！原来都是内异症惹的祸！

经血逆流似乎比较容易解释盆腹腔内异症的发生。但是，长到椎管里面的内异症病灶又是从哪里来的呢？这些部位远离盆腔，用"经血逆流种植学说"显然无法解释。科学家推测，部分子宫内膜可能是通过淋巴系统或者血液循环系统走到了更远处。

还有一种可能，那就是细胞发生了化生。

化生学说

所谓化生，简单来说，就是一个正常细胞在某种条件的作用下，发生了不同方向的分化，转变为异常细胞。如人体在青春期雌激素激增时，或者过多过频地暴露于环境中的外源性雌激素时，细胞分化成了子宫内膜细胞，进而导致了内异症。

有一些有趣的现象佐证这一假说，比如在使用雌激素治疗前列腺癌的男性患者的膀胱中，发现了子宫内膜碎片。Laufer 教授所说的引发医生们热烈讨论的 7 岁女孩案例是否也与细胞化生相关呢？包括这一例在内，Laufer 教授共报告过 5 例月经初潮前女孩患内异症的病例，年龄最大者 13 岁，均经腹腔镜探查证实诊断。这些小女孩均不存在生殖系统畸形，排除了因生殖道梗阻导致经血逆流而引发内异症的可能。Laufer 教授推测，她们的内异症也许是某种尚未查明的因素作用于细胞发生化生而来，也许与原始胚胎发育中苗勒管残留细胞异常分化有关，这需要更多的研究和证据来验证。

总之，迄今为止，没有哪一种学说能够单独阐明内异症的根源到底在哪里。正如郎景和院士对于内异症病因的总结——是遗传性疾病、免疫性疾病、炎症性疾病、全身性疾病、激素依赖性疾病，还是一个出血性疾病；随着我们对这个疾病的认识不断深入，还发现它是干细胞疾病、子宫内膜疾病、胚胎源性疾病、类肿瘤疾病。

这是一种让人百思而不得其解的谜一样的疾病。

正因如此，内异症才成为一种令人不断追问和探寻的疾病。

第三章
形形色色的
子宫内膜异位症

我们彼此是如此熟悉，

年年月月相伴相随。

你却像幽灵般神秘，如同天上的流星雨，

让人浑然不知你是谁，你从哪里来，你要到哪里去。

欢天喜地时你蒙在脸上的纱巾悠然飘落，

你是如此的简单纯情、善解人意；

乌云密布时你红颜失色，

又是如此居心叵测、覆巢毁卵；

天怒人怨时你面目狰狞，

又是如此恶狠霸道、咄咄逼人。

因为你，我们忍辱负重，天天耕作无休无止，

因为你，我们常常迎来几声喝彩与几分甜蜜，

同样还是因为你，我们不得不面对刀枪剑戟，浑身战栗。

虽然我们至今无法完全读懂你，

但是丝毫不妨碍我们对你的敬畏与眷恋；

你的存在给予我们无穷无尽的耕耘的土地，

你的变幻莫测给我们枯燥的劳动带来跌宕起伏的旋律，

让我们平淡的职业生涯增添了几分绚丽。

　　这首诗既写出了内异症的复杂多变、神秘莫测，更表达了妇产科工作者热爱生命、不畏艰难、勇于探索的精神。征得中日友好医院凌斌教授同意，以他所著的这首《子宫内膜异位症之歌》作为本章的开篇。

子宫内膜异位症的伪装

内异症为什么时而"简单纯情、善解人意",时而"乌云密布、红颜失色",而"恶狠霸道、面色狰狞",令医生"如临刀枪剑戟,浑身战栗"又是怎么回事呢?

就像众生长相各不相同,内异症也是形态各异,在不同的部位形成五花八门的病灶,这就是内异症的百变妆容。不同类型、不同阶段和不同的临床问题,给医生带来不同的难度和挑战,给患者带来不同的结局和命运。

在疾病的早期,病灶零星分散,浅浅地附着于盆腔腹膜表面,这就是"腹膜型内异症"。这一时期病灶小,若想要去除,手段简单,效果明显,医生患者皆大欢喜。

如果病灶长大在卵巢上形成囊肿,就叫作"卵巢巧克力囊肿"。这个囊肿可不是个好打发的主儿,"红颜一怒"(卵巢巧克力囊肿破裂)真的可能威胁到女性的生育大计。

而病变发展到 DIE 时,它所导致的疼痛不仅会让人怀疑人生,还会使盆腔内粘连严重,甚至累及肠管、输尿管,手术艰难风险高,医患皆面临巨大压力。

还有和内异症并称"邪恶双生子(Evil twin)"的子宫腺肌病,则是指子宫内膜组织长到了子宫肌层里面,它大搞破坏,直接影响到了子宫大本营的安危……

不同类型的内异症，在盆腔里可以单独存在，也可以混合群居。种类越是繁杂，越是意味着盆腔里病变复杂，治疗困难。

首先，让我们看看"简单纯情、善解人意"的腹膜型内异症。

腹膜型子宫内膜异位症

腹膜在哪里?

腹膜是腹腔内的一层表皮组织,光滑、菲薄,包围着盆腔底部、各个脏器的表面、肠子的最外层,使盆腹腔里的器官表面光滑,各居其位地行使功能,而不会粘连在一起。

腹膜型内异症,顾名思义,是指病灶位于腹膜的表面。它的发生可能和经血逆流有直接的关系。子宫内膜碎片经输卵管流到腹腔里后,最容易发生内膜沉积和种植的区域是子宫后方的区域,我们称之为"后盆腔"。这个区域是由子宫后壁、盆腔底部的腹膜、骶韧带、肠管表面构成的一个空间。正常情况下,这里表面光滑,一副岁月静好的样子。一旦发生内异症,就会变成一个风起云涌的世界。

在疾病的早期阶段,内异症病变发生在腹膜表面,直径一般不超过 5mm。前面我们看过病例小夏的腹腔镜下表现。盆腔里有红色、紫蓝色、黑褐色的小病灶,还有层层叠叠的粘连,有的区域腹膜还有缺损,这都是内异症早期不同的状态。

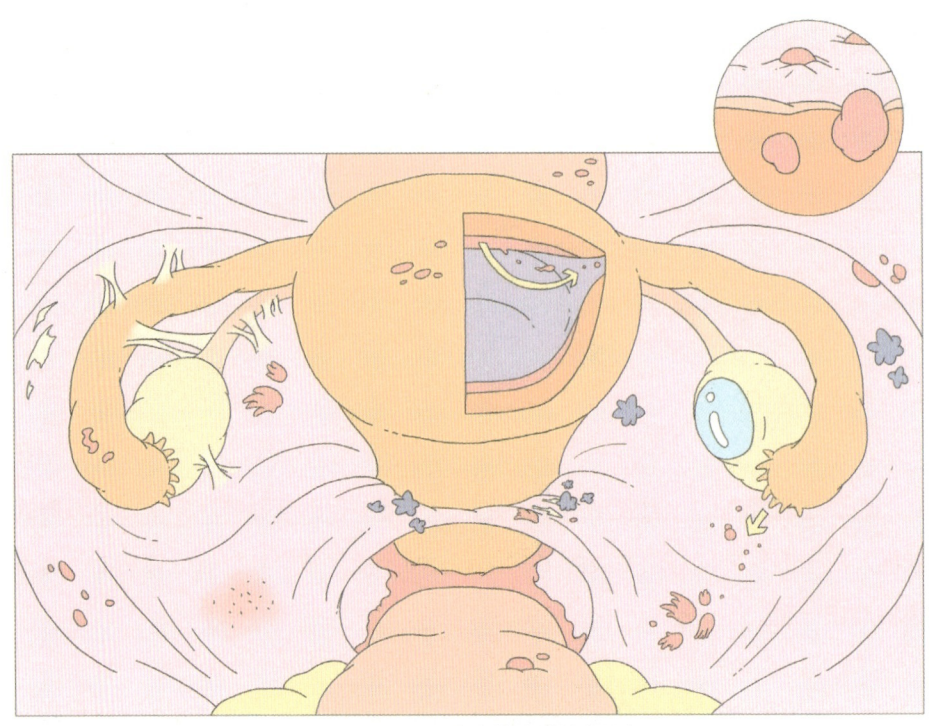

图 3-3-1　形形色色的腹膜型内异症

　　这一阶段如果能尽早发现并治疗，再理想不过了，可以轻松解决疼痛问题，甚至在腹腔镜下简单冲洗、烧灼病灶后就能自然怀孕。简单纯情的腹膜型内异症最让医生欢喜。可惜的是，大多数临床病例错过了这个阶段，常常是在出于其他原因做手术时，探查发现合并腹膜型内异症，比如因不孕症腹腔镜检查，或者因卵巢巧克力囊肿而做手术。

卵巢巧克力囊肿

"红颜一怒，覆巢毁卵"形容的是卵巢巧克力囊肿，这可是个难伺候的"佳人"。

没错，Sampson 借用的就是你爱吃的那个巧克力。不过，此巧克力非彼巧克力，这个囊肿里面是由反复发生的陈旧积血汇聚形成，经年累月沉积在卵巢里面，变得黏稠，似巧克力样糊状液体。囊肿大小不一，可以有一个或多个囊腔，大者直径可达 10 ~ 20cm 或者更甚。在我所做过的手术中，囊肿最大者为直径 25cm，从囊内抽吸出 2000mL 巧克力样液体！如果在腹腔里发生破裂，可真是不好收拾。

很多女性曾经通过体检发现"卵巢囊肿"。其实，卵巢囊肿本身不是疾病，只是一个表现。有些是生理性的，如滤泡囊肿、黄体囊肿，与体内激素变化有关，可以自然消失。也有些囊肿是病理性的，需要手术切除。如年轻女性常见的卵巢畸胎瘤，还有前文小夏的卵巢浆液性囊腺瘤，都属于良性的卵巢肿瘤，共同特点是卵巢表面光滑，形成囊肿的囊壁与正常卵巢组织之间边界清晰，通过手术容易剥除。

而卵巢巧克力囊肿可是截然不同的另类。这个囊肿在体积很小，B 超检查都难以发现的时候，就可能引起疼痛，影响卵巢功能，还会导致不孕。囊肿长大后也可能发生破裂，导致剧烈腹痛。当我们试图通过手术来剥除时，会发现囊壁和正常卵巢组织之间界限不清，容易将正常卵巢组织误剥离而损伤卵巢；还有很麻烦的一点是，手术后如果没有严格的药物管理，囊肿会反复复发，而反复手术可能导致卵巢功能衰竭，丧失生育功能。

名字听起来甜美的"巧克力囊肿"，却给患者带来了很多苦涩和艰辛，也给妇科医生带来很多担忧和顾虑。这个囊肿可真是不简单。这些特点使它脱离了普通"囊肿"一族，一跃而成为疑难和复杂问题。在很多妇科学术会议上，都设有卵巢巧克力囊肿专栏，吸引了众多专家学者专门研究和讨论。

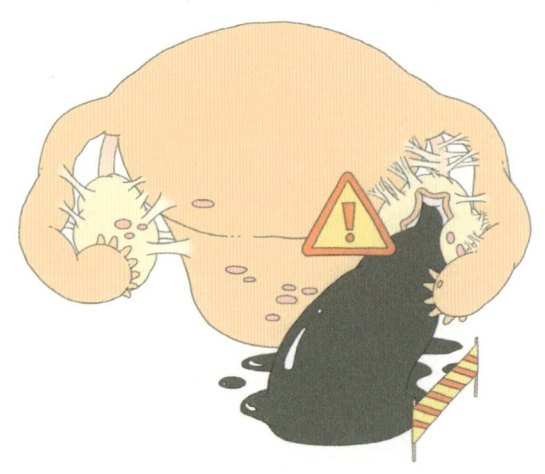

图 3-3-2　卵巢巧克力囊肿破裂

当子宫内膜异位到卵巢内形成囊肿时，称为"巧克力囊肿"，因其内含陈旧积血，状如巧克力液而得名。囊肿可发生破裂，囊内液流入腹腔，造成剧烈腹痛。可谓"乌云密布时，红颜一怒"。而囊肿形成时伴随发生的反复出血、纤维化和炎症过程，又可破坏卵巢功能，甚至导致"覆巢毁卵"。

对称世界里的例外

本书开篇提到了"女性有两个卵巢"的话题，但是有趣的是，巧克力囊肿在左右卵巢上不对称发生，这在对称的世界里还真是个例外。为什么呢？这可能与巧克力囊肿的发生机制有关。

一个普遍接受的学说认为，伴随经血发生逆流的子宫内膜碎片积聚在盆腔腹膜上，也可种植于卵巢表面或深部，逐渐形成病灶并发生内陷。随着月经来潮，病灶反复周期性出血，最终形成增大的囊肿（实际上是个血包！）。由此可知，一旦检查发现卵巢巧克力囊肿，这常常意味着你身体里的内异症已经存在较长时期了。

有趣的是，临床观察发现巧克力囊肿发生在左侧卵巢的频率高于右侧。这种现象可能与盆腔解剖有关系。左侧输卵管和卵巢靠近乙状结肠，而这段肠管通过天然的粘连固定于左侧盆腔，造成盆腔积液循环受阻，子宫内膜碎片更容易在此黏附、种植和产生病灶。故而它的近邻——左侧卵巢更容易受到连累。而其他非内异症的卵巢囊肿在左右卵巢中的发生频率相同。

苦涩的 "KISS"

更麻烦的情况是，双侧卵巢同时长出巧克力囊肿。这时，增大的左右卵巢与子宫和盆腔的组织粘连成一团，形成貌似亲密的"KISS"征。这个"KISS"可不

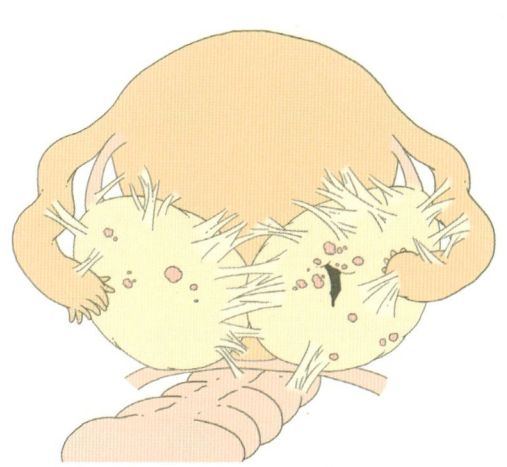

图 3-3-3　双侧卵巢巧克力囊肿 "KISS" 征

是两个卵巢浓情蜜意所致，而是因为卵巢巧克力囊肿增大，在盆腔内拥挤成一团，就像被强行捆绑在一处。这意味着，盆腔内病变复杂，粘连严重。无论是做手术还是做试管婴儿，处理起来都很困难，需要慎之又慎。

这是由于在巧克力囊肿逐渐增大的过程中，卵巢内部反复发生周期性出血、粘连瘢痕化和炎症反应，导致囊壁和正常卵巢组织之间边界不清。手术剥除囊肿时容易误剥离正常组织，导致卵巢损伤，双侧都有病变的话，发生损伤的风险就更高了。城门失火，殃及池鱼。研究还发现，靠近巧克力囊肿的正常卵巢皮质也不幸受到累及。皮质本是构成卵巢储备的原始卵泡池的所在。皮质周围的炎症反应直接导致储备功能受损。如果巧克力囊肿里面含有多个大小不等的囊肿——我们称之为"多房"，更容易对卵巢功能造成不良影响，就更需要小心评估，慎重决定处理方案了。

我怎么会"DIE"？

门诊来了个年轻姑娘，满脸忧愁，坐下来一言不发，直接把一份病历递给我看。病历上赫然写着"DIE"。姑娘不解又沮丧，问我："这'DIE'是什么意思？我要 die 了吗？"

DIE 是英文首字母缩写，意思是深部浸润型子宫内膜异位症。是指腹膜下出现子宫内膜种植、纤维化形成和组织增生，形成病灶，浸润深度 ≥ 5mm。这是更为严重和复杂的一种内异症（见第 87 页图 2-2-2）。

伴随经血逆流的子宫内膜更易于种植在靠近输卵管的乙状结肠、直肠前壁、子宫骶韧带和阴道后壁这些部位，病灶处周期性出血及纤维化并形成 DIE 结节。这类患者面临的最突出的问题是难以忍受的疼痛，多表现为月经期肛门坠胀感、性交痛、排便痛等，也有少部分病例累及子宫前方的膀胱，导致月经期出现排尿痛甚至血尿等。疼痛的严重程度显著高于非 DIE 内异症患者，普通药物保守治疗效果差。这类患者也会出现诊断困难、延迟诊断等问题，病程迁延数年方得以明确诊断，精神上、心理上承受巨大痛苦。

尤其是 DIE 病灶浸润深，盆腔粘连严重，又可能累及和浸润肠管、输尿管等重要器官，可谓是个"恶狠霸道、面色狰狞"的角色。手术难度大，损伤风险高，即使是富有经验的医生做 DIE 手术时也会"如临刀枪剑戟"，丝毫不敢掉以轻心。

姑娘问："我怎么会发生'DIE'呢？"

一种学说认为，新生女婴发生"假月经"，携带子宫内膜干/祖细胞植入盆腔，这可能是青春期甚至是初潮前发生内异症的源头。病变经历反复组织损伤和修复过程，导致后期的深部内异症病变。还有一个假说认为 DIE 是属于一种特殊的良性肿瘤。化生的细胞分裂并发生了遗传或表观遗传变化，在盆腔异常的微环境作用下（如高雌激素、炎性因子、免疫因子等）逐步发展成为深部内异症病变。虽然病因不明，但是 DIE 的形成和进展，无疑需要一定的作用条件和时间。这也提示我们，尽早干预是避免 DIE 进展的关键环节。

由于 DIE 这个词听起来确实有点丧，而且 ≥ 5mm 的定义也比较模糊，最近几年很多学者建议使用 DE 来描述这种深部浸润的内异症。

邪恶双生子

子宫腺肌病和内异症并称"邪恶双生子"，都是由于子宫内膜发生了异位所致，都可以引起疼痛和不孕，既可合并发生，也可单独出现。

子宫内膜侵袭到它最近的邻居——子宫肌层里，并在其中弥漫性或局限性生长，就形成了子宫腺肌病。位于肌层的异位内膜也会随着激素的变化发生周期性出血，形成病灶，逐渐增大并引起疼痛。病灶浸润肌层，使肌层变得肥厚，宫腔变形，子宫体积增大，引起月经量增多，也可能引起不孕。有关子宫腺肌病，我将在后面详细介绍。

第四章
子宫内膜异位症
有哪些症状

疼痛

疼痛是内异症最突出的症状。因为病灶累及的部位不同，患者表现出不同的疼痛症状，疼痛程度及疼痛特点因人而异。对于典型的疼痛，稍有临床经验的医生便可轻而易举地做出判断，而复杂的疼痛则可能扑朔迷离，历经多年仍不明原因。

英国的一项研究分析了 940 例内异症患者的疼痛特点，所有病例均经手术确诊。约 90% 的女性因疼痛而就诊，仅有 10.7% 的女性没有疼痛（当然，内异症患者没有疼痛也未必是好事，这一点我将单独讲述）。最常见的是痛经（79%）和盆腔痛（69%）。这类疼痛与月经周期有明确的关系，每月伴随月经来潮规律发生，轻则吃止痛药可熬过，重则卧病在床不食不眠，持续时间短则数小时，长则覆盖整个月经期。总的特点是月经过后疼痛消失。

除了痛经和盆腔痛，还有约 45% 的患者在性生活过程中或者性生活过后出现疼痛，即性交痛，重者甚至因疼痛而留下阴影，对于性生活心生恐惧，直接影响到女性的自信心和夫妻关系。

还有一些令人费解的症状。内异症明明是妇科病，但是不少患者在月经期疼痛的同时，出现肠胀气、恶心、呕吐、腹泻和便秘等胃肠道问题。还有患者盆腔疼痛的同时，伴随着肛门坠胀痛，还有莫名其妙的排便痛和排尿痛，实在是苦不堪言。搞不清楚到底是身体哪里出现了问题，因此而去急诊、消化科和外科等科室就诊的患者不少见。

更糟糕的是，以上不同类型的疼痛症状还常常交叉重叠合并存在。英国的这项研究报告了约 70% 的女性至少合并其中 2 种以上的疼痛，超过 30% 的女性同时合并了盆腔痛、痛经、性交痛和肛门坠胀痛。

如果未能够得到及时有效的管理，疼痛还可能演化为复杂难治的慢性疼痛。如持续 6 个月以上，即可定义为慢性盆腔痛（Chronic Pelvic Pain，简称 CPP）。慢性盆腔痛与月经周期、环境无关，可时轻时重，间歇性持续整个月经周期，也可能持续表现为钝痛、阵痛或锐痛。还有些患者月经过后疼痛更加严重。疼痛不再仅仅是咬牙熬几天就可以挺过去的障碍，而成为长期持续影响生活的事件。

疼痛不仅带来躯体上的不良感受，还会导致与健康相关的生活质量、心理状态、性功能和婚姻关系、社交生活、学习或工作效率等各个方面都受到不良影响。国外一项调查显示，85% 的患者述及工作质量明显下降，69% 的内异症患者在疼痛的干扰下努力坚持继续工作，而 19% 的患者报告由于疼痛的影响完全无法工作。长年累月疼痛的折磨，使得 70% 以上的患者出现了不同程度的焦虑和抑郁的情绪。

疼痛有多痛，如何评估？

疼痛评估是疼痛治疗的第一步。

准确、及时地对疼痛进行评估，可以为临床治疗提供必要的信息和帮助，是有效治疗疼痛的重要一环。由于疼痛本身具有强烈的主观性色彩，因此评价疼痛多依赖主观指标，无特异性标志物。

在临床上，医生们常常借助"疼痛评估量表"来进行疼痛的综合评估。常用的工具包括视觉模拟量表（VAS）、数字评估量表（NRS）、Wong-Baker 面部表情量表法（Wong-Baker FACES Pain Rating Scale）和 B&B 疼痛评分量表（The Biberoglu and Behrman Scale）、McGill 疼痛问卷等。

如何自我判断疼痛到底有多痛？可以参考以下几个疼痛评估的小工具。还有一个疼痛自查表附上。

内异症相关疼痛评估工具

1. 视觉模拟量表（VAS）

由一根长 100 毫米的直线构成，直线两端均有代表疼痛强度连续性的垂直线。患者在直线上做一个标记指示她所经历的与内异症相关的疼痛，评分越高说明疼痛越严重。

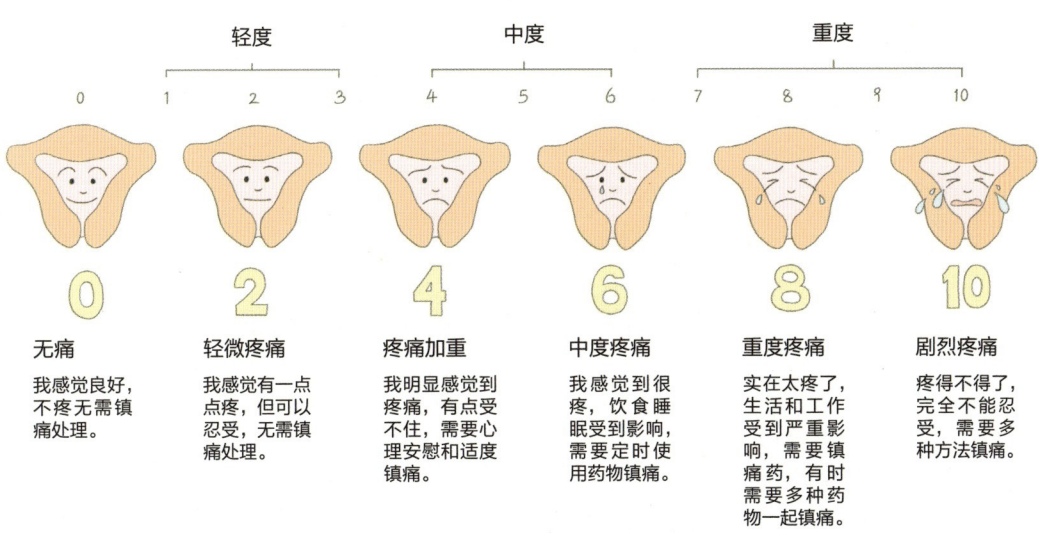

图 3-4-1　Wong-Baker 面部表情量表法

前面这种实用的小工具是脸谱图。以 VAS 标尺为基础，在标尺旁边标有易于理解的笑或哭的脸谱。

2. B＆B 疼痛评分量表

症状	严重程度	判断标准
痛经	重度	卧床天数≥1天，丧失行动能力
	中度	部分时间卧床，偶尔耽误工作
	轻度	部分降低工作效率
性交痛	重度	因疼痛而避免性生活
	中度	性生活时因疼痛而中断
	轻度	可忍受的不适
盆腔痛	重度	需要强效止痛剂，经期以外的周期性持续疼痛
	中度	大部分周期明显不适
	轻度	偶尔盆腔不适
盆腔触痛	重度	因疼痛而无法触诊
	中度	触诊时广泛触痛
	轻度	触诊时轻微疼痛
盆腔结节	重度	附件区和直肠子宫陷凹，冰冻骨盆状
	中度	附件区及子宫直肠陷凹增厚、子宫活动差
	轻度	子宫活动，子宫直肠陷凹质硬

3. 疼痛数字评估量表（NRS）

从 0 分到 10 分，对疼痛程度打分。

0：无痛

1~3：轻度疼痛

4~6：中度疼痛

7~9：严重疼痛

10：最严重疼痛

哪些患者疼痛更严重？

手术室里，有时我们会发现一个貌似矛盾的现象：明明这位患者内异症病变复杂，双侧卵巢都长了巧克力囊肿，盆腔粘连严重，但奇怪的是，患者并未述及严重的疼痛。那么，疼痛的严重程度和哪些因素相关呢？

北京协和医院冷金花教授总结了130例手术确诊的内异症患者的资料，评估内异症疼痛类型和严重程度与哪些因素有关系，发现痛经、慢性盆腔痛、性交痛以及排便痛等主要表现的疼痛症状，与内异症病灶分布的部位以及浸润深度有关，尤其是位于盆腔后方的那些深部浸润病灶、子宫直肠窝封闭的状态，和疼痛症状关系最为密切。

由此比较容易解释为什么在疾病早期病灶很小的时候，有些患者就已经出现了严重的疼痛。随着疾病的进展，病灶像树根一样扎到深方生长，浸润越深形成"DIE"，疼痛变得越发难以忍受。

根据Sampson的"经血逆流种植学说"，发生逆流的内膜喜欢就近侵袭和种植。在子宫的后方，靠近输卵管开口的区域，如盆底腹膜、乙状结肠、直肠前壁与阴道后壁交界等处，就成了内膜细胞安家的天然场所。它们在此落地生根、发芽、长大，而且伴随着全身激素的变化，病灶本身也发生周期性出血、纤维化并形成结节。

了解了以上疼痛的各种不同类型，和病灶可能累及的区域，你就会明白为什么经验丰富的医生一听你描述疼痛状况，就能对你的内异症情况判断个八九不离十。例如，子宫骶韧带是DIE病灶最常累及的部位，患者常表现为严重的痛经和性交痛。妇科查体在骶韧带部位，即便只触及一个绿豆大小的结节，患者也可能疼痛难忍，恨不得从床上弹起来；而如果病灶侵犯了阴道直肠膈——这个部位与阴道和直肠关系都极密切，患者最主要的疼痛是性交痛和肛门坠胀痛；当病灶累及甚至浸润到直肠时，患者会在月经期出现难以忍受的肛门坠胀感和排便痛，严重者甚至出现便血。而如果患者述及每逢月经期尿痛、尿频甚至血尿，或者耻骨上不适和疼痛，就高度提示病灶有可能侵及膀胱和尿道了。

卵巢巧克力囊肿破裂

除了以上各类疼痛，还有一种突发的剧烈腹痛，是由卵巢巧克力囊肿破裂导致的。

卵巢巧克力囊肿患者除了有痛经、慢性盆腔痛、月经改变等症状，还可能发生囊肿破裂。患者表现为突发的剧烈腹痛，也是妇科急诊中的常见疾病。

巧克力囊肿为什么会发生破裂呢？这是由于与一般质地均匀、层次清晰的卵巢囊肿不同，巧克力囊肿是周期性出血形成的陈旧血包，囊壁本就厚薄不均，囊内液体积聚增多、压力增大，囊壁薄弱处就可以自发破裂，所以大的巧克力囊肿容易发生破裂。

囊肿破裂可发生在月经期或前后。此时囊内出血、液体增多、压力增大，自发破裂后的囊内液流到腹腔内，刺激腹膜发生剧烈疼痛。也可能由于外界或自身因素（如剧烈运动、撞击、体位改变、腹压增加等），囊肿发生破裂。小的破裂造成的疼痛可在数小时后逐渐缓解，也有可能囊肿破裂后出现持续性腹痛，甚至继发感染，需要紧急处理。

值得注意的是，巧克力囊肿可以反复破裂，破裂后囊内液流到腹腔内，刺激炎性反应发生和盆腔环境恶化，更加剧了盆腔内粘连和卵巢功能损伤。

子宫内膜异位症疼痛发生机制

内异症的疼痛类型和表现形式如此复杂多变，这种复杂的疼痛又是如何形成的呢？近年来不断的研究和探索，逐步揭开了其中奥秘。可能的机制包括：

1.病灶周期性出血

内异症病灶能够和正常子宫内膜一样，对卵巢周期性分泌的雌激素和孕激素发生反应。虽然我们看不到身体内部发生了什么，但是研究发现，异位的病灶也会发生周期性出血，这些局限在盆腔里某个部位无法排出体外的子宫内膜和出血可导致盆腔内巨噬细胞的聚集，反复形成炎症反应，从而触发盆腔疼痛。

2. 腹腔炎症反应

随着疾病的进展，病灶周期性出血导致的轻微、低级别炎症反应，逐渐演变到更高级别的慢性炎症反应。此时，巨噬细胞释放出多种细胞因子和生长因子，还有前列腺素等致痛活性因子。这一连串反应进一步触发了病灶内神经的生长，前列腺素疼痛信号通路就此加入，参与了内异症疼痛的发生过程。故此，多数学者认为，盆腔内的炎症环境可能是有疼痛症状的内异症女性产生疼痛感的病理生理学基础。

3. 病灶内神经和血管的生长

在内异症早期，血管生成是病灶得以生长和发展的前提条件，血管生成的同时还伴随着神经的生长。血管与神经的生成，以及相互之间的作用促进了内异症的发生和进展。此时通过腹腔镜检查能够看到病灶早期的样子。病灶正如蹒跚学步的娃娃，生长活跃，疼痛开始悄悄发生，且随着病灶增大和向深部组织浸润，疼痛会愈演愈烈。

4. 外周敏化和中枢敏化

外周敏化和中枢敏化是近年来研究发现的疼痛机制。分布于病灶处的感觉纤维生出新轴突，并且变得敏感，致敏的外周神经纤维激发脊髓骶段神经元敏感，脊髓本是产生疼痛意识的部位，而脊髓神经元的异常又影响到整个大脑神经系统的活动，改变了正常信息的处理过程。因此，从外周到中枢，内异症患者从局部痛觉感受器敏化到脊髓和大脑对痛觉信息处理的异常，各个环节都参与了疼痛的发生。

总之，内异症疼痛的发生受到多种因素的影响，是一个非常复杂的过程。从疼痛的输入、痛觉感受器检测到有害刺激到信息通过脊髓传递到大脑，在整个通路中，各种不同的因素可以相互作用，导致疼痛被放大或缩小。痛觉、环境、情绪和过去的经历等许多因素的组合，共同构成了疼痛这个特殊的体验。

不孕

内异症除了导致疼痛，还会降低女性生育力，40% ~ 60% 的患者可能发生不孕。

不孕是指育龄夫妇在无避孕情况下，有规律性生活但 1 年或以上未怀孕。

内异症对生育过程的干扰是全方位、多因素的，从排卵、受精到受精卵着床、发育，各个环节都受到了不良影响，从而使女性生育力下降，甚至不孕。一些患者为了怀孕，不得不经历种种治疗，求子之路坎坷艰辛。当内异症面临生育问题时，整体治疗变得复杂，有时需要妇科医生、生殖医生和患者密切配合。关于内异症女性生育的话题，我将在本书的第四部分单列一章详细论述。

其他症状

月经异常

还有约 15%~30% 的内异症患者出现月经异常，如经量增多、经期延长、月经淋漓不尽或经前期点滴出血。这可能与内异症患者容易合并子宫内膜息肉、子宫腺肌病、子宫肌瘤、排卵异常、黄体功能不足等有关。

其他特殊症状

内异症也可以发生于子宫和卵巢之外的部位，比如累及肠道、泌尿道（输尿管和膀胱）、肺和胸部，以及剖宫产疤痕部位等。

肠道内异症可在月经期反复发生腹痛、腹泻、便秘或周期性少量便血，严重者甚至因肿块压迫肠腔而出现肠梗阻症状；膀胱内异症则是在月经期出现尿痛、尿频等症状；异位病灶也可累及输尿管，并引起输尿管狭窄、阻塞，甚至形成肾积水和肾萎缩。而手术疤痕部位的内异症常发生在剖宫产或会阴侧切术后数月至数年，以月经期疤痕处疼痛和包块增大为特征。如果内异症累及了肺或胸腔，典型的症状则是月经期反复咳血或者气胸。

这些特殊部位的内异症，常常病症隐匿，扑朔迷离。这类患者可能因气胸而反复去胸科就诊或因腹胀腹痛而去消化科就诊，初诊科室不是妇科，故存在诊断困难、治疗延迟甚至误诊误治的可能。

在第六部分，我将重点介绍一些特殊部位的内异症病例。这些患者大多走过了漫长的求医之路，存在诊断困难或者治疗困难的艰辛过程。但是她们在求医路上表现出的坚忍、执着和智慧，令我钦佩。

第五章
看门诊之前，要做好哪些准备？

每位患者都希望找到好医生给自己治病。

什么样的医生才是好医生？

闻名全球的梅奥诊所做过一个调查，总结了好医生的七个特征：

1. 自信：医生的自信给了我自信；

2. 善解人意：医生试图了解我身体和情感上的感受和体验，并将这种理解传达给我；

3. 人道：医生有爱心，有同情心，和蔼可亲；

4. 个人：医生对我的兴趣不仅仅是作为一个病人，与我互动，并记住我是一个个体；

5. 直截了当：医生用简单的语言和直截了当的方式告诉我，我需要知道什么；

6. 尊重：医生认真对待我的意见并与我合作；

7. 彻底：医生认真，执着，负责。

——摘自《无国界病人》

作为患者，你可以参照"梅奥标准"寻找你心中的好医生。我相信在中国，有无数这样的好医生，在各级医院里勤勤恳恳地工作着。

作为医生，我们心中也有对好患者的期望：

1. 信任：相信医生在任何时候都在全心全意为你治病；

2. 尊重：尊重生命，尊重医学。威廉·奥斯勒说医学是一门伟大的艺术，不是商业。医生热爱自己的工作是因为肩负着救死扶伤的使命；

3. 理解：医学是一门不断进步和完善的实践科学，而生命尚有许多未知的领域，医院和医生在救治的过程中，可能有所不足；

4. 理性：客观对待自己的疾病和预期的治疗效果；

5. 勇气：面对复杂疾病和治疗选择时，勇敢、坚定；

6. 自我认知：了解自己的治疗需求，并据此合理安排自己的生活和工作；

7. 自我管理：认真学习疾病知识，积极配合医生管理疾病。更有优秀者，摸索出适合自己的自我管理方法，堪称患者中的"医生"。

我是一个喜欢给患者"讲病"的医生，同样希望作为患者，你也能够通过学习和医生对等地"谈病"。

从本章开始，让我们相遇在门诊，一起学习内异症诊疗的方方面面吧。

门诊如战场

　　空气中弥漫的消毒水味道，身着白大衣急匆匆的医护人员，门诊大厅里如春运一般拥挤的人流，各个窗口排着的长长的队伍——这就是医院。在你被告知得了一个治不好的麻烦病——内异症，身处人生最彷徨、最脆弱、最无助的关头，医院成了一个令你心生恐惧又满怀期待的地方。

　　此时的你，迫切希望找到一个值得信赖的医生，帮自己拿主意：是吃药还是开刀？吃药会影响生育吗？开刀风险大不大？听说复发率很高？是先做手术还是直接做试管婴儿？……

　　你心中有着无限多的困惑和疑问。

　　根据《子宫内膜异位症诊治指南（第三版）》和《子宫内膜异位症长期管理中国专家共识》，建议内异症患者治疗期间，每 3 ~ 6 个月随访一次。虽然近年来出现了互联网医院、线上医疗、视频会诊等多种新型诊疗方式，但线下医疗和临床面诊仍然是最重要的手段。尤其是内异症的诊疗，需要根据每位患者的具体情况，定期评估病情和疗效，制定进一步的治疗方案。

　　大体估计一下，你就很容易知道自己要怎样频繁地光顾医院了。

　　而门诊，将成为你和医生见面和交流最多的场所。

　　很多患者说，抢号犹如上战场，一到放号时间，就全家早起行动——拿着手机疯狂刷，像是在秒杀抢货。

门诊医生的一天又何尝不是如此？每逢门诊日，我的工作常态就是：一大早，把病房工作安排妥当，八点半准时到达已经挤满了患者的门诊。诊室里，跟班的住院医生和进修医生已经将初步问诊过的几位患者的病历资料按顺序摆好。

一落座，战斗正式打响。我立刻开始补充问诊，进行体格检查、病情解释，助手帮着开化验和检查单，等等。遇到复杂病例，或者不易沟通的患者，自然会耗费更长时间，排在后面的患者不断催促、抱怨也是常有的事。上午门诊没看完，下午门诊继续干，更是常事。长期以来，我和很多同行一样，养成了一个极不健康的习惯：出诊时很少喝水、上厕所，希望不要因此中断诊疗，争分夺秒把门诊时间都利用起来。

即便如此，平均下来每位患者大概只有不到 10 分钟的就诊时间。在如此短暂的时间内，要保质保量地完成问诊、查体、阅片、分析病情、交流沟通、统筹治疗方案、开处方、消除患者对疾病的认知误区，甚至包括医保费用计算等一系列工作，其艰巨性可想而知。

医生们都在尽自己的最大努力，争取在有限的时间内，尽可能为患者解决最多的问题。我们深知，疾病对医生来说是司空见惯，但是对于每位患者和每个家庭来说，是天大的事情。于是，加班加点成为我们的常态。

门诊最后关门的那位同僚被我们笑称为"楼长"，我们大家都轮流做过"楼长"。眼看天色暗下来，走廊里都黑了，护士拿着大钥匙板哗啦哗啦忙着锁门，整个门诊大楼都要关了，就剩这位"楼长"还在忙活。

我和我的医生同行们，实在都尽力了。

当你来到门诊时

2004 年我第一次去日本留学，跟着北脇教授看门诊、做手术，最羡慕的是日本医院的分级诊疗和大学附属医院的完全预约制。患者通过电话或者网络预约医生，每 15 分钟有一个空位，一小时可以预约 3~4 位患者。大型检查也都要预约好，患者按照预约时间来到医院。所以，尽管也是 1000 多张床位的附属医院（在日本已经算是规模很大了），但医院各处并不拥挤，一切井然有序。患者到护士站后，分诊护士帮着把基本资料填写好，先将其带到负责初诊的住院医生诊室，写好详细的病史，再将资料和患者一起送到主诊医生诊室，做进一步诊治。诊疗结束，护士带着患者到外间沙发上坐下，一条条解释后续事宜，并预约下一次复诊时间。

欧美也是预约模式。就诊时间相对充裕，但即使如此，据说门诊误诊率依旧高达 30% 左右。在海外看过病的同胞都有感触，预约医生等候时间太长，导致不能及时得到治疗。我曾接到一位旅居海外的患者通过医疗网站打来的咨询电话，询问手术后盆腔痛如何处理。解释了基本处理方法之后，我建议她尽早看专业门诊，做相关治疗。她说手术医生已经帮她预约，但是要等半年多！

近年来，我国各大医院也都实行了预约制看病，专家门诊、特需门诊采取限号，力图保证每位患者的就诊时间和质量。但是，大三甲医院的热门科室，仍然挤满了来自全国各地的患者，人潮汹涌。看门诊也如上战场，时间、精力、体力，有时还有情感的消耗，对于患者、对于医生都是如此。

好不容易等到叫号，你进入诊室会发现，原来不止你一位患者在。医生常被要求同时回答几个人的问题，有些患者还会反复询问。你还可能失望地发现，医生的工作对象几乎就是电脑屏幕。你渴望得到医生关切的目光、专心的聆听和耐心的病情解释，但医生一边听你讲话，一边忙着在电脑上录入病历和搜集检查结果。过去，患者眼睛里如"天书"一样难辨的医生手写病历和处方，逐渐变成了回忆，代之以先进的电子病历系统，虽然系统能存留大量的患者信息，但是医患之间借以传递情感的媒介也变得模糊。来去匆匆，医患之间最珍贵的关切、聆听、谈话、情感交流——这些重要的事情似乎渐行渐远……

的确，有些患者会抱怨自己没有得到医生足够的"关照"。

但是，请相信我，并非医生们冷漠无情，没有耐心。这一切，既是因为分配给每位患者的诊疗时间确实有限，也和患者们对疾病的认知有关系。

那么，如何才能高效利用这宝贵的门诊时间呢？除了医院和医生方面在努力改进工作，在看门诊之前，其实医生也希望患者能提前做些功课，了解门诊工作的性质、内容和流程，以及自身疾病的特殊性，努力成长为"学习型"患者。理性对待疾病，明确治疗需求，当面临各种选择时，希望你能够在医生的指导下迅速领悟到问题点，权衡利弊，做出智慧的选择。

希望医院和门诊不再是令你恐惧的"战场"。

和你的医生同行

内异症是一个非常特殊的病种，兼具内外科特性。这是一个不能治愈的慢性病，需要长期管理和药物治疗；有时又需要手术治疗，对于合并不孕症的患者还要进行生育相关的处理。

疾病的特殊性，决定了对医生的高标准要求，既要具备外科医生的素质，拥有"鹰眼、狮心、妇人手"，又要有内科医生抽丝剥茧分析病情的能力，还必须熟悉生殖内分泌，至少是"半个"不孕症医生。内异症医生还要精于慢性病管理，对各类激素药物了然于心，才能消除"激素恐惧症"患者的顾虑。

相应地，这个特殊的疾病对患者也提出了高要求。内异症治疗强调根据患者的具体情况，制定个体化治疗方案。30 多年来，医疗赋权运动给予患者在诊疗过程中更多权利，倡导医患共同决策，医生帮助患者做出最佳选择，减少盲目决策带来的失误。但是，在疾病面前，患者非常容易受到病痛的打击和情绪的干扰。此时，医生依靠专业、理性和冷静向病人解释病情，患者则是最清楚自己的身体状况、婚育家庭计划、人生价值和治疗预期的那个人。如果医患双方都能够保持理性思维、密切配合，互相信任，就可以最大限度地减少因决策失误而导致的问题。

子宫内膜异位症专病门诊

开设内异症专病门诊，培养专业人才，专病专治，将会使内异症患者获益更多。

日本留学期间，我有幸取得日本厚生劳动省颁发的外国医师临床修炼资格，一直在临床跟着导师北脇城教授学习。北脇教授在 20 世纪 90 年代末就在日本开设了内异症门诊，做了大量开拓性的工作。在我留学跟诊期间，导师将自己的临床经验、治疗理念和科研思路对我倾囊相授，令我受益终身。回国后我参照导师的模式开始摸索，先后在上海和北京开设内异症门诊。多年过去，我接诊了来自全国各地的患者。随着复杂疑难病例越聚越多，我又将内异症 MDT（Multi-Disciplinary Team）诊疗模式从门诊到病房手术全面开展，并多次在学术会议上和同行分享经验体会。

内异症门诊任务繁重，我总结了（包括但不限于）以下内容：

- 内异症诊断的确立和诊疗计划的制订；
- 保守治疗患者的定期复查、疗效评价和长期管理；
- 内异症手术前评估、术前准备（贫血纠正、困难病例手术预处理等）；
- 手术后定期随访，药物治疗预防复发；
- 有生育要求患者手术后的生育指导；
- 复杂内异症病例的多学科会诊、联合制定诊疗方案（MDT 诊疗）；
- 内异症患者教育和管理，以及数据库的建立。

我常对年轻医生说，要想看到内异症的真实世界，需要到门诊来。因为他们在病房看到的患者，都是门诊评估后准备做手术的。其实，最困难、最让人纠结的病例可能停留在门诊做特殊管理。内异症病灶不仅仅发生于盆腔，还可能发生于全身各处，如肺、脊髓马尾、肩部、闭孔骶骨等特殊部位，这类病例都曾经出现在我的门诊。她们可能不具备手术条件，或者因手术风险极高而拒绝手术，需要特殊管理，如此，定期门诊就更加重要。

除了在门诊完成上述任务，我的心里一直有这样一个愿景：

窗明几净的诊室里，舒适放松的氛围中，我用患者容易理解和接受的方式"讲病"，帮助她分析和判断病情；在开放包容的环境里，患者和家属一起参与诊疗，充分考量自己的治疗目标和生活实际，在医生的帮助下一起制定出恰当的诊疗方案，并做好长期管理的每一步。

相信这也是众多内异症患者心中的愿景。

希望内异症诊室成为治愈你疼痛和抚慰你心灵的温暖港湾。

看门诊，你可以提前做好功课

如果你来医院前能花时间多做一些功课，那么你的门诊之行一定不会无果而返。

首先，你可以多花些功夫去寻找适合你的妇科医生或者内异症专家。内异症是个慢性病，从青春期到绝经期，甚至绝经后，在不同的年龄段，可能面临不同的临床问题和治疗目标。无论选择手术治疗、药物治疗还是辅助生殖，都需要好好进行管理。根据医生的专业方向、诊疗特长乃至个人风格，找到最适合你的医生，关系到整个疾病管理水平，甚至决定了你一生的生活质量。找到一个你信赖的医生，并常年跟随，是一个让自己安心的最简单的办法。

其次，去看医生之前，要考虑清楚自己此次医院之行的目标。

1. 想明确知道自己到底是不是内异症。

建议你围绕以下问题和医生交流沟通：

（1）我的病症发展到了什么程度，对我的健康和生育有哪些影响？

（2）我还应该做哪些检查？

（3）明确诊断之前，能不能先通过治疗控制疼痛？存在哪些风险？

（4）如果我什么都不做，会有什么后果？

2. 咨询药物治疗相关问题。

建议你围绕以下问题和医生交流沟通：

（1）我确实需要长期用药吗？

（2）药物治疗有哪些作用和副作用？

（3）内异症治疗药物有哪些种类，选择哪种对我最合适？

（4）什么时候可以停止药物治疗？

（5）如果我不吃药，会发生什么后果？

（6）还有其他治疗选择吗？

3. 咨询生育相关问题。

建议你围绕以下问题和医生交流沟通：

（1）想了解自己的生育能力，应该做哪些检查？

（2）近期有生育计划，应该做哪些准备工作或治疗？

（3）医生诊断我是不孕症，应该做试管婴儿还是做手术？各有哪些利弊和风险？我应该根据哪些因素进行选择？

4. 咨询手术相关问题。

建议你围绕以下问题和医生交流沟通：

（1）我确实需要做手术吗？

（2）手术会给我带来哪些好处？

（3）针对"我"要实施的手术，面临的主要风险有哪些？

（4）如果我不做手术的话，会发生什么后果？

（5）还有其他治疗选择吗？

门诊的沟通时间非常有限，医生会尽可能向你讲清楚原则性的事情，请抓住以上核心问题询问，记住医生的回答。不要纠结于细枝末节的事情，浪费宝贵的时间。你可能从未住过院或做过手术，认为自己将面临天大的事情，医生谈话时虽然用词干脆利落，但也绝不会有丝毫的轻视。阅人无数的专业医生几分钟之内就能迅速判断出手术的难度和病人的情况。患者的理解力和判断力千差万别，医生的沟通技巧和讲解方式也因人而异。如果沟通愉快，交流顺畅，医生会很快帮助你进入下一个环节。术前评估、预约手术以及住院后更详细的术前谈话知情、术前准备、手术协议书签署，医生会在每一个节点一步一步拂去你心中的恐惧、不安和疑云。

5. 术后随访，生育指导，或者药物治疗评估疗效。

这将是最轻松愉快的门诊之行。

和你信任的医生见一面，向医生报告自己手术后的恢复情况和用药情况。请带上你的手术记录、药物服用心得、记录副作用的小纸条，医生一目了然，就会腾出更多时间和你聊聊治疗的关键问题。有经验的患者会将随访项目牢记于心，聪明地在普通门诊开好化验单和检查单，带着结果来到专家门诊进行评估。

另外，对于曾经在多家医院就诊、病史复杂、诊疗经过曲折的患者，我强烈建议，就诊前准备好一个逻辑清晰的病史陈述。为了避免面诊就医时因为紧张，在表述病情时遗漏重要信息，可以将病情按照时间顺序列一张表，简明扼要。既往治疗中重要的文书（如手术记录、病理报告、影像检查报告单等），都整理好一并带来，这些可以帮助医生全面了解你既往的治疗情况，并迅速启动新一轮的诊疗。

特别指出，由于内异症主要发生于育龄期女性，可能降低生育力甚至导致不孕，因此医生对生育相关问题的解释说明，对于帮助年轻患者合理安排工作、生活和生育计划，明确治疗预期，并最终做出合理治疗选择来说非常重要。如果在内异症治疗过程中，你遇到了喜欢的人，准备结婚了，有了生育计划，此时也要及时和医生分享你的喜讯，并寻求进一步的生育指导。

有些内异症合并不孕的患者，诊疗经过复杂，历经手术、多次促排取卵及试管婴儿失败，辗转于妇科和生殖科，有时面临严重疼痛和不孕的治疗矛盾，或者卵巢功能严重受损导致试管婴儿成功率极低的结局，有时不得不做出治疗选择。诊疗计划常常是根据年龄、疾病严重程度、病灶大小、疼痛情况、卵巢功能、生育意愿、既往药物治疗史、手术史及男方因素等多种因素，由医生帮助评估后患者再做决定的。有些困难的抉择，特别是关于生育问题，必须和家人共同协商后做出，有些患者还需要征得家中长辈的意见。

在诊室里，请不要反复纠结于医生不能替你做主的问题，而应该提前和家人商量好一致目标，医生会帮助你做出最终的选择。

下面这篇诊间日记里的聪明患者，曾经带动很多患者提前做好功课，整理并携带多年记录来到我的门诊。我常常感动于她们所付出的努力和给予我的信赖，也观察着她们的决心和勇气，在最困难的关头，我会尽力给她们最直截了当的，有时甚至是冒险的诊疗意见。

内异症诊疗对医生和患者都提出了高要求，也在敦促医生和患者一起成长。

2020 年 10 月 13 日 星期二

内异症门诊问诊和写病历太花时间了。我总跟门诊的进修医生们说，患者们往往病史漫长，诊疗过程复杂，疼痛十几年者稀松平常，手术做了两三次的也很常见，各种药物轮番使用拼命保守治疗者大有人在。还有合并不孕的患者，走遍各大生殖中心，反复促排、取卵、移植，在疼痛再也无法忍受，生殖专家也建议放弃生育时，还怀揣一线希望，来到妇科门诊……病历资料有多少可想而知。

今天看诊的这位姑娘，一坐下就让我感觉眼前一亮！只见她拿出厚厚一沓整整齐齐地分类整理好的病历资料，放到我面前。这些排列整齐的资料包括病历记录、历次手术记录、检验报告单等，重要部分有彩色小标签来标识，便于立刻查找到。

在过去的 2 年间，这位姑娘在外院经历了卵巢巧克力囊肿急诊手术后感染、复发、B 超穿刺、药物治疗无效、不孕，后又发现合并输卵管积水、卵巢巧克力囊肿增大，生殖专家建议做完妇科手术后再考虑试管婴儿。无奈之下，她来找我做第二次腹腔镜手术。

姑娘这次来医院是术后复诊。看着她摆放整洁的病历，习惯了在一大堆乱七八糟资料中翻找的我有说不出的欢喜。

我问她，为何做了这番整理呢？

她说："每次看病，都会看到徐大夫您补充手写诊疗建议，并粘贴在病历本上，就是希望下次就诊时，您能清楚地在最短时间内迅速了解我的病情，制定方案。反观自己，每次被医生问到病史，都是着急忙慌乱翻一通，诊室人多，时间紧张，越发混乱，不仅导致看病效率低，还常常因为翻找东西而忘记原本计划和医生交流的问题。

"这次手术后，按照徐大夫嘱咐去复印手术记录，看到写了满满两页，我眼泪一下子涌出来了。想想大夫看门诊做手术多么不易，自己应该怎样做才能配合好医生。

"我开始倒腾整理一大包的资料，按日期排序，就诊材料及时归档。做好准备再去医院，宝贵的时间用于跟大夫充分沟通，再也没有慌乱翻找和丢三落四找不到报告的情况，和医生的交流更加高效、愉快了。"

虽然她的病情也曾经让我愁肠百结，但看到她在治病过程中付出的艰辛努力，顽强成长的样子，我对她的治疗也拥有了信心。

手术后 6 个月，姑娘自然怀孕了！现在已经是一位幸福的妈妈了。

第六章
医生会给你做
哪些检查

如果怀疑是内异症，除了详细询问病史，细致查体，医生还会给你做一系列的检查，比如抽血化验、B超检查等。我先来说说抽血项目里比较重要的两项——CA-125和AMH（抗苗勒管激素）。

CA-125 升高？不要惊慌

　　萍萍是我从小一起长大的同班同学。在她 25 岁和 40 岁的时候，我分别给她做过一次子宫肌瘤剔除的手术。要不是她提醒，我早已忘记两次手术总共给她剔除了多少颗瘤子，倒是一直记得她这段屡屡让我捧腹大笑的 "CA-125 尴事"。

CASE

吓蒙！可怕的 CA-125

　　2012 年 9 月，距离第二次子宫肌瘤剔除手术已有三年，我突然感到左下腹痛，去医院检查，医生让我抽血化验 CA-125。

　　次日，我拿到报告单，上面显示指标参考值应该小于 35！我一下子就蒙了，我的是 125！

　　CA 不就是 cancer（癌症）的缩写吗？我的癌细胞这么多呀！

　　我赶紧打电话找徐冰，谢天谢地，平时找她各种难，这次电话居然一下子就接通了。

　　我哭着说："我得了癌症，数值都升到了 125 了，超出正常值很多很多了……"

　　"你完完整整地把报告单念一遍"。

　　那时候还没有微信，不能拍照。我泪眼模糊地念着，但是脑子好像不在自己身上了。

　　"你这个傻瓜！检查项目就叫 CA-125，你的检查值是 11.15，完全正常！"

真的是 11.15，怪了，我怎么一直看成了 125？

之后每逢回想这件事，我都不明白自己到底当时是怎么了。心理学将此称为选择性记忆，或者叫选择性遗忘。看结果之前，我太害怕了，高度紧张的情况之下，化验单开头的 CA 就深深地刺激了我，以至于中间数字完全没看到，只看到 125 这个数值，当即断定自己得了癌症⋯⋯

我当成笑话说起萍萍的故事，没想到本书的编辑老师也有一段类似的经历：

"我平时身体挺好的，每次来例假最多疼一天，从没当回事。突然有一次例假时疼痛难忍，我赶紧去了医院。医生没多说开了一通检查单。第二天看到结果的那一刻我真慌了。CA-125 的数值是 253！旁边还有一个上升的红色箭头！数值远远超出了正常范围！

"CA-125 是什么？

"我拿出手机一通搜索，出现的关键词和各种解读都指向了这是一个癌症标志物，可能的癌症种类包括卵巢癌、输卵管癌、子宫内膜癌⋯⋯大量看得懂字又不能理解含义的医学词涌向我，一时间觉得五雷轰顶⋯⋯

"我感到天旋地转，完了，我得大病了⋯⋯当天没挂上号，这个 CA-125 让我给自己判了'死刑'⋯⋯

"当然，最终医生判定，CA-125 数值高达 253，是剧烈腹痛那天发生了卵巢巧克力囊肿破裂所致。后来，我做了手术，CA-125 降到了正常水平。"

CA-125 到底是什么？

Robert C Bast Jr（小罗伯特·C. 巴斯特）现在是美国 MD 安德森癌症中心赫赫有名的大人物。40 多年前，年轻的 Bast 在波士顿刚刚开启肿瘤医生的职业生涯，就有了一个惊人的发现。

Bast 用 1 例病理类型为卵巢浆液性乳头状囊腺癌的组织做体外培养，通过杂交技术获得了 166 种单克隆抗体，他依次编号为 OC 1 ~ OC 166（OC 就是 Ovarian Cancer——卵巢癌的英文首字母缩写）。筛查后发现，第 125 号抗体（即 OC125）对卵巢癌细胞的敏感性和特异性都很高，是一种理想的检测卵巢癌的抗体。Bast 把 OC125 这种抗体所识别的表面物质称为癌抗原（Cancer Antigen）125，即 CA-125。

整个学界为这一发现而欢呼。可以说，自此开启了卵巢癌诊断和治疗的新时代。

但是，CA-125 作为卵巢癌标记物的影响力如此巨大，以至于人们常常忽略了它存在的其他意义。实际上，CA-125 在正常人体组织（如腹膜、胸膜、黏膜）中就存在，CA-125 升高不仅可以出现在恶性疾病中，也可以出现在良性疾病或生理状态下（如下表所示）。

表 3-6-1　CA-125 升高的原因

生理性	月经期、怀孕期、产后
非肿瘤性病变	妇科相关疾病：子宫内膜异位症、子宫腺肌病、盆腔炎、卵巢过度刺激综合征等
	非妇科相关疾病：腹膜炎、腹水、结核、肝硬化、肾病综合征、肾功能衰竭等
肿瘤性病变	妇科相关肿瘤 良性肿瘤：卵巢肿瘤、纤维瘤 恶性肿瘤：卵巢癌、子宫内膜癌、输卵管癌、原发性腹膜癌
	非妇科相关恶性肿瘤 胰腺癌、胃癌、膀胱癌、侵犯腹膜的淋巴瘤、晚期肝癌等

CA-125 升高原因不同

在卵巢癌的情景下 CA-125 升高主要是由于恶变的卵巢上皮获得了分泌 CA-125 的能力，大量的癌细胞产生了过多的 CA-125。而良性疾病 CA-125 升高的原因，则多是在病理状况下，本来就能产生 CA-125 的正常组织（如腹膜、胸膜等）遭到破坏，导致 CA-125 入血。因此，恶性疾病患者的血液中 CA-125 一般较高，而良性者相对较低。一般将 35U/mL 定为正常参考值，主要是基于对卵巢癌的诊断、筛查和复发的判断，这也是 Bast 的一项杰出贡献，当年这项研究结果发表在顶级医学杂志 *The New England Journal of Medicine*（《新英格兰医学杂志》）上。

不过，CA-125 数值的高低并非良恶性的判断标准。而且，无论是哪种原因，CA-125 水平波动幅度都可能很大，从轻微升高到升高几百几千。这一点很是困扰临床医生的判断和决策，也挑战着普通百姓脆弱的神经。

最难鉴别的是内异症，常伴有 CA-125 水平异常升高。尽管内异症的情况下 CA-125 水平一般有限（多在 200 U/mL 以内），但是卵巢巧克力囊肿破裂时，或者患严重的子宫腺肌病时，CA-125 水平高达好几百很常见，高于 1000 U/mL 也不罕见。原因是内异灶侵蚀和破坏了腹膜，CA-125 释放入血，或者巧克力囊肿破裂后，囊内液流入腹腔刺激腹膜。不过，III 期、IV 期复杂内异症升高 CA-125 常见，但早期内异症还有严重的 DIE 患者 CA-125 水平并不一定升高。我的日本导师北脇城教授 2005 年曾在 *Human Reproduction*（《人类生殖杂志》）上发表研究成果，通过对 775 例患者的 CA-125 数据分析，认为在不伴巧克力囊肿的内异症患者中，CA-125 低于 35U/mL 并不能排除内异症的可能，而联合使用两个临界值 20U/mL 和 30 U/mL 可提高诊断准确性。

容易混淆的疾病还有结核性胸腹膜炎和盆腔炎。盆腔炎的情形下 CA-125 升高也可能是由胸腹膜受到比较广泛的破坏导致。还有一些疾病，如卵巢囊肿蒂扭转、大量腹水以及宫外孕等，同样可出现 CA-125 水平升高。另外，在怀孕时和月经期，女性 CA-125 水平也会升高。而早孕期 CA-125 会在胚胎的细胞中产生。我曾经看到一张化验单上 CA-125 水平异常升高，却无其他异常发现，仔细一问，原来是月经期抽血化验的。所以建议大家检查 CA-125 水平时避开月经期，减少不必要的混淆因素。

　　了解了以上 CA-125 升高的机制，再看化验单就不会慌张了，别着急下结论吓唬自己，要请经验丰富的医生为你详细解读。

AMH——你的卵巢还好吗？

"我现在不想结婚生娃，可是又担心年龄大了生不出来，有没有什么方法能帮我'算算'，怀孕这事还能拖多久？"

"医生说我不易怀孕和卵巢巧克力囊肿有关，是做手术还是做试管婴儿好呢？"

"我怀不上孩子，生殖专家建议先促排取卵，可是说有个化验结果看起来不乐观！唉……"

"痛经太折磨人了，已经忍了这么多年，听说绝经之后就不痛了，怎么能知道自己还有几年绝经啊？"

"我的 AMH 值太低了，只有 0.6，再也不能生孩子了吗？"

以上问题都涉及一个概念——卵巢储备功能（Ovarian Reserve），和一个检查项目——AMH。

卵子丰厚也不容挥霍

前文提及女性天生富有，最大的财富便是储备在卵巢里的大量卵子。这是她们长大成人以后，卵巢分泌雌孕激素并完成繁衍重任的基础。

但是，这笔财富并非取之不尽用之不竭。随着年龄增长，卵子的数量和质量都会下降。从生理角度来看，女性的最佳生育年龄应该是 20 多岁。考虑到女性自身身心成长、成熟过程和养育后代的能力，25～30岁是比较合适的"社会年龄"。35岁常被认为是生育预警线。想想这一大笔丰厚的"财富"，可能已经难以抵挡岁月的挥霍，年轻的你可能也有点着急上火，想知道自己的卵泡库存量还剩多少。

"卵巢储备功能"是指卵巢内存留的卵泡的数量和质量。更准确地说，就是卵巢皮质里卵泡生长、发育、形成可受精的卵母细胞的能力。卵巢储备的多少，是影响自然怀孕和试管婴儿成功的重要因素，很大程度上决定了女性的生育能力。

生育能力的总趋势是，随着女性年龄的增长走下坡路。那么，如何判断自己的卵巢是否还年轻呢？如果推迟生育时间，未来会不会因错失生育良机而后悔？有没有办法预测卵巢功能？

了解 AMH，或许就能找到部分答案。

1. AMH 是评估卵巢储备功能的重要指标

AMH 全称是抗苗勒管激素（Anti-Mülleran Hormone），是由卵巢里的小卵泡分泌的一种激素。研究发现，一个女性胎儿在母亲腹中只有 36 周的时候，卵巢内的小卵泡就能够分泌 AMH，大约在 25 岁时达到顶峰。从 25 岁开始，AMH 值逐渐走下坡路，至绝经期 AMH 降至极低水平，血液中几乎无法检测到。

成年女性的 AMH 只来源于卵巢，由卵巢内小卵泡分泌，众多的小卵泡是未来发育为成熟卵子的源泉。小卵泡数目越多，抽血化验能够检测到的 AMH 值越高；反之，小卵泡数目越少，血清中 AMH 值就越低。因此，通过 AMH 值可以间接知道卵巢里的卵泡库存量是多还是少。AMH 值在整个月经周期中表达稳定，可在月经周期的任意一天抽血检测，因此，AMH 成为目前评估女性卵巢储备功能和生育能力最有效和最直接的方法。

你的卵巢芳龄几许？

精准地评估卵巢储备功能，对于预测生育潜能，具有重要的价值，在社会学层面和医疗实践中也有重要的意义。这对于帮助年轻患者了解自己的疾病情况和生育能力，更好地制订生育计划和职业规划，也具有重要的参考价值。

对于年轻女性来说，通过检测 AMH 水平可以了解自己的卵巢储备状况，避免错过最佳生育机会；对于年龄偏大的女性，检测 AMH 可以评估和预测卵巢功能及生育能力，指导助孕决策。临床上，一般设定 AMH 的正常值介于 2~6.8ng/mL。AMH 数值越高，代表卵子储备数量越充足，适合受孕的黄金时段较长；AMH 值越低，则卵巢储备越低。AMH 值与女性的年龄呈负相关，年龄越大，AMH 值越低。35 岁过后，AMH 值急剧下降，当低于 0.7ng/mL 时，这就表示卵子库存量已严重不足，卵子变得越来越珍稀，自然受孕机会大大减少。即便是借助辅助生殖技术，使用大量促排卵药物，获得卵子的数量也很有限，有时不得不反复促排积攒卵子，以提高助孕成功率。

有时候物极必反。AMH 值也并非越高越好。虽然尚无统一诊断标准，但是当 AMH 明显高于正常值的 2~3 倍时，这常常提示多囊卵巢综合征的存在。多囊卵巢综合征是一种常见的生殖内分泌紊乱疾病，典型症状是肥胖、多毛、月经周期延长、排卵稀发，部分患者合并不孕。

卵巢巧克力囊肿降低卵巢储备功能

除了年龄因素，AMH 也受先天异常因素和后天疾病影响，如化疗药物、自身免疫病、卵巢手术等。

对于内异症患者，尤其是合并卵巢巧克力囊肿的患者来说，AMH 是必检项目。这是由于巧克力囊肿形成过程中，卵巢经历了周期性出血、血肿形成、炎性反应、纤维化和氧化应激等反应。卵子难以承受如此严酷的环境，陷入凋亡和坏死。始基卵泡于是被迫提前发育，原始卵泡过度募集——过早消耗卵巢库存的结果是卵泡总数减少，从而影响了卵巢储备功能。

大量研究已证实，卵巢巧克力囊肿特殊的发展过程给卵巢储备功能和生育力带来不良影响。对于年轻患者，我们强调，一定要检测卵巢储备功能，评估生育能力，结合年龄、病灶大小、疼痛严重程度、有无生育要求、既往手术史等因素，决定临床处理策略。手术要精雕细刻，减少囊肿层次不清导致的误剥离，减少热损伤，想方设法保护好卵巢功能。对于年龄偏大、AMH 低且有生育要求的患者，建议尽早去生殖中心采取辅助生殖技术助孕。

2. AMH 用于预测绝经

很多内异症患者疼痛严重，盼望着通过绝经来终结痛苦。

科学家们探讨了能否通过检测 AMH 预测绝经时间。这个构想的理论依据在于，AMH 水平的下降与年龄、原始卵泡数量和生长卵泡数量之间有很强的相关性。欧洲的一项研究对 2249 位女性进行了长期跟踪随访，发现年龄越大，AMH 水平越低，当 AMH 水平低于检测值（0.2ng/mL）时，绝经发生成为大概率事件。

2024 年 1 月 4 日 *The Innovation* 杂志发布全球十大科技焦点，北京大学第三医院生殖中心乔杰院士、李蓉教授团队首创的卵巢储备评估和预测工具 OvaRePred，位列其中。OvaRePred 基于女性年龄、AMH 值、窦卵泡数等，运用先进的算法和大数据，可评估卵巢储备功能，预测卵巢储备下降和围绝经期等关键生育里程碑事件的发生年龄，使女性能够更个性化地规划自己的生育计划和围绝经期健康管理。

3. AMH 用于辅助生殖技术

对于生殖专家来说，AMH 是个非常有用的检验项目。

AMH 值可以帮助生殖专家准确地预测卵巢反应，根据 AMH 值确定促排卵药物的用量，针对不同患者，制定个体化刺激方案，降低并发症发生的风险。如果 AMH 值过低，则促排卵获卵率和移植的成功率可能会大大降低。所以，AMH 值可以帮助患者了解自己的卵巢功能，对于试管婴儿成功概率有一个相对客观的预期。

AMH 值低 = 不能怀孕？这是错误的观念！

AMH 值反映的是卵巢里储存的卵泡数量和质量。数值低，意味着卵巢中库存不多，储备不足。如果采用药物促排卵，可能获得卵子少，同时可能合并卵子质量下降，提醒有生育计划的要抓紧。但是，只要还有好的卵泡，就有可能唤醒复苏，与精子结合，形成受精卵，成功怀孕。所以，AMH 值低不等于卵巢功能衰竭，再也不能排卵了。对于卵巢功能，还要结合月经期抽血查激素六项、B 超检查窦卵泡等项目综合评估决定。

所以，AMH 值低不等于不能怀孕。

当然，卵子的质量与女性年龄关系最为密切。年龄越大，卵子老化程度越高。即使 AMH 值相同，年龄越大，不孕治疗的效果也就越差。

无可替代的"金手指"

了解了两项重要的化验检查——CA-125 和 AMH 之后，我们一起来看一看"金手指"在临床诊断内异症的价值。

现代医学日新月异，对于人体的研究不仅细微到细胞，更是纵深到分子和基因水平。人工智能技术也走进临床，参与诊断和治疗。各大医院都在大力推进机器人手术的开展，机器人手术与腹腔镜手术共存的时代即将到来。也许在不远的未来，外科医生们将脱离手术台上既拼脑力又拼体力的传统工作环境，再也不需要长时间站立在手术台旁，而是像操纵游戏机一样操作机器人来完成手术了。

但是，无论技术进步多么迅猛，自希波克拉底时代起医生们就赖以行医的两大看家本领——临床问诊和体格检查从未走远，中医们也始终将"望闻问切"奉为祖训，从不曾抛弃。而在内异症学界，随着"临床诊断"这一概念的不断推广和深化，对患者进行全面细致的体格检查的重要性被重新定义和重视。

为内异症患者做盆腔检查可以说是检验妇科医生临床功底的试金石。受技术水平和临床经验影响，不同医生之间的体格检查结果可能很不一致。内异症诊疗经验丰富的医生，通过短短几分钟的体格检查，再结合病情交流，就可能做出临床诊断，并迅速启动治疗。对那些因莫名疼痛，在迷雾中摸索多年的患者来说，这简直就像是在茫茫大海中找到了航向，心底自然生出对医生的信赖和崇敬之情。而医生呢，他们凭借的只是日积月累的临床经验和敏锐的观察力，再就是他多年练就的"金手指"。

所谓"金手指"，是妇科医生们对自己做妇科检查这项临床基本功的自我褒奖，除了一个古老工具——窥阴器，医生们甚至只依靠自己的一双手，就能做出准确的病情判断。可惜这项技能的价值被大大低估，甚至医院里都没有设相关的收费项目。事实上，盆腔检查可以说是妇产科学发展中非常重要的一步，窥阴器也堪称妇产科学史上的重要发明。

很多女性惧怕到妇科来看病。妇科查体的羞耻感和中世纪"刑具"一般的窥阴器，是妇科门诊令人生畏的主要原因。有调查发现，对窥阴器的恐惧是很多女性逃避年度体检中妇科检查的原因之一。我也曾遇到患者可怜巴巴地要求我为她做妇科检查时不要用那个"大夹子"。

折磨人的窥阴器

说到对妇产科的印象，大家普遍认为女医生多，男医生凤毛麟角。但是在2300多年前的古希腊，女性医生只允许照顾孕妇和帮助分娩，不能从事其他医学活动。即便在 19 世纪以前的欧洲，医生也都是男性，女性没有资格学医。医疗从业者们受绅士文化熏陶，都极力避免对女性做检查的不当行为，故而通常依靠"触摸"这种貌似"更加优雅"的检查方法来诊病。东西方如出一辙，中国古代男女授受不亲，中医先生用"悬丝诊脉"这种听起来有些玄乎的方式给公主和娘娘们看病。

James Marion Sims（詹姆斯·马里昂·西姆斯，1813—1883 年）被誉为"现代妇科之父"，他的努力推动了妇科学发展，成为当代医学的重要分支。他发明了窥阴器，开创性地通过手术修复了女性因分娩产伤而发生的膀胱阴道瘘。他在纽约创立了首家妇女医院，被称为"无数女性无私的恩人"。但同时，Sims

又因将黑奴当作实验对象进行手术和器械研究，因而成为医学史上饱受争议的人物。

在 Sims 生活的时代，黑奴还是种植园主的私有财产。有女奴因为难产、助产不当和感染而患上了膀胱阴道瘘——在阴道和膀胱之间有一个破口，导致尿液会从阴道流出。为了观察阴道内的结构和产伤到底是什么样子，Sims 医生最初发明了一种像味噌汤勺一样的双手柄器具，后来逐步改进成今天的鸭嘴形窥阴器。

对现代女性而言，窥阴器冰冷的触感，打开时伴随而来的阴道扩张，是她们对妇科检查焦虑和不适的根源。但是，这是一个非常重要而实用的器械。正是借助这个看起来极其简单的工具，妇产科医生才能够对阴道、宫颈和盆腔进行全面的检查，并且经阴道实施各种手术和操作。

当然，窥阴器的使用终归不是一件令人愉快的事情。尤其对于有盆腔痛、性交痛的内异症患者，使用窥阴器很容易引发疼痛，甚至唤起痛苦记忆。如果再加上医生手法不够温柔细致，妇科检查简直像一场酷刑。所以，今天的医生们也想了很多的方法来减少患者的不适。

在我做住院医师的年代，窥阴器都是由金属制造的。每天早晨，门诊的护士要给各个诊室准备好各种检查用器械、棉签、纱布等。一大桶消毒好的金属窥阴器掂起来很重。检查患者使用过后，护士负责清理干净，再送去供应室消毒，如此反复使用。这些窥阴器一般是中号，能够用于各种体型的妇女。另外，在检查台上的消毒缸子里，还特别放了几个型号特殊的窥阴器，用消毒水浸泡着。其中有一种特别细小，专门给绝经后阴道萎缩的老年女性使用。

记得我刚毕业的那一年，老主任黄宗诚教授带着我给一位 80 多岁的老人家做妇科检查。黄教授一边给我讲"爱伤观念"，一边特别选了最小号的窥阴器，涂上石蜡油，一步一步讲解窥器的正确使用方法。可惜现在的医院只提供一次性塑料器械，只有大小两个尺寸，再也见不到那样细小的工具。对于阴道萎缩非常严重的女性来说，这种塑料器械的确让人不舒服。医生们也想了一些办法，来减轻不适感，比如多涂点润滑油。对于有盆腔疼痛的女性，我在日本学习的经验是先直接做双合诊，最后用窥阴器来检查阴道和宫颈，以此减少疼痛触发的机会。

最近这些年，在医疗水平大幅度提高的同时，人们对于就诊的舒适度要求也越来越高。于是，也有研究试图改进窥阴器这个折磨人的用具。一项名为 Yona 的研究项目设计用三片"叶子"取代传统的两片"叶子"，既看得清楚，又不产生更大的扩张力，用硅胶制作使得触感和外观都更令人满意。还有研究者设计了一种装置，女性可以自己把这个钢笔大小的摄像机置入阴道，观察并拍摄自己的阴道照片。总之，折磨人的窥阴器正在被重新设计，妇科检查将不再令人感到焦虑不安。

双合诊 & 三合诊

我们建议有性生活史的女性来妇科门诊看病时做双合诊，必要时做三合诊检查。

由于子宫、卵巢和输卵管位于盆腔深处，为了清楚地触及判断盆腔内有无异常，检查前患者要排空膀胱，取膀胱截石位躺在检查床上。这样检查，不仅可以明确盆腔内脏器情况，还有助于了解直肠黏膜是否光滑，子宫后方直肠窝和后盆腔有无病变。怀疑内异症或者恶性肿瘤时，三合诊检查具有重要价值。

如果你一直受到说不清道不明的盆腔痛折磨，或者疼痛以肛门坠胀痛、排便痛、性交痛等为突出特点，或者医生通过双合诊发现子宫活动差、与周围有粘连感、子宫后方触痛结节明显时，那么你患 DIE 的可能性大，三合诊就更加必不可少了。病灶小时，甚至 B 超检查、MRI 检查也难以提供具有诊断价值的信息，但是医生的"金手指"已经能够为你做出诊断，并立刻开始疼痛治疗了。

内异症患者的盆腔检查能发现什么呢？

内异症盆腔最突出的特征是"粘连"。典型的表现是：子宫后倾固定在盆腔里，子宫后壁下方可扪及触痛结节。这里主要是直肠子宫陷凹、子宫骶韧带和直肠所在地，也是内异症和 DIE 最好发的部位。如果你有卵巢有巧克力囊肿，通过妇科检查可触及一个与子宫粘连的包块，与表面光滑的一般良性囊肿不同，巧克力囊肿突出的特点是粘连，边界模糊，活动受限。

三合诊则可以触及子宫后方的小结节，了解子宫和直肠粘连的严重程度，以及肠管是否受累和受累严重程度。另外，阴道有内异症病变者，通过阴道窥器窥诊可以看到局部隆起的小结节或紫蓝色斑点，最多见于阴道后穹窿宫颈后方的位置，这里如果不仔细看，常常被忽略。

内异症病变还有一个特点是"浸润"，病灶像树根一样向周围组织（如盆底腹膜、韧带、肠管、输尿管等部位）侵袭。这时候，有经验的医生，凭借他的"金手指"，甚至能够获得比高级仪器检查更多的信息，这对疾病严重程度的判断和诊疗计划的制订，起到非常重要的作用。

要准确地获知以上体格检查信息，临床医生其实要经历严苛的培训和漫长的经验积累的过程，千锤百炼方可练就"金手指"。建议对妇科检查有排斥心理的女性，还有各种盆腔疼痛，一听医生让她上检查床就万分紧张的女性，不要轻易对医生说出"拒绝检查"四个字，而是趁着难得的机会，请医生为你做全面检查。虽然我们已经拥有了图像非常清晰的 B 超检查和 MRI 检查来辅助诊断，但是，只有在内异症病灶长到一定大小时它才能够被仪器探测到。在疾病早期，除了身体对疼痛的觉察，你能够依靠的就是医生的"金手指"对那些细微病灶的敏锐捕捉了。

雪绒是我在周末门诊值班时无意中发现的一位严重的内异症患者。

她起初就诊只是因为阴道炎，并未提及其他不适，我当时心里还嘀咕：看个阴道炎还要挂专家号！

当取完分泌物做双合诊时，我感觉不对。通过阴道窥器再仔细看，我发现阴道后壁接近后穹窿的部位，黏膜不平坦，有小结节凸起，还有紫蓝色结节，很像内异症病灶。三合诊查一下直肠，发现这个病灶与直肠前壁下段关系很密切。

仔细追问病史，姑娘说痛经倒还能忍受，难以启齿的是性生活过程中和之后的下腹痛。每逢月经期，莫名其妙的肛门坠胀感比痛经更难以忍受。

此前，她做过多次B超检查，子宫和卵巢都正常，找不到疼痛原因。

雪绒的内异症病灶主要在阴道直肠膈。这个部位因为累及阴道后穹窿，和直肠非常靠近，两者之间只是一墙之隔。所以当内异症病灶浸润周边，累及阴道和直肠时，发生性交痛和肛门坠胀痛就很容易解释了。

如果她不是因为阴道炎来看病，如果只是取了阴道分泌物而没有仔细做妇科检查，恐怕她还要继续忍受各种莫名其妙的不适。

两年多过去了，坚持药物治疗的她目前疼痛完全消失，病灶也明显变小。最近一次复诊时她告诉我，新房子装修好搬进去了，她要备孕啦。

逐影寻踪的影像检查

在强调内异症临床诊断和早诊早治的今天，两项影像学技术——盆腔 B 超和盆腔 MRI 具有重要的临床价值。

盆腔 B 超检查

超声技术在妇产科得到广泛应用，首先要归功于英国的产科教授 Ian Donald（伊恩·唐纳德）。

这位教授一直在寻找方法观察母亲体内胎儿的状况。听说金属制造业工人用超声波检测钢铁纯度时，会先将超声波机器对着自己的拇指进行校准（因为骨头和肉对声波的反射不同），Donald 立刻带了一些卵巢囊肿和子宫肿瘤的标本去工厂检查。他将这些标本的超声图像与一大块牛排的图像对比后，对结果十分震惊，并将此发现写成论文 The Investigation of Abdominal Masses by Pulsed Ultrasound（《腹部包块的脉冲超声波研究》），发表于 1958 年的 The Lancet（《柳叶刀》）杂志。

几十年过去了，他发明的这项超声技术在医学各个领域已经得到广泛使用。技术不断改进，机器不断更新，专业超声医生的诊断水平也在大幅度提高。

如今，盆腔 B 超检查已成为妇科门诊最经常使用的一项无创检查技术，价格低廉，操作方便。可以说，妇科医生离不开超声检查。很多大医院的妇产科都专门开设了妇产科超声室，配备了专职妇产科超声医生，来满足日益增长的临床需求。我们前面说到还有约 10% 的内异症患者没有疼痛症状，须知不痛也不一定是好事。这时定期的健康体检就变得更加重要。B 超就是一种非常便捷而有用的工具。

一旦医生怀疑你是内异症，他最常开具的检查单是盆腔 B 超。对于有性生活的女性，我们推荐做经阴道超声，无性生活者做经直肠超声检查，比经腹 B 超辨析度更好、更准确，也省去了喝水憋尿的准备工作。

B 超检查是诊断卵巢巧克力囊肿和膀胱、直肠内异症的重要方法。典型的卵巢巧克力囊肿呈圆形或椭圆形，常常与周围组织特别是子宫粘连，囊壁厚而粗糙，囊内有细小的絮状光点。其敏感性和特异性均在 96% 以上。有经验的 B 超医生都能比较准确地做出诊断。B 超检查还能看囊肿内部有无乳头状结构和血流情况，排查恶变的可能。

但是对于肠管受到累及、粘连严重合并 DIE 者，B 超医生就需要一定的临床经验，才能够做出判断。我曾看过不少外地来京的患者携带当地的报告单，明明体格检查里有 DIE，但是 B 超报告单对 DIE 未做任何描述。这可能与 B 超医生对 DIE 不熟悉有关。临床医生应该在申请单上标注体格检查的情况，提醒 B 超医生关注肠管和子宫的关系，有无合并存在 DIE。看多了，B 超医生自然也就熟悉了。这也是临床医生和辅助科室相互配合，共同进步的一个方面。

前面雪绒的例子比较特殊，她做了多次做 B 超检查也没有发现异常，是因为病灶发生位置确实较低，临床医生的申请单也没有提供必要信息，而阴道直肠膈这个部位又不是 B 超医生必须扫描的区域，所以很容易被忽略。另外，对于患有 DIE 的患者，我们推荐常规做泌尿系统超声检查，了解有无输尿管受累及甚至肾积水的情况。

盆腔 MRI 检查

有时候，患者手握一沓外院的 B 超检查单，对就诊医院提出再做 B 超检查表示不能理解。这是因为 B 超检查有一定的主观性，与操作医生的经验有一定关系。如果将 B 超检查结果作为治疗决策的重要依据，临床医生们自然对 B 超诊断的准确性要求很高。

妇科还经常使用的一项非常有价值的成像技术，就是 MRI。MRI 技术在 20 世纪 60 年代和 70 年代用于医学成像，2003 年的诺贝尔生理学或医学奖即为了"表彰 MRI 的发现"。MRI 能够清晰地显示软组织、骨骼和软骨的组织解剖结构，用于评估病情，比 CT 看得更清楚。在 MRI 检查过程中，患者不会暴露在可能具有潜在危害的 X 射线下，只需要面对强磁场，所以如果体内有金属，就不能做这项检查。

内异症医生大多也是 MRI 的阅片高手，如果能带片子来就诊，就可以省去重新拍片的麻烦了。MRI 软组织分辨率很高，非常适合显示女性生殖系统解剖细节和病变。通过多个层面和多角度的成像，我们可以清晰地看到子宫和卵巢的结构。近年来 MRI 的应用在子宫腺肌病分型方面有重要的价值，可以清楚地看到腺肌病病灶的大小、部位，以及是局灶型还是弥漫型。子宫、卵巢和肠管、膀胱的关系，粘连程度和范围如何，也均能显示清晰，具有优于超声检查的诊断价值。卵巢巧克力囊肿是陈旧出血所形成的囊肿，根据成像信号的不同，可以较准确地与卵巢肿瘤鉴别。即便是几毫米的囊内乳头，MRI 也能够清晰地显示，对于巧克力囊肿恶变的诊断来说价值很高。

在我们既往的认知中，对于多数妇科良性疾病（如子宫肌瘤、子宫腺肌病、巧克力囊肿等），B 超检查是最常用的检查手段，而 MRI 检查应用得不多。甚至有些医院的放射科医生也不太了解。读了以上内容，你就会了解，针对复杂内异症、子宫腺肌病、卵巢巧克力囊肿及 DIE 等合并存在的患者，MRI 有诸多优势。医生可根据你的具体情况，为你选择不同的辅助检查。

当然，无论是 B 超检查还是 MRI 检查，都是"逐影寻踪"，我们还是要结合临床表现、体格检查、化验结果等综合判定。

表 3-6-2　以患者为中心的临床诊断标准

临床症状	具有以下 1 种或多种症状可以临床诊断内异症： 1. 痛经，影响日常活动和生活 2. 慢性盆腔痛 3. 性交痛或性交后疼痛 4. 与月经周期相关的胃肠道症状；以及与月经周期相关的泌尿系统症状 5. 合并以上至少 1 种症状的不孕 ● 同时评估相关的泌尿系统和消化系统的症状
体格检查	子宫后倾固定、附件可扪及活动度欠佳的囊性肿块，阴道后穹窿、直肠子宫陷凹、宫骶韧带痛性结节、阴道后穹窿紫蓝色结节
化验检查	CA-125 可作为内异症辅助检查项目
影像检查	对于卵巢和 DIE，超声检查敏感 ● 首选经阴道超声检查或经直肠超声检查（无性生活者） ● 复杂内异症，子宫腺肌病评估，可行盆腔 MRI 检查

注：参考 2021 年《子宫内膜异位症诊治指南（第三版）》。
● CA-125 水平检测对早期内异症的诊断意义不大
● CA-125 水平升高更多见于重度内异症、盆腔有明显炎症反应、合并子宫内膜异位囊肿破裂或子宫腺肌病者
● 可疑膀胱内异症或肠道内异症，术前应行膀胱镜或肠镜、经肠道超声检查并行活检，以排除器官本身的病变特别是恶性肿瘤

第七章
关于手术，
你应该了解的知识

提到手术，你脑海里首先会想到主刀医生，雷厉风行，挥洒自如，手到病除，这与内科医生注重病情分析、依靠药物治病的风格有很大不同。

其实，近年来很多内科专业开展了手术治疗，比如心内科（心血管内科）的介入治疗、消化内科的胃肠镜微创治疗等，内科系统外科化成为一种潮流，人们对内科医生的印象也有很大改变。而外科医生在注重手术技术的同时，越来越注重疾病的全面管理，如恶性肿瘤手术后的化疗、内异症手术后的药物治疗，它们都具有内科疾病管理的特点。内外科不再像以前那样泾渭分明，外科医生如果只管做手术不做疾病管理，充其量只能算作"开刀匠"，远远不能跟上医学发展的步伐。

谁是优秀的手术医生？

每一个立志要成为外科医生的年轻学子，在接受外科培训时都会牢记带教老师满怀激情地讲述的外科医生的特质："鹰眼、狮心、妇人手"——拥有鹰一般犀利的眼睛，雄狮般强大的心脏，以及妇人般灵巧的双手（The Surgeon should have the eye of the eagle, the heart of the lion, and the hand of the woman）。"这一说法大约出自古老的欧洲，至今仍作为外科培训箴言激励后辈成长。

在日本留学时，我了解到日语里有一个词"鬼手仏心"（鬼手佛心），也是用来描述外科医生的，据说来源于佛教经典。日本权威的辞典《广辞苑》是这样解释的："外科医生手术时切开身体，看起来像妖怪一样残酷，但这样做是出于佛祖般想要拯救患者的慈悲心肠。"我想，这和汉语中的"妙手仁心"有异曲同工之妙吧。作为外科医生，拥有对患者的爱、同情和慈悲的心是首要的。

年轻的你，被告知得了内异症，需要做手术，定然是忧心忡忡，彷徨无助。除了担心完全陌生的医院环境，充斥着痛苦呻吟的病房，你更担心手术的风险——万一卵巢功能毁了，万一再也不能怀孕了，万一手术后很快复发……带着这些"万一"、忐忑和无助，你就要住进医院，在被麻醉后昏睡过去，在自己什么也不知道的情况下听从医生安排，这简直等于把性命交托出去，你要把自己托付给谁呢？

还是建议你参照"梅奥标准"和"妙手仁心"的法则，寻找你信任的医生。一位优秀的手术医生，在手术台上理应镇定自若、技术高超、指挥有度，是手术成功的灵魂人物。而团队伙伴密切配合，在围手术期（术前、术中、术后）对患者进行全面细致的管理同样至关重要。评价一个手术是否成功，得从门诊开始。评估是否需要做手术（手术指征），做何种手术（手术方式），什么时候做手术（手术时机），直到入院后知情同意，术前准备，术后护理，乃至长期管理诊疗方案的确定，这些工作和手术台上的操作同等重要。

对于内异症这样一个需要长期管理的疾病来说，整体管理的思想尤其重要。

外科医生想要在手术台上独当一面，一般需要有十年以上的功力，所谓的"十年磨一剑""10000小时定律"说的就是如此。巧手的医生比比皆是，而优秀的手术医生，其风采不仅展示在手术台上，在治疗理念、经验积累和人文修养各方面都更胜一筹。他的临床敏锐性和判断力，他对病情的深刻分析，对患者的尊重、关爱和鼓励，术后对患者身体恢复的密切关注，以及未来诊疗计划的制订，还有对团队各级医生的带教，都会表现出强烈的责任心和高度的专业性，让患者愿意将自己托付出去。就算遇到手术不顺利的情况，或者疾病意想不到的变化，他也会勇于担当，妥善应对。

智慧型患者应该在手术前抓住和医生交流的宝贵机会，将心中的疑惑一一问明白。

医生根据什么决定你的手术？

医生根据什么标准判断你要做手术？

优秀的医生，熟知本领域的最新进展和临床指南，而患者的诊疗方案的依据就是最新的临床指南。

临床指南和医学教科书不同。教科书一般是由该领域较为权威的专家撰写，但不足之处是教科书从编写到出版周期长，知识更新慢，新进展、新技术、新药有时来不及写入教科书，难以满足最新的临床需求。而临床指南则是由权威的学术组织机构牵头，由多位跨学科专家共同撰写，需要汇集文献发表相关疾病的研究报告，审视其科学性和数据质量，相对公正客观，而且根据学科进展，临床指南会定期更新，以便指导临床实践。

当然，临床指南也有局限性，即只能为某种疾病提出大概的诊治方案，不可能覆盖患者的所有情况。医生不能照本宣科，而是应遵循原则，结合具体情况，酌情处理。这时候就要考验医生的临床经验和随机应变能力了。

对于医生来说，患者无论贫富贵贱，职业如何，临床治疗都需要严守规则。所以关于你的治疗，请仔细向医生询问，与其商讨、沟通，不要拿道听途说的理由来挑战治疗规范和医生的耐心。

内异症领域，最具权威的国际指南是欧洲人类生殖与胚胎学会（European Society of Human Reproduction and Embryology，简称 ESHRE）指南。尤其是 2014 年和 2022 年的版本，极大地影响和指导了全球各个国家内异症的临床诊治和研究。中国内异症学界最早在 2007 年发布了《子宫内膜异位症的诊断与治疗规范》，提出了著名的"二十八字方针"——"减灭和消除病灶，缓解并解除疼痛，改善和促进生育，减少和避免复发"，高屋建瓴，言简意赅，至今在临床上仍具有高度指导意义。继 2015 年发布《子宫内膜异位症诊治指南》后，时隔六年，2021 年又发布了第三版指南。从 2007 年至今，芳华十五载，3 版指南，可以清楚地看到为了和国际接轨，中国学者所做的努力、探索，以及发展历程。以患者为中心的诊治思想，越来越多地渗透到内异症诊疗的方方面面。

在临床工作中，我不止一次遇到沟通困难的病例。

CASE

患者 A 卵巢巧克力囊肿直径 6cm，年龄 47 岁，自认为依然年轻，坚决要求保留卵巢，拒绝切除；

患者 B 明明一条输卵管严重积水，影响怀孕，在医生反复解释这样的输卵管已经失去功能，做试管婴儿也影响成功率后，还是坚决要求保留，仿佛留下这条输卵管能增加一份心理安慰；

患者 C 巧克力囊肿长到直径 7cm，不等医生做任何评估和解释，只因惧怕手术会影响生育，就坚决要求吃药治疗。

遇到如此这般固执的患者们，医生是顺应其要求，还是坚持原则呢？大多数医生会选择坚持按照诊疗规范处理，否则后果难料。我一般的做法是，仔细解释，明确告知不当措施可能的弊端和风险，如对方坚决不听从，我也实在无力更正她的观念，就只好让她另请高明了。

如果你准备好了，下一步就请带好你的住院证，跟我一起来到病房吧。

当医生来查房时

你在门诊见到的坐诊医生，通常都是临床经验丰富的专家教授和高年资主治医师。而住院部医生各个年资的都有：教授、主任医师、主治医师、住院医师，教学医院还有很多见习学生、实习学生、进修医生、做课题的研究生等。年轻医生在上级医生的指导下完成各项医疗工作，包括问诊、体格检查、书写病历、开医嘱、联系会诊、交代病情、准备手术、参加手术等。

具体管床的医生最了解你的病情。他们每天接受严格训练，按照章程办事，日久天长，养成了逻辑清晰、思维缜密的职业习惯。年轻医生主要的工作场所是在病房，他们和你交谈最多，相对比门诊时间充裕，能够全面地问诊，完善检查，为手术做好各项准备。请尊重这些"小大夫"，多和他们交流病情，你的大多数问题会迎刃而解，你也会赢得他们发自内心的关照。

每一位医生都是从见习、实习、住院医师一步步成长起来的。毕业不久的医生们要参加各种培训，几乎吃住都在医院，所以称为"住院医师"（resident doctor）。记得我在做产科住院总医师（就是负责管理全科住院医师的"头儿"，完成这个阶段后，才有资格升主治医师）时，科里规定，一周七天要连续在科里干六个 24 小时，只能在周日回家一个 24 小时。这样的生活持续 6 个月，期满合格了轮转到妇科继续做住院总医师。此时工作时间为早 7 点到晚 7 点，并承担产科住院总医师回家的那 24 小时的值班工作。如此，住院总医师一年的时间坚持下来，最大的改变是，下班再也不着急回家了，"以医院为家"名副其实。

病房里细致的工作和相对充裕的时间，能大大弥补门诊工作的不足。特别是面对那些病情复杂、诊断不明的患者时，住院医师出色的工作能为整体治疗方案提供非常有价值的信息和线索。我们曾有一位年轻医生轮转到胸科，得到胸科主任的表扬，并反馈回妇科。原来，胸科收治了一位女性患者，近几年气胸反复发生，多次住院做胸腔闭式引流，非常痛苦，但是始终没有找到原因。这位年轻医生听我讲过肺部内异症相关话题，于是仔细询问病史，发现其气胸发作时间和规律与月经周期有明确关系，于是建议上级医生考虑这是否可能和内异症有关。这一非常重要的建议，解开了困扰患者多年的气胸之谜。很快，经由胸科专家和妇科专家联合会诊，患者的气胸终于得以控制。

术前谈话、手术协议书签字大多由主管医生负责。教授在门诊已经初步确定手术方案，交代了手术相关问题。主治医师经过多年培训，熟知教授工作风格，都能很好地胜任管理病房和病人的工作。有时谈话会由教授坐下来，亲自召集家属一起谈，这常常意味着患者病情复杂，手术风险高。还有一种可能，那就是下级大夫谈话遇到了困难。比如，患者坚持选择不符合原则的手术方式，或者极度纠结、犹豫不决，有时需要请教授亲自出马。还有一种"麻烦家属"，本意是希望努力治好亲人的疾病，但是一知半解又想积极参与，或者疑问过多、戒备心过重，难免出现沟通困难，甚至产生误解。这时的术前谈话就需要主刀医生的巧妙讲解和沟通技巧，以及果断决绝的态度。

早晚查房是我们医生每天必做的工作。很多看过日剧《白色巨塔》的朋友问我，日本医院的查房真这么庄严吗？教授乘坐电梯，下级医生甚至包括副教授则快速跑楼梯，一溜排在病房门口，为的是恭候教授查房。我在日本跟着教授查房时，倒没感觉像电视剧里那么等级森严，也可能是我留学时已经是副教授，在国内带一大伙人查房讲课，对我来说是家常便饭，所以此情此景对我而言并不陌生。

但是记忆中自己刚做住院医师的时候，目睹老主任黄宗诚教授查房时的风姿神采，给自己带来的心灵震撼，至今不能忘怀。黄教授彼时已年近六十，身姿挺拔，幽默爽朗，学识渊博，他说的每一句话在我们听来都是金句，都记在随身携带的小本本上。教授每周三早晨科室大查房，周二大家按惯例加班到很晚才回家，须得把各种病历文书全部准备妥当，背诵所有化验和检查结果。遇到病房里收治了疑难复杂病例，等着教授查房时发表高见的情况，管床医生更得把患者的病史和各种检查准备得滴水不漏。小医生们还向师兄师姐讨教，教授次日查房可能提问什么问题，该如何作答，如若答不上来，会很难过的。

教授查房是一周里的大事。大清早，护士们把病房收拾得一尘不染，病历夹子也摆放得整整齐齐。患者们梳洗干净端坐在病床上"恭候"。医生们按照年资高低依次跟着教授进出妇科病房，连产房助产士、病房护士们也都恭敬跟随，聆听教授大查房。教授提问会从见习学生开始，到年资仅次于他的科室副主任为止，有时我看到副主任也有点局促不安的样子——这排面比大官出巡可要大太多了。

现在，除了专门的教学查房，例行的医生查房变得越来越失去仪式感了。主要是医生们太忙了，都在争分夺秒地干活，早晨匆忙在病房里走一圈，病历汇报也简洁迅速，看看术前术后患者都安稳，之后大家迅速分头行动，很快奔赴下一个战场——手术室。

手术日一大早，手术医生须按时到手术室，有开台时间记录，晚了要被医务处列入黑名单的。手术一台接一台，不知做到几点才能结束。外科医生一周在医院少不了苦干七八十个小时，加班到深夜更是常事。还有夜班、周末值班、写论文、开专业会议等，都是医生必须完成的工作。不过请放心，无论医生们多忙，你都会有机会和医生详细讨论你的病情和手术方案。

所以，要抓住查房这个宝贵的机会，这里我要给你一个重要的建议。早晨医生查房时你会见到主管医生，这是提问最可靠的时间，术前有什么问题、术后有什么不舒服，关于治疗有什么疑问和顾虑，一定要在医生查房时说出来。医生们也会高度重视并尽快处理。我查房时有时会听到来自患者的高质量的问题，会忍不住真诚赞美。我知道这些问题都是患者学习思考后才会提出的，我也会借机给医生们和患者们一起上个小课。

你要做什么样的手术？

内异症手术方式的选择应综合考虑患者的年龄、疼痛的严重程度、病变范围、有无不孕、生育要求、既往治疗史，并尊重患者的意愿，实施个体化的治疗。

基本的手术方式主要包括三大类：

（1）保守性手术：保留生育功能，尽量切净病灶，剔除卵巢内异症囊肿，分离粘连。适合年轻或者需要保留生育功能的患者。

（2）半根治手术：切除子宫和盆腔内异症病灶，保留卵巢。适合不再有生育要求，但希望保留卵巢和内分泌功能的患者。

（3）根治手术：切除全子宫和双附件及所有内异症病灶。适合年龄较大、无生育要求、症状严重，或者经过多种治疗仍无效的患者。

年龄是决定手术方式的重要因素。以临床上常见的卵巢巧克力囊肿为例，直径达 7cm，手术指征很清楚，做什么样的手术最合适呢？同样的疾病，长在不同年龄的患者身上，出现的症状、疾病的严重程度、对生育和生活的影响，乃至治疗目标、手术方式和术后管理可能会完全不同。

CASE

案例 1 18 岁的女大学生。手术方式：卵巢巧克力囊肿剔除，去除病灶，后续进行药物治疗，预防复发，进行长期管理。

案例 2 32 岁已婚女性，有生育计划。手术方式：卵巢巧克力囊肿剔除，去除病灶，促进生育，给予术后生育指导。

案例 3 47 岁，已生育。手术方式：切除患侧附件（输卵管和卵巢）。

案例 1、2 的共同特点是，年轻，手术去除病灶的同时，尽量保留正常的卵巢组织，保护生殖及内分泌功能。而案例 3 是围绝经期女性，手术目标是预防恶变。

假设病情再复杂一点，还是一个直径 7cm 的卵巢巧克力囊肿，但是患者合并了 DIE 和子宫腺肌病。根据不同的年龄、症状严重程度、生育要求，治疗方案相应地也会有变化。

CASE

案例 1 25 岁，公司职员，短期内无婚育计划。手术方式：分离粘连，剔除卵巢巧克力囊肿，切除 DIE 病灶，后续进行严格的药物管理，控制疾病进展。

案例 2 32 岁，已婚女性，疼痛严重，有生育计划。手术方式：分离粘连，剔除卵巢巧克力囊肿，切除 DIE 病灶，术后进行生育指导或者去生殖中心做试管婴儿。

案例 3 43 岁，已婚已育，无生育计划，疼痛严重，有直径达 7cm 卵巢巧克力囊肿的同时，子宫腺肌病变严重，子宫体积大，合并重度贫血。手术方式：可行半根治手术，切除子宫和盆腔内异症病灶，保留卵巢。适合不再有生育要求，但希望保留卵巢和内分泌功能的患者。

案例 4 47 岁，已婚已育，疼痛严重，卵巢巧克力囊肿直径达 7cm 的同时，子宫腺肌病变严重，子宫体积大，合并重度贫血。手术方式：可行根治性手术，切除子宫和双侧卵巢输卵管及盆腔内异症病灶。适合围绝经期病变严重患者。

以上谈到的只是基本术式。临床实际工作中，又有许多具体因素要考虑，比如 DIE 有无浸润到肠管或输尿管、药物治疗经历、既往手术情况、个人意愿等。尤其是生育问题，更是涉及妇科、生殖科、产科，有时还涉及风湿免疫、生殖遗传咨询等相关学科，更需要全面评估，仔细权衡后，由医患双方共同决定治疗方案。

术前和医生谈些什么？

在我做住院医师的年代，大多数患者都很听医生的话，有的患者甚至直接说："医生你说怎么做就怎么做吧。"在术前谈话环节，医生不必过多解释，手术协议书看也不看就签字者也不少。有些年纪大不会写字的，护士长送来红色印章，摁个手印，子女代签一下了事。

时代不同了，医院、医生、患者都发生了很多改变。现代医疗强调医疗赋权，希望医患双方共同决策，以患者为中心开展医疗活动。医生要向患者和家属详细交代病情，签署手术协议书前，必须让患者和家属了解手术的目的、风险和可能出现的并发症，也有责任提供其他可行的治疗方案供患者选择。我一向希望患者和家属能够学习一些内异症基本知识，更积极地参与手术方案的制定和治疗中。这么做往往带来非常好的效果，术后管理变得轻松愉快，患者也会更加积极主动。

对于没有医学背景的患者来说，要在短时间内理解一堆陌生的医学术语，的确是个大难题。很多患者被各式各样的文书，以及医生一连串晦涩难懂的用词，搞得头昏脑涨、心慌意乱，纵有一万个疑问，也不知从何问起，干脆不问了，签字完事。也有患者一知半解，医生问东她说西，对话根本就不在一个频道上。还有选择困难型患者，以及执意选择医生认为不妥的方案的患者，让术前谈话难以继续下去……

如何和医生更好地沟通？

关于手术，建议你围绕以下问题和医生谈话：

（1）对我来说，最佳的手术方案是什么？其他可能的手术方案包括什么？不同手术方案各有哪些利弊风险？

（2）最佳方案最大的风险是什么？如果发生了，有何补救措施？

（3）手术中还可能发现什么？需要做哪些预案？

（4）如果不做手术会怎样？

（5）家属需要做哪些准备工作？

（6）如果没有再生育计划，建议询问：手术后还需要做哪些治疗？

（7）如果希望尽快生育，建议询问：手术后在生育方面有何建议？

如果你以完全信赖的态度将自己托付给医生，毫无保留地将自己的病情、生活状况和生育计划一并告知，积极地告诉医生你的治疗预期，请他帮你分析、定夺，医生就会感觉肩负重任，也会像对待自己的家人一样，凭借自己的专业技能和临床经验，全心全意为你寻求上乘的治疗方案。

当你的情况复杂棘手甚至其他医院都不愿意再接手时，你的信赖和依靠或许就是医生敢于接收你住院，为你继续治疗的最大动力。而他的智慧、胸襟、气度也会令你折服，促使你下定决心再拼搏一把。术中出现意外情况时，医生也会充分考虑你本人的意愿，和你的委托人共同决定对策。但是，即便手术达不到预期效果或者术后恢复不顺利，相信我，任何一个负责任的医生都会感觉难辞其咎，会竭尽全力查找原因，和你共渡难关。

术前你还需要做哪些准备？

术前，医生会和患者及家属做充分的交流，尽可能详细解释病情，并充分告知。越是久经沙场、见多识广的医生，越是懂得敬畏每一台手术，全力以赴做好每一项细节工作。管床医生会根据你的具体病情，做不同的术前准备，作为患者，请你积极地配合。

如果高度可疑 DIE

如果你被高度怀疑存在 DIE 或者有既往内异症手术史，现在复发了不得不再次手术，或者有反复复发手术史，之前还做过阑尾炎、盆腔脓肿之类手术的话，你的盆腔粘连就可能会非常严重。医生和你的谈话会更加严肃、沉重，会特别告知你重要组织器官，尤其是肠管、输尿管、膀胱等脏器损伤的可能性。

这不是危言耸听。内异症本身会导致盆腔内严重粘连，上面提到的这些手术都是会加重盆腔粘连的"臭名昭著"的罪魁祸首。每个医生听到这样的手术史，都会万分慎重地决定是否必须开刀。我多次接手既往有反复复杂手术史的患者，这样的病例常常是盆腹腔完全失去正常解剖结构，肠子、大网膜和盆腔内器官包裹成一团，有时甚至根本都找不到子宫、卵巢和输卵管藏到哪里去了。

每个内异症医生首先是个外科医生。剥除囊肿，须得先把粘连松解开来，才能恢复盆腔正常解剖结构，显露出子宫、卵巢和输卵管。所以，有时候我们说，内异症手术首先要做的是外科活儿——分离盆腹腔内的粘连，保护好重要器官。一旦恢复正常解剖结构，后面就迎刃而解了。

所以，为了手术安全，还没开刀前，就要充分地评估，目的在于做好预案，包括手术台上技术力量、手术器械等的准备。术前的 MRI 检查会将 DIE 和肠管等周围软组织之间的关系显示得非常清晰。必要时，我们会提前和外科医生打好招呼，如有需要，援军及时赶到，会极大地帮助我们安全完成手术。

妇科医生最忌惮的两根"管子"

如果你被评估为浸润严重的 DIE 患者，医生会帮你做好充分的肠道准备。手术前两天，你就要开始清淡饮食。术前一天，要喝 4000mL 看似清澈实则难以下咽的洗肠液，目的就是清空肠道。万一手术中肠管有损伤，便于及时修补。肠管的安全是妇科医生最牢记在心的。所以术后有时也需要禁食禁水，让肠道恢复好再进食。

妇科医生最害怕损伤的除了肠管，还有一根管子就是输尿管。可疑有子宫旁深部浸润病灶时（这里是输尿管途经之处），医生会在术前常规做泌尿系统检查，明确有无输尿管狭窄、肾积水及积水的程度等。考虑到术中可能输尿管损伤风险高时，也可以提前放置输尿管支架以保护输尿管。

卵巢巧克力囊肿手术

卵巢巧克力囊肿和普通的卵巢良性囊肿不一样。其手术技巧和术后管理多年来一直是学界的重要话题。

由于卵巢巧克力囊肿多发生于年轻女性，常合并盆腔痛、不孕，术后面临生育需求以及长期药物治疗预防复发等，全面准确的术前评估和病情告知非常重要。

医生应该在术前做的工作包括以下：

（1）详细解释卵巢巧克力囊肿的特殊性，以及对卵巢功能和生育能力的影响。

（2）对年轻女性抽血检查 AMH 和激素六项。

（3）告知卵巢储备功能情况，以及手术可能产生的影响。

（4）可疑合并盆腔深部浸润 DIE 病灶时，进行泌尿系统检查，明确有无输尿管累及、肾积水及积水的程度等。

（5）对于合并不孕的患者，同时做不孕症相关检查，可行宫腹腔镜联合检查和手术，去除病灶的同时，查找不孕原因，必要时和生殖医生联合确定治疗方案（详见《关于子宫内膜异位症女性生育的一切》）。

（6）对不同年龄患者采取不同处理方案：

① 对于未婚且暂无生育计划的年轻女性，手术的目标是保护卵巢，去除病灶，术后给予药物治疗预防复发；

② 对于有生育要求者，手术的目的则是优先生育，切除病灶；

③ 对于已完成生育计划、病程长，接近围绝经期的女性，手术应当以切除卵巢预防恶变为目标。

总之，要结合患者年龄、婚育状况、生育要求、有无合并不孕、疼痛严重程度、病程长短、复发与否、绝经与否等因素综合评定，确定手术方式和手术时机。

因腹腔镜下囊肿剔除术能够更好地缓解疼痛症状，且复发率低，术后妊娠率高，故为年轻患者首选的手术方式，同时强调卵巢保护。2014 年在巴西圣保罗召开的第 12 届世界子宫内膜异位症大会上，我曾报告了我们团队独创的手术——

稀释的垂体后叶素水分离法（HDP法）剔除卵巢巧克力囊肿，以保护卵巢功能，以后在亚洲子宫内膜异位症大会和多次国内讲座中报告临床疗效（详见《寻找AMH》）。

腹腔镜手术

很多年前我在家里观看腹腔镜的手术录像，我妈妈很好奇地坐在一边，陪我看了一会儿，问了几个问题，当时我都惊呆了，感觉妈妈这个"素人"问的问题还挺高级。

- 病人做手术时不疼吧？
- 为什么肚子里面的东西看得这么清楚？
- 你是对着电视做手术？
- 囊肿这么大，怎么取出来？
- 肚子里面充气多了不难受吗？

……

感谢现代麻醉医学的进步，让患者做手术时不会痛。

一台成功的手术，麻醉医生是第一功臣，不仅让患者处于无痛状态，更保障了在手术过程中患者生命体征的平稳。麻醉医生密切关注手术进展，为术者提供了理想安全的手术条件，不必再像几百年前那样，没有麻醉药，医生只能把患者打昏摁倒，匆匆完成手术。内异症手术常常因为盆腔内粘连严重，累及肠管、输尿管等重要器官，手术创面大，时间长，风险高。有麻醉医生给予患者平稳的麻醉监护，手术医生才能够从容不迫，做出更精准、更稳妥的手术。

腹腔镜微创手术是内异症患者的首选。一般在腹部打 3～4 个洞，直径最大者 1cm。向腹腔内注入二氧化碳气体，使腹部膨隆，而且压力保持恒定，不会增加心肺负担。手术时，体位采取头低脚高位，便于暴露盆腔里的器官。通过摄像系统把腹腔内的情况投射到电视上，并且将图像放大 10 ~ 15 倍，所以我们医生是看着电视屏幕，通过细长的器械来完成手术的。当然，这个电视屏幕不是普通家庭用级别，而是分辨率极高，色彩逼真，且成像系统在出血、手术创面不清爽时能够自动对焦，让术者看得清楚，确保手术质量。

很多患者和我妈妈一样好奇，腹部刀口才 1cm，那么大的囊肿是怎么取出来的呢？剥除囊肿或者切除肌瘤后，我们把标本放到一个取物袋里，再一点点通过腹壁上那个直径 1cm 的切口取出来。如果是通过腹腔镜切除子宫，则从阴道里取出来。有时候大子宫不仅切除困难，从阴道里一点点取出来也很花费时间。像削苹果一样把一个像怀孕四五个月大小的子宫（妇科医生习惯以相当于妊娠周数子宫大小来描述增大的子宫）想方设法从阴道里取出来，既是技术活，也是力气活。

腹腔镜手术切口小，术后几乎没有疼痛，不需要术后镇痛。患者住院时间短，恢复快，几乎不留疤痕，很受年轻女性的追捧。近年来单孔腹腔镜技术发展很快，就是只在肚脐上打一个洞来完成手术。但对于内异症这样粘连严重的疾病来说，操作起来不够灵活。机器人手术操作灵活，能够极大地帮助医生，且免去在腹腔镜手术中持久站立的苦劳，不足之处是现阶段价格昂贵，尚未普及。

还需要补充的一点是，"微创"不仅仅是刀口小。精准手术，达到预期目标，不给患者带来额外创伤才是根本目的。对于一些病例，如果强行在腹腔镜下做手术，不仅达不到预期目标，微创反而会变成"巨创"。有时候，选择开腹做手术也并非医生技不如人。遇到粘连非常严重，手术困难时，适时地中转开腹是明智的选择。是采用腹腔镜还是开腹，抑或是经阴道手术，应根据病情需要决定。选择自己最擅长的手术路径，达到最好的手术效果，方为真正成熟的外科医生。

当你被推进手术室以后

对大多数人来说，手术室当然是个陌生环境。

手术室里面什么样？冷冰冰的四面白墙？闪着灯光、发出单调声音的各种机器设备？口罩帽子捂得严严实实，看不见真面容的医生和护士？……进手术室之前，你肯定做过种种猜测，满怀不安和疑虑，而手术前一晚更像人生大考。

再勇敢无畏的人也会心生恐惧，这是人之常情。病房会常备一点安眠药，必要时给难以入眠的患者吃，术前好好休息很重要。

其实，手术室没有那么可怕，各医院都在竭力改进服务，在保证医疗质量的同时，希望改善患者的手术室体验。

在你被推进手术间，准备开始这一台手术之前，让我带领你先了解一下，医生和护士需要完成哪些核对工作。

（1）核查手术间清洁是否合格；

（2）核对患者从病房到手术室转交接信息是否正确；

（3）确认患者身份是否正确；

（4）确认手术部位和手术标识（妇科腹腔镜手术是在下腹部用马克笔画个圈标识）；

（5）确认患者有无药物过敏史；

（6）确认患者体内有无金属物和首饰（一般病房护士会让患者把首饰全部摘下来，但是也有取不下来的玉镯之类的物件，故所有经手人员都要交接。在此强烈建议，患者自己在住院前把这些事情处理好，以减少不必要的麻烦）；

（7）确认负极板粘贴紧密（手术中使用单双极器械时，术前必须先由护士于患者体表放置负极板加以保护）；

（8）确认患者身体没有接触床的金属部位；

（9）清点并记录手术物品；

（10）确认预防低体温处理；

（11）确认已经采取措施预防压力性损伤；

（12）如有输血，除医生护士核对信息外，再次用 PDA（个人数码助理，一种掌上电脑）扫描腕带确认患者身份。

手术结束后，医生和护士还有很多善后工作：

（1）确认手术器械等物品全部清点正确；

（2）确认填塞于阴道、腹腔等处的纱布取出。如有需带回病房者，记录在案，并于病房取出时再次确认和记录；

（3）确认手术标本已请家属过目、登记在案，并送病理科；

（4）确认医疗垃圾和生活垃圾已严格分类；

（5）确认放置手术刀片、针头等锐器的盒子上已记录时间，并做特殊处理；

（6）确认非本手术间仪器和物品归还到相应部门；

（7）确认手术结束后，请师傅清洁手术间。

……

手术室里事无巨细，还有很多工作我无法一一记录。只有医患双方共同努力，我们方可平安顺利完成一台手术。

手术后你要注意什么？

手术之后，医生会向家属和患者交代手术过程和术后注意事项。

家属们多认为手术"开膛破肚"，难免伤了元气，常常着急给患者"进补"，追着医生问吃什么喝什么。

像我们青岛老乡，喜欢给术后患者喝鸽子汤。记得当时医院周边的饭店都擅长做鸽子汤，家属订做了送到病房来。再就是喝萝卜汤，说是顺气、通气。术后查房，一听患者说拉肚子我就知道大概率是喝了鸽子汤或者老母鸡汤，还有萝卜汤，喝了反而会胀气。

这几种汤，作为医生的我都不喜欢。

其实，术后第一二天，吃喝并不是首要的，因为排气之前吃喝不当反而造成肠道胀气，甚至恶心呕吐。我高度怀疑鸽子汤和老母鸡汤油太重，所以术后胃肠没有恢复好的患者喝了有可能拉肚子。我们会给患者静脉补液体，如果是大手术，会给足能量和电解质，比吃东西强多了。

想办法争取早点排气，后面循序渐进过渡到正常饮食和正常生活，这才是最重要的。

只要不是手术范围特别大，我会很严格地要求患者术后翌日下地活动，争取早排气。内异症患者几乎个个腹腔里都有粘连，虽然手术分离了，但很容易再粘连。术后早活动能否减轻粘连没有确切证据，但是，躺在床上一动不动地"养着"，肯定没什么好处。看到手术范围不大，赖在床上不起来的患者，我会严厉批评，恨不得把她从床上拉起来。腹腔镜手术刀口不大，患者早下地没问题。开腹手术者，若咬牙下地活动，我会大加表扬。越早活动，排气越早，我常在查房时重复一句话：一个健康人在床上躺三天，也变成病人了。

术后体能的恢复，更多要依靠自己活动。咬牙坚持，每一个 24 小时，你都会感受到自己飞速的进步。

第八章
关于药物治疗，
你应该了解的知识

28 岁的依依，失去了一个肾

依依是个高高瘦瘦的内蒙古姑娘，31 岁。

快 5 年了，每隔半年依依从草原家乡来北京找我复查。尽管每次她都貌似乐观地向我报告用药情况，疼痛控制得很好，复发的卵巢巧克力囊肿缩小明显，有一侧已经消失了。但看到她强作笑颜的样子，我还是忍不住暗暗心疼她。

依依第一次联系我是通过线上医疗，她思路清晰，提供的材料很齐全，包括一份详细的手术记录。看得出，当年的手术做得很不容易，除了切除双侧巧克力囊肿、盆腔 DIE 病灶，术中还放置了左侧输尿管支架——当时已经发现由于 DIE 病灶累及出现了输尿管狭窄，所以放置了输尿管支架，保护肾脏。

从记录来看，手术切除彻底，依依按照医嘱在术后打了 6 针 GnRH-a。

依依当初线上问诊是因为疼痛比手术前更严重，卵巢上的囊肿又长大了。我特别注意到她术后半年取出了输尿管支架，但打了 6 针之后，再也没做过正规药物治疗。隐隐感觉不妙，我建议她到当地医院查妇科 B 超、肿瘤标记物、AMH 等项目，同时尽快做泌尿系统 B 超检查，了解输尿管和肾脏情况。

我最不希望看到的结果还是发生了。

除了囊肿复发，她的 AMH 降至 0.5ng/mL，B 超检查单还报告左肾萎缩明显。我让她赶紧来北京，并介绍了我们内异症 MDT 团队泌尿外科的专家，希望还有机会挽救这个年轻人的肾脏。

可惜，为时已晚。

泌尿外科专家评估后说，她的左肾已是无功能肾，只能切除。从此，只剩下了一个肾、卵巢巧克力囊肿复发、疼痛严重的依依跟着我，开始了严格的药物治疗。

所幸这几年治疗效果很好，疼痛消失。只是，当我小心翼翼地问她生育计划时，她说不想了，家里长辈也说了，生不出来孩子没关系，只要不疼了，能好好过日子就很知足了。

明月做妈妈了

9 月，一个初秋的早晨，挺着大肚子的明月来到我的诊室，她刚在隔壁产科做完产检，一切正常，特意来让我看看她的孕肚。

真是为她高兴，明月终于要做妈妈了！

4 年前，明月因为不孕症来找我看诊。除了一个直径 3cm 的卵巢巧克力囊肿，我发现她还有一个更严重的问题——在直肠下段距离肛门很近的位置，长了一个直径近 4cm 的 DIE 病灶。明月这才明白，自己一直忍受着肛门坠胀、便秘和性交痛，原来根源在这里！我告诉她，这个部位的肠道 DIE，手术风险高，有肠管造瘘可能。当年才 27 岁的她一听说手术造瘘吓坏了，立刻要求保守治疗，宁可不生孩子也不做手术。

我建议她采用打针（注射 GnRH-a）联合口服地诺孕素的方案，先保守治疗看看效果。2 年多过去，明月的各种疼痛和不适症状完全消失，DIE 病灶明显缩小，卵巢巧克力囊肿也萎缩到直径 1cm。

明月又重新燃起希望，问我是否可以试着备孕。

我完全同意！

眼见着药物治疗效果非常理想，卵巢功能还挺好，我建议明月赶紧看生殖专家门诊，采用试管婴儿技术助孕。明月在生殖中心又打了 2 针 GnRH-a 降调之后，促排、取卵、移植，一气呵成，非常顺利。

如今明月已经是一个幸福的妈妈了。

依依和明月都是得了个麻烦的病——内异症。依依是双侧卵巢巧克力囊肿，还合并 DIE 累及输尿管，虽然成功地完成了手术，可惜术后没有继续药物管理，导致内异症复发，输尿管狭窄严重，不知不觉中发生了左肾萎缩，最终不得不切除左肾。对于一个年轻姑娘来说，这个结局实在令人惋惜。明月患有卵巢巧克力囊肿合并不孕症，还合并了一个非常棘手的肠道 DIE，但是因为选择了有效的药物治疗，很好地控制了病情进展。后面又经过生殖专家妙手施治，成功怀孕生子。这对于曾经不得不忍痛放弃生育的明月一家来说，实在是一件倍感幸福的事。

年轻的依依和明月还有很长的人生之路要走，而她们的"子宫内膜异位症生涯"应如何度过？

在中国还有大量像她们这样的患者，在内异症诊疗的道路上独自前行。她们对于疾病诊疗或知之甚少，或犹疑徘徊，真正了然于心者只是少数。如何帮助她们提高对内异症的正确认知？如何真正做好长期管理？如何减少内异症对生命健康和生活质量的不良影响？这是医生的使命，也是患者自己的任务，"每个人是自己健康的第一责任人"。

重视药物治疗

叮嘱高血压或者糖尿病患者每日按时服药，做好生活管理，定期找医生复查，是大家很容易接受的内科治疗模式。但是，妇科手术后再给予药物治疗，似乎就没有那么容易实施了。内异症病灶小的时候束手无策，长大了就做手术切掉——在对这个疾病认知有限的过去，"一切了之"的做法曾经大行其道多年，药物治疗没有得到足够重视。

"手到病除"是外科医生立身之本，完成高难度手术后所获得的成就感和幸福感也非他人所能想象，患者一方则认为手术很神秘、很高级，故医患双方都给予高度重视。而对于药物治疗，"手术一把刀"们之中不屑一顾者有之，不擅长激素治疗者亦有之，患者则以为手术成功就万事大吉，再也不用跑医院了。

也有些患者了解到手术后需要药物治疗，但是一听是激素类药物，要长期服用，还可能有副作用，就立刻心生疑虑，抗拒者有之，不能坚持者有之。还有患者本想跟着医生规范治疗，但具体实践起来又不清楚每一步究竟应该怎么做。定期到医院挂号看病实在是一件麻烦事儿。久而久之，关于内异症药物治疗的各种误区、偏见及不规范治疗病例屡见不鲜。

像依依这样的患者，手术虽然做得成功，但术后除了打了 6 针再无下文，也没有按时随诊，忽视了长期管理，这是导致她失去一个肾的重要原因。我在诊室里也见过不少年轻女性卵巢巧克力囊肿术后复发，反复手术，卵巢功能严重受损，再无生育机会。翻看这些病历资料发现，大多是由于术后规范的药物治疗没有跟上。细究起来，这些令人心痛的结局和疾病管理脱节、医患双方"失联"，以及对内异症长期管理认识不足有直接关系。

内异症主要发生于育龄期女性，需要手术治疗时，采取的主要是保守性手术方式，保留子宫和卵巢。对于年轻女性，尤其强调卵巢功能保护。矛盾的一面是，内异症是一个雌激素依赖性疾病，是个进展性疾病，只要卵巢功能活跃，术后就有可能疾病再燃，或疼痛复发，或长出新病灶来，恰似"野火烧不尽，春风吹又生"。而且内异症浸润性生长、粘连严重，这一特点导致手术困难，不易切净，对术者手术技术要求高。

据资料统计，如果术后没有给予恰当的药物治疗和管理，总体年复发率约10%，5年总复发率达 40%～60%，50% 的患者需再次手术，还有 27% 的患者不得不经历 3 次以上的手术。因此，除了力争手术中尽可能切净病灶，术后预防复发、避免反复手术就成为疾病管理的重要环节。对于合并有复发高危因素的患者，如发病年轻、盆腔病变严重、存在 DIE、疼痛严重、初次手术不够彻底、既往手术或药物治疗后复发、未生育女性合并子宫腺肌病等，更需要加强药物管理。

最近 10 多年来，内异症学界通过各种学术形式推广长期管理理念。专家们制定了内异症临床指南和专家共识，一再强调长期管理和药物治疗的重要性。希望本章节的内容，能够帮助身为患者的你认识药物治疗的重要性，认真思考如何积极配合医生做好长期管理。

药物治疗有哪些作用？

1. 应用于保守治疗的患者

有幸得以早诊早治的患者，如果药物选择得当，疾病控制得好，或许一生也无须手术。复杂病例如果药物选择得当，也能延缓疾病进展，控制症状。像前面明月的例子，卵巢巧克力囊肿还合并了很复杂的肠道 DIE。经过两年多的药物治疗，不仅疼痛控制效果令人满意，病灶萎缩明显，而且在妇科医生指导下，在最恰当的时机和生殖专家对接，试管婴儿一举成功，应该说是"一粒小药丸解决大难题"的典型案例。

2. 手术后预防复发

尤其是有高危复发因素者，术后应严格进行药物治疗，减少复发风险。

3. 复发后药物保守治疗

手术后疼痛或病灶再次出现，都属于复发。年轻女性巧克力囊肿复发，反复手术是大忌，可能导致卵巢功能严重受损，甚至衰竭。发现复发后及时给予药物治疗，仍可起到亡羊补牢的作用，避免反复手术的厄运。

4. 难治性内异症疼痛的治疗

因内异症导致中重度疼痛，时间持续超过 12 个月，既往经传统药物治疗效果不佳，或者经手术或反复手术后，疼痛仍不能控制，我们定义为"难治性内异症疼痛"（该定义取自 2021 年《中华妇产科杂志》上发表的研究《地诺孕素用于难治性子宫内膜异位症疼痛的临床研究》）。如果药物选择得当，仍然能缓解疼痛症状，提高患者生活质量。

基于 life-stage 开启长期管理

在漫长的"内异症生涯"里，可以说手术只是人生某一节点上发生的一个事件，甚至是一个可以避免的事件，而药物治疗贯穿始终。手术成功之后，还要加以规范的药物治疗，才能确保整体疾病控制效果良好，使"一生只做一次手术"成为可能。

最大化药物治疗，避免复发和反复手术，就是内异症长期管理的目标。

参考日本学者百枝干雄（Mikio Momoeda）所做的图示，我制作了下图，希望能清晰地将内异症的整体管理思想展示给你。也希望你能够对照自己具体的疾病情况，结合年龄、工作学习计划、婚姻状况、生育要求，在医生指导下，把

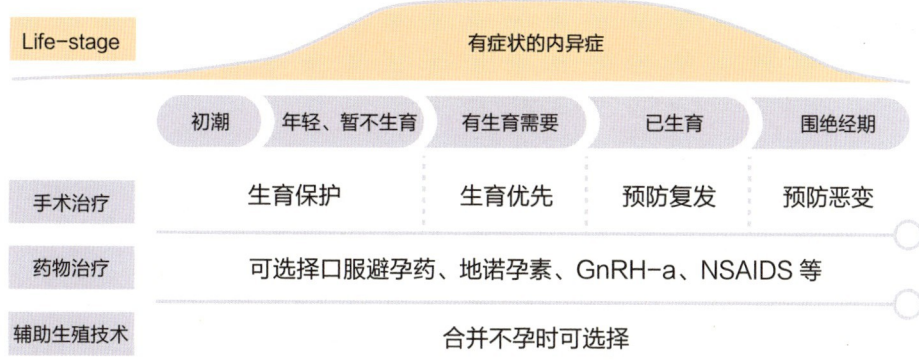

图 3-8-1　基于 Life-stage 进行长期管理

管理的每一步都落到实处，把内异症远远地甩开。在人生的每一个阶段，都过得和健康女性一样，充满活力，光彩照人。

内异症长期管理主要是药物治疗。

激素治疗探索之路

随着对内异症认识不断深入，医生和患者拥有了正确的治疗方向，而不断研发问世的各种新型药物，让我们拥有了更多选择，取得了更满意的治疗效果。与历史上曾经的"想当然"和"尝试性"的激素治疗不同的是，现代内异症的治疗是基于疾病发生机制有针对性地研发和选择药物，不断提升药物疗效，并尽量使副作用降至最低。临床治疗更加注重对患者身体的关照，也更加注重治疗的个体化需求。

"假孕疗法"、"假绝经疗法"和"药物性卵巢切除"

在内异症治疗史上，曾经出现过几个特殊名词，以"假"字起头（英文里以pseudo 为前缀，意思是"假的"），比如"假孕疗法""假绝经疗法""假性雌激素"。实际上这也是医学先辈们探索内异症药物治疗的思想进化史。

Sampson 曾报道，怀孕期间内异症病症减轻，怀孕似乎对内异症治疗有好处。那么，能不能人为地制造一个怀孕的"假象"，让身体以为自己怀孕而"忘记"疼痛呢？受到 Sampson 的启发，1958 年 Robert Kistner（罗伯特·希斯特纳）提出了"假孕疗法"（pseudopregnancy therapy），就是使用药物使子宫内膜萎缩变薄，月经量减少，或者不来月经，造成类似"假孕"的人工闭经状态。自 20 世纪 70 年代起，这种治疗方式开始走向临床，随着各种新药的不断研发和问世，不断调整方案，高效孕激素和口服避孕药成为主要选择，沿用至今。

人们还发现，女性绝经以后，内异症病灶萎缩，疼痛减轻，逐渐消失。于是，"假绝经疗法"应运而生。这种疗法也是通过药物形成闭经状态。最有代表性的药物是达那唑。这是一种雄激素衍生物，能够抑制垂体释放卵泡刺激素、黄体生成素，抑制卵巢合成激素，使子宫内膜萎缩从而模拟闭经。

科学家还发现，如果切除了卵巢，内异症就能够得到控制。那么，可否采用药物抑制卵巢激素至低水平，以达到"药物性卵巢切除"的效果呢？GnRH-a 就可以起到这种作用。GnRH-a 直接作用于下丘脑，能够持续抑制垂体分泌促性腺激素，导致卵巢激素水平明显降低，从而出现暂时性闭经。这种药物的作用效果足以和手术切除卵巢相提并论，故此疗法又称"药物性卵巢切除"。

了解了内异症史上曾经命名的各种"疗法"，想必你大概已经明白，医学先辈们实际上一直试图按照人体 HPO 轴的工作模式进行激素调节，或者试图通过药物使机体处于"无痛"的生理状态，如怀孕或者闭经的假象。不过，硬生生地抑制体内激素水平，或者让一个年轻女性不来月经，想来并不是一件自然和友好的事情。

那么，这些药物又是如何研发、改进并逐步为医生和患者所接受的呢？

药物"进化史"

在雌激素治疗内异症的尝试失败后，又有学者采用甲睾酮（一种雄激素）来缓解疼痛，虽然有一定疗效，但是雄激素副作用多，而且不利于解决生育问题，这一方向的研究也无疾而终。

- 达那唑

达那唑是历史上专为治疗内异症而研制成功的第一种药物，诞生于 1971 年，一度像一颗冉冉升起的新星，这是由于它能够有效抑制疼痛，所以人们对于它的疗效充满期待。然而，达那唑带来的多种副作用，如头晕、头痛、体重增加、情绪波动、痤疮、多毛、声音男性化、血脂和肝功能的异常，导致患者无法坚持长期服药，而且停药后疼痛很快复发，研究者们不得不另觅他途。由于不断有其他类型的新药问世，达那唑逐渐退出了历史舞台。目前临床上仅有少量达那唑制剂使用，人们通过改变给药途径，以（含达那唑）阴道环或阴道栓剂替代口服制剂，来减少副作用。

- GnRH-a

1977 年的诺贝尔生理学或医学奖颁发给了两位美国科学家，Andrew V Schally（安德鲁·V. 沙利）和 Roger Guillemin（罗杰·吉耶曼）。获奖理由是"发现了脑内合成相关的肽类激素"。仅仅在 5 年后，也就是 1982 年，该奖项的转化成果直接用于临床治疗，这就是世界上第一个 GnRH-a——醋酸曲普瑞林，这一药物的问世给内异症治疗带来了革命性的改变。

GnRH-a 是一种人工合成的肽类化合物，作用于大脑中枢下丘脑的 GnRH 受体。奇妙的是，这种人工合成激素对 GnRH 受体的亲和力比人体内天然的 GnRH 高百倍，能够"强行"占据 GnRH 受体而发挥作用，从而持续抑制垂体分泌促性腺激素，导致卵巢分泌的雌孕激素水平明显下降，出现闭经。

之后又有醋酸戈舍瑞林、醋酸亮丙瑞林等类似化合物的合成，这些制剂仅存在个别氨基酸结构的不同，作用类似，故统称为 GnRH-a 类制剂。可以说，GnRH-a 类制剂是内异症药物治疗史上重要的里程碑式药物，40 多年来在世界各国得到广泛应用，临床实践充分证明了其强大功效。多国权威指南均推荐 GnRH-a 为内异症治疗的 A 级证据选项，在 2018 年发布的中国《子宫内膜异位症长期管理专家共识》中，被列为内异症治疗的"金标准"。

GnRH-a 是个长效制剂，缓慢释放，所以每隔 28 日注射 1 次。但是由于 GnRH-a 会导致雌激素水平降低，引起类似更年期的症状，如潮热、盗汗、睡眠障碍、阴道干燥、性欲减退等，所以，一般用药不宜超过 6 个月。及时给与反向添加 ① 治疗能够缓解更年期症状，预防骨质疏松的发生。

GnRH-a 虽然作用强大，但停止用药后，月经很快恢复，疼痛、出血症状会再次出现，前功尽弃，无法长期维持疗效。怎么办呢？口服避孕药和地诺孕素就成为长期管理重要的选择。

● 复方口服避孕药

这里我们说的是短效复方口服避孕药，由低剂量雌激素和孕激素组合而成，是目前全球范围内广泛使用的高效避孕方法之一。避孕药除了能避孕，还有许多"额外"临床益处，如调整月经周期、控制月经量，以及治疗多囊卵巢综合征、痤疮（所以如果你因为青春痘去看皮肤科，医生也可能给你开避孕药）等。由于复

---

① 反向添加（add-back）是一种治疗子宫内膜异位症的方法，根据雌激素作用的"窗口学说"理论小剂量添加激素，将血液中的雌二醇水平控制在某个范围以达到治疗效果。——编者注

方口服避孕药抑制排卵，所含的孕激素成分能够直接作用于正常的子宫内膜和异位内膜，导致内膜萎缩和月经量减少，所以也用于治疗痛经和内异症。又因副作用小，药源方便，使用安全，它被推荐为治疗内异症的一线药物。

避孕药在我国育龄期妇女中的使用率一直很低。究其原因，与对激素类药物的恐惧心理、了解不足或存在偏见有关。实际上，避孕药问世以来，一直在不断改进和发展。新型制剂中的雌激素含量最低仅 20μg，不良反应大大减少；采用不断更新的高活性孕激素，疗效可靠，而且有抗雄激素和抗盐皮质激素的作用，不必顾虑体重增加、水肿、声音男性化等副作用。希望下面的 Q&A（问与答）能够消除你的种种疑虑。

避孕药长期使用安全性的 Q & A

Q：服用避孕药会影响生育吗？

A：不会影响生育。

短效避孕药只是暂时抑制排卵，是可逆的，停药第 1 个月经周期就可以恢复排卵，恢复生育功能。

避孕药不仅不会影响生育，而且有保护作用。除了达到有效避孕，减少非意愿妊娠，减少流产及各种并发症，还能够减少盆腔感染，对输卵管起到保护作用。

Q：避孕药会导致月经紊乱吗？

A：用药期间月经规律，不必担心月经紊乱，而且避孕药还有调整月经周期和控制月经量的治疗作用。

Q：避孕药会增加癌症风险吗?

A：2017 年发表在《美国妇产科杂志》上的一项长达 44 年的随访研究的结果或许能让你安心。

该研究认为健康妇女使用避孕药，可降低卵巢癌的发生风险。首次使用年龄越早，服用时间越长，卵巢癌发生风险越低；避孕药可显著降低子宫内膜癌的发病风险。随着使用时间的延长，它对于子宫内膜的保护作用也增加；关于避孕药使用情况与乳腺癌之间的风险关系，不同研究结论不一致。大多数研究认为，避孕药不增加或轻微增加乳腺癌的发生风险。长期观察随访认为，有乳腺癌家族史的女性，使用后并未增加乳腺癌发生率。

Q：避孕药有哪些副作用?

A：由于避孕药不断改进，因此不良反应较少。用药早期可能出现不规则出血、恶心、乳房胀痛、乏力、情绪改变等。大多数女性用药一段时间后症状逐渐消失。但是，医生应告知使用者避孕药有血栓形成风险，用药前做评估，高龄、肥胖、血栓家族史、吸烟等因素是血栓相关风险因素。但总的来说，年轻女性血栓形成少见。

避孕药是内异症疼痛的一线治疗药物

避孕药可抑制排卵和子宫内膜增生，减少月经量和前列腺素分泌，降低宫腔压力和减少子宫痉挛，对于原发性痛经和内异症相关疼痛的有效率达 75%~90% 甚至更高。

- 轻中度痛经患者，避孕药可作为一线药物，尽早开始治疗；
- 疼痛严重的患者，可先使用 GnRH-a 预处理后，再进行避孕药维持治疗；

- 子宫腺肌病患者，疼痛和月经量增多，也可选择避孕药治疗；
- 内异症手术后，可使用避孕药预防复发。

避孕药的优势是模拟月经模式，突破性出血的机会较少，患者自己感觉每月一次月经，和正常生理状态差不多，所以依从性较好。连续用药可以避免月经来潮，减少激素撤退症状，效果比周期性用药好。

若避孕药治疗效果不满意，或者担心血栓风险，则应改用其他药物治疗，如新一代高效孕激素——地诺孕素。

地诺孕素

地诺孕素是第四代孕激素类药物，从药理机制上来说，地诺孕素是一种"纯净"的高效孕激素。说它"纯净"，是因为在保持了孕激素活性高的基础上，克服了传统孕激素的各种缺陷和令人不安的副作用，不增加体重，不干扰正常的糖脂代谢及电解质代谢。而且，地诺孕素具有更强的内膜转化作用，更容易被人体快速吸收，4天在体内即达到稳态，只要按时吃药，体内的雌二醇水平就会比较平稳。86%的药6天就可被排泄出来，这意味着，停药后很快就可以解除对卵巢功能的抑制作用。临床资料显示，停药后1～43天可恢复排卵。

自首个地诺孕素制剂于2008年在日本上市并用于临床以来，在全球多个国家（包括中国）开展的大量临床研究所获取的数据，证实了地诺孕素疗效高、安全性好，可以长期使用。多个国家的指南均推荐地诺孕素作为内异症治疗的A级证据和首选药物。它在整体疾病管理和阶段性治疗中均起到重要作用，可治疗疼痛，缩小病灶，预防术后复发。近年来的研究发现长期使用地诺孕素能够使卵巢巧克力囊肿萎缩，甚至消失，对于复发的囊肿仍有一定的治疗意义，从而避免反复手术破坏卵巢功能。

地诺孕素为何剂量设定在每天 2 mg？

在医院里，为什么医生给患者服用地诺孕素的剂量都是每天 2 mg（**一天一片**），而不是 1 mg、3 mg、4 mg 呢？

曾经有临床试验专门针对地诺孕素的最佳剂量进行探索。研究者、临床医生和患者们共同努力，证明地诺孕素使用很小的剂量就能发挥很强的孕激素效应，而且副作用少。

研究招募 102 位健康女性志愿者，进行了长达 72 天的药效学研究，每三天监测一次血中的雌激素水平（在此，我们应该特别感谢那些志愿者，每三天就要被抽一次血，为我们提供了宝贵的数据）。理论上，我们最期待治疗中雌二醇水平能够控制在 30 ~ 50pg/mL。这个水平不至于低到骨质流失，也不至于高到内异症进展。结果发现，在 2mg 组中，雌二醇水平是 39pg/mL。这真是一个近乎完美的数字，表明每天 2 mg 地诺孕素对 HPO 轴起到了适度抑制的作用，将雌二醇水平维持在理想范围内。

左炔诺孕酮宫内缓释节育系统

孕激素家族中还有一个出色的产品——左炔诺孕酮宫内缓释节育系统。它本是化学结构上不够先进的第二代孕激素，具有雄激素样副作用，但是研究者们想出了一个非常智慧的做法，就是采用宫内缓释系统使药物在局部释放，直接作用于内膜，减少对全身的影响，从而大大降低副作用。问世 20 多年，该缓释系统一直活跃在妇女健康领域，用于避孕以及治疗子宫内膜增生、子宫腺肌病等。

其他药物

到目前为止，内异症药物治疗主要是激素治疗，存在一定的局限性，如仅抑制病灶而非治愈，抑制排卵而非助孕（如 GnRH-a、OC 等），无法满足不孕症患者同时治疗内异症和不孕的临床期许。而对于卵巢巧克力囊肿、盆腔外内异灶和

DIE 的治疗可选择的药物非常有限。

一些新的药物研发和临床试验正在积极开展，如免疫调节剂、GnRH 拮抗剂、芳香化酶抑制剂、肿瘤坏死因子 -α（TNF-α）抑制剂、血管生成抑制剂和基质金属蛋白酶抑制剂等。非激素类制剂是未来内异症药物研发的重要方向。我们期待更多新药问世。

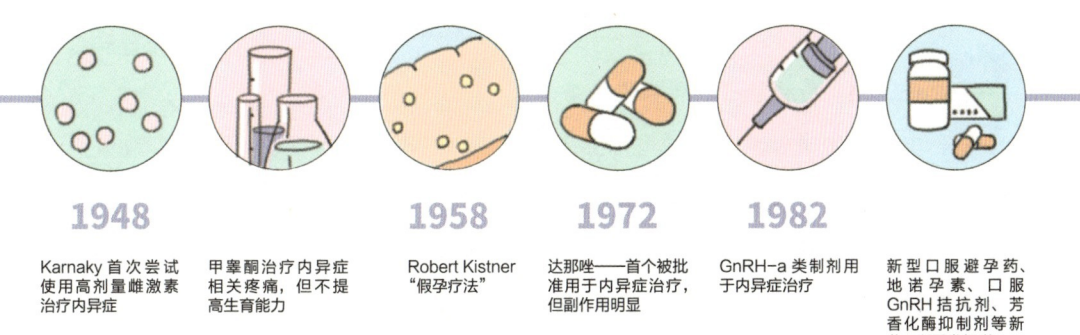

1948
Karnaky 首次尝试使用高剂量雌激素治疗内异症

甲睾酮治疗内异症相关疼痛，但不提高生育能力

1958
Robert Kistner "假孕疗法"

1972
达那唑——首个被批准用于内异症治疗，但副作用明显

1982
GnRH-a 类制剂用于内异症治疗

新型口服避孕药、地诺孕素、口服 GnRH 拮抗剂、芳香化酶抑制剂等新药不断研发问世

图 3-8-2　内异症药物进化史

新药研发不仅仅是医学家和科学家的工作。患者在新药研发的路上也起着非常重要的作用。我曾经推荐患者天天参加一个大型外资医药公司所做的新药研发调研项目。

参加内异症新药研发的调研记录

2020 年夏天，经徐教授的鼓励和推荐，我有幸参与了某外资医药公司针对内异症新药研发的患者调研环节。

新药研发的临床研究分为四期：Ⅰ期是健康志愿者参加的药理学及人体安全性试验；Ⅱ期对新药的有效性和安全性做出初步评价；Ⅲ期是扩大的多中心临床试验，对新药的有效性、安全性进行社会性考察；Ⅳ期为新药上市

后进行的售后调研。

我参与的调研环节是这样的。

2020 年 8 月，我收到医药公司总部发来的邮件。邮件中介绍了该公司正在开发新药治疗内异症，说经北京大学第三医院徐冰教授介绍，了解到我是一名内异症患者，顾问委员会邀请我作为患者参与新药研发，并表示患者的反馈对于新药研发具有重要价值。我回复邮件确认参与，提交个人资料后，很快收到一份协议书，包括授权个人信息以及保密细则等。

前期沟通让我感到流程非常严谨，作为患者我得到了充分尊重和信赖。后期，整个具体调研过程先从问卷调查开始。问卷设计精细，需要在规定时间内一次性完成，提交后无法修改和再次浏览。一个月后，我开始参与集体电话会议调研，与多国多名顾问委员会成员进行交流。

这个群呼采访以团体电话形式在公司会议室连线进行。中方负责接待并帮助我完成采访的人员名叫 Merissa（梅里萨）。她长得很像混血美女，比起优雅的外表，她充满知识的头脑和谦和耐心的态度更是令我敬佩。她向我介绍了内异症药物发展现状，研发新药是为了弥补现有药物的不足。在全球范围内收集患者对于现有治疗的评价、预判患者需求，是研发前期重要的组成部分。在与 Merissa 的交流中，我就自己和病友们治疗过程中，选择各种药物的感受、顾虑、担忧、期待等也做了一些沟通。

疾病治疗过程中，患者和医生配合的重要性毋庸置疑。参加这个项目，让我第一次了解到医药公司在创新研发过程中付出的巨大努力。研发过程也必然离不开患者，患者的参与是评价药物的有效性和安全性的真实依据。患者们常年看病累积的真实数据，对于药品研发、临床试验、审评审批药物过程，都具有重要价值。

患者样本的多样性，对于获取全面信息来说同样重要。在参加调研的患者中，我是一位 30 多岁、内异症手术后、已生育、5 年病龄的中国患者，还有来自另外两个国家的两位患者，一位是 40 多岁，有多次手术，服用过多种药物，另一位 20 岁，经初次诊断但未经手术，正在服药治疗中。

我们对于药物反馈的数据不尽相同。将不同类型患者的需求融入新药研发中十分重要。调研过程中，我们从自身治疗感受、生活质量、经济负担等角度反馈了数据。主办方说患者们使用药物的真实情况，能够极大地协助研究机构进行药物研发。

我们这些"老病号"，常会感慨治病难、药太贵，甚至认为医药公司只看到冷冰冰的效益数字。但是我们大多数人可能都不知道，新药研发者们都是耗费数年心血才找到突破口，实验人员与仪器、动物朝夕相处做海量的对比实验，临床医生与各种数据打交道，反馈药效，最终才能有一些创新与改进，而中途失败的概率和成本损失不是我们能够想象的。

作为一个内异症患者，参加此次新药调研项目，和不同国家患者及研究人员交流，我学习到很多，认识到在新药研发的过程中，患者起着重要的作用。只有切实了解患者需求，才能研发出患者最需要的创新药物，才能更多地造福患者。每每想到我们今天拥有的每一个治疗理念、每一种药物、每一个手术方式，都是医生前辈、研究者和患者们共同探索，经历无数次失败甚至付出生命的代价方才获得的，我就倍感生在当今这个时代是多么幸福的一件事情。

确实如此，每一种新药的研发都历经艰难的探索。即便研发出来，也还有一个被临床医生认识、接受、使用、验证的过程。回想 2004 年在京都第一次从北胁先生那里得知地诺孕素是一种新型孕激素，至今已过了整整 20 年。这 20 年间，整个学界对内异症这一疾病有了深刻的认识，开启了全新的治疗和管理模式，药物治疗的重要性被提到前所未有的高度，对更多新药的研发和使用让人们充满热情和期待。

我和地诺孕素的不解之缘

珍藏的地诺孕素"原末"

第一次知道地诺孕素（Dienogest），是在 2004 年我第一次去日本留学时。

导师北胁城先生给我安排的研究课题是：不同类型孕激素对乳腺癌细胞的影响。这些孕激素包括孕酮、左炔诺孕酮、炔诺酮、米非司酮和地诺孕素。那时的我对于孕激素知之甚少，仅有的一点知识早就还给药理老师了。当北胁先生信手拿过一张纸，寥寥数笔就勾勒出这几种孕激素的化学结构式时，我心中立刻充满了敬仰之情——这是得有多么深厚的功底才能把这么复杂的孕激素结构式都牢记于心啊！先生还说了一句话，让当时的我颇为懵懂，多年以后回忆起来方知意义深远："地诺孕素是一种非常有前景的新型孕激素，未来在内异症领域会大放异彩"。

先生取出珍藏的地诺孕素"原末"（日文，意为化合物晶体），将其稀释后存放在试管里，亲自指导我做实验。这个小小的棕色瓶里的粉末大有来头，原来是被称为"地诺孕素之父"的 Prof. Oettel（厄特尔教授）在 20 世纪 90 年代中期访问京都时赠送给教研室的礼物。北胁先生就用这个原末开始了地诺孕素的独立研究，并于 2002 年在欧洲杂志 *Maturitas* 上发表了研究结果。5 年以后，先生指导我撰写的博士论文也发表在同一杂志上。

厄特尔教授来自一个叫作 Jena pharma 的东德公司。20 世纪 80 年代成功合成地诺孕素，并首次发布数据证明其治疗内异症的有效性，75% 的患者病情得到显著改善，甚至病灶完全消退。可惜当时的政治因素延误了进一步的研究，Jena pharma 后来并入先灵葆雅公司，再后来又成为拜耳药业的一部分，地诺孕素作为内异症领域的重要产品重新受到重视。

地诺孕素基础研究的黄金时代

2007 年我第二次回到日本留学时，正是日本内异症学界积极推进地诺孕素研究和药品上市之时。北脇先生因对孕激素的卓越研究，应邀在日本持田药业举办的纪念发布会上做演讲。2008 年 1 月，持田制药以商品名ディナゲスト获得上市许可，日本成为全球第一个地诺孕素片上市的国家，但该产品只能在日本本土售卖。一年后，拜耳药业的地诺孕素（商品名 Visanne），在马耳他获得上市许可，后陆续在全球 100 多个国家和地区用于临床治疗。

地诺孕素成为内异症学界的"新贵"，一时间风头无两。大小会议学术推广不断，新的研究成果不断发布。2009 年 4 月我第三次赴日做博士后研究时，正值地诺孕素研究的黄金时代。导师和持田制药有一个地诺孕素合作项目，让我在完成自己的研究——内异症恶变项目的同时，作为项目负责人，帮助大学院生（等同于我们国内的博士生）山中熏子（Kaoruko Yamanaka）一起开展该项目。没想到这额外的任务，让我有机会涉猎地诺孕素的前沿研究，并对我日后的工作产生了深刻的影响。

芳香化酶（aromatase）是雌激素合成的关键限速酶，是导师多年来深耕细作、潜心研究的方向，有深厚的前期研究基础。导师设计的方案是通过细胞培养，观察地诺孕素是否能够抑制细胞中芳香化酶和雌激素的水平。我加入课题组以后，建议将前列腺素合成的限速酶——环氧合酶 -2（COX-2）一起研究。

我们留取卵巢巧克力囊肿手术时剥除的囊皮，培养其中的间质细胞。然后向培养液里加入地诺孕素，观察用药后这几个关键指标的变化。我们采用了一种叫作 Sumilin 的立体培养皿。经过连续三个多月不分昼夜的实验摸索，终于成功培养出了球状（spheroid）间质细胞！与传统的单层细胞培养大为不同，它更接近细胞在人体内的生理状态。后面的研究进展非常顺利，达到了预期目标——证实地诺孕素能够抑制芳香化酶、环氧合酶 -2 和前列腺素 PGE2 的合成，从而实现抑制雌激素和前列腺素合成，抑制炎性反应，治疗内异症疼痛的效果。

我们还对如针尖大小的球状细胞团做了精巧的微切割（microdissection），进行免疫组化染色，从蛋白水平上再次证实了上述结论。研究结果令人振奋。在 2010 年 4 月召开的日本产科妇人科学会年会上，山中熏子被列为基础研究组候补赏人选，虽然最终未能拿到大奖，但是当我们将研究成果整理投稿到 *Fertility and Sterility*（《生殖与不育》）杂志时，不出一月就得到"accepted"（接收）的回复！

研究进展如此顺利，和持田制药研究部门的清水丰（Yotaka Shimizu）和三田静香（Shizuka Mita）二位研究人员的全力支持有密切关系。他们在地诺孕素基础研究方面造诣深厚，曾发表多篇论文。清水部长多次一大早从静冈县乘新干线来到京都，帮助我们解决技术问题，当日再乘车返回。三田静香博士则和我通过电子邮件有更多交流。后期由于我忙于自己的内异症恶变课题研究，Real-time PCR 的部分工作由三田博士负责完成。我们通过冷链运输（干冰）将样本送往静冈县，三田博士完全不知道样本内容，只是按照我们的样本标识将实验结果发在持田制药的系统里，我通过密码读取文件进行分析，文件均有 CONFIDENTIAL（机密）字样。

在日本和制药公司的研究人员共事，让我学习到了专业态度、一丝不苟、合作精神和无私奉献。虽然清水和三田二位在研究中付出了巨大心血，但文章署名均是妇科医生在前，他们从未有任何怨言，反而多次真诚地表示能和临床医生合作非常荣幸。

越来越多的证据表明，地诺孕素既通过中枢介导 HPO 轴抑制卵巢功能，又可在局部与孕激素受体高度结合，直接抑制细胞增殖，通过抗炎、抗血管生成和抑制疤痕形成，直接抑制病灶的发生和发展。我们的研究结果也为地诺孕素用于临床治疗提供了科学依据。

北脇教授的 Maintenance Therapy

北脇先生同时还带领我们进行地诺孕素的临床研究。跟着先生看门诊，整理数据，让我对地诺孕素的临床价值有了更多的认识。

北脇先生发现地诺孕素使用 3 个月以后，缓解疼痛的效果堪比 GnRH-a，而且弥补了 GnRH-a 对卵巢过度抑制导致的低雌激素症状，患者都能坚持长期服用。但是，我发现一个问题，即在服药的前期，特别是前 6 个月内，有 70% ~ 80% 的患者出现不同程度的不规则出血。日本医生们解释说这是由于地诺孕素使子宫内膜变薄导致的突破性出血，可继续用药，无须做特殊处理，只要能解决疼痛问题，患者就很满足。

我问导师：日本患者依从性都很高，对于出血问题很少抱怨，中国患者恐怕不容易接受。有什么办法能解决这个令人不快的副作用吗？

2010 年之前，地诺孕素临床研究数据不多。北脇先生有一个独出心裁的 "Maintenance Therapy"（维持治疗）理论，一直用于内异症药物长期管理。具体方案是先注射 4 ~ 6 针 GnRH-a，迅速控制疼痛症状后，后续加用适合长期管理的药物，如口服避孕药。现在，更优秀的高效孕激素制剂来了，可否借鉴

Maintenance Therapy 的理论继续下去？

2009 年 7 月，导师开始了新的地诺孕素治疗模式。果然，先给予 GnRH-a 治疗之后，子宫内膜变薄，患者不规则出血的时间和出血量显而易见地都得到了改善，治疗体验更好了。2 年之后，这项研究发表于欧洲杂志 *European Journal of Obstetrics & Gynecology and Reproductive Biology*。

2014 在天津召开的第 10 届达菲林高峰论坛上，我以《子宫内膜异位症疼痛长期管理》为题，介绍了内异症药物治疗的基本理论和临床应用，并将北胁先生的 "Maintenance Therapy" 理论介绍给国内同行。先生于 2008 年发表的一项研究中，随访时间最长者达 155 个月，堪称长期管理的典范，非常具有临床指导性，带给国内同行许多启发。后来，北胁先生多次被邀请到国内来讲学，和很多专家相熟。长期管理的理念在学界被普遍接受并传播开来，现在患者们也都很熟悉这个概念了。

随着地诺孕素在欧洲上市，来自日本和欧洲同行的更多研究成果，和我获得的第一手研究资料，让我更多地意识到地诺孕素的应用前景，热切盼望有一天中国患者们也能用上。2016 年《中华妇产科杂志》发表了我的文章《子宫内膜异位症治疗药物地诺孕素的研究进展》。这篇文章不仅引起同行的关注，也吸引了患者的目光。有不少患者从中国香港、日本和英国等地买到地诺孕素，来找我询问用法。正是凭借当年跟着北胁先生学来的用药经验，我才有勇气为她们答疑解惑。

终结 "难治性内异症疼痛"

2015 年起，陆续有各地的患者找我咨询有关地诺孕素用药的问题。你可能听说过癌症患者到国外买药回国内治疗，但内异症是个良性病，为什么患者也要费尽苦心像治疗癌症一样艰难用药呢？

从海外买药的患者们都有一部辛酸史。她们面对的是同一个问题——难以忍受的疼痛。大多数内异症患者曾辗转多家医院，经历过多种药物和不止一次的手术治疗，包括 DIE 病灶切除、卵巢巧克力囊肿切除、子宫切除，还有肠管和输尿管 DIE 切除术等，但疼痛仍不能得到控制。还有合并不孕的患者，有反复促排取卵、胚胎移植失败等痛苦经历。部分患者甚至经反复手术后，疼痛反而越发严重，身心健康和生命质量受到极大影响——我称之为"难治性内异症疼痛"。

中国患者从国外购买地诺孕素治疗内异症的历史终于在 2019 年 6 月终结。千呼万唤始出来，地诺孕素在中国上市了！记得那年在杭州召开的子宫内膜异位症大会上，地诺孕素宣布上市。我应邀在上市会上演讲，介绍有关地诺孕素的国外研究进展，并分享自己的用药经验。

感谢这些早年间追随我的患者，她们应我的要求，详细记录用药情况，并按时找我检查和评估。感谢她们无私地贡献自己的临床数据和治疗体验，让我们积累了临床经验，帮助更多患者解除了痛苦。依依（见第 220 页病例）就是在那期间在医疗咨询网站上联系到我。对于她失去一个肾的遭遇，我深深同情，推荐她马上开始服用地诺孕素，希望通过可靠的药物切实控制疾病不要再进展，挽救她岌岌可危的卵巢。而明月则幸运得多，虽然是复杂的肠道 DIE，但是经地诺孕素治疗有效缓解疼痛之后，如愿以偿地怀孕了。

截至 2021 年 4 月，有 75 位患者跟随我服用地诺孕素超过 6 个月，最长时间达 60 个月。我们对其中符合"难治性内异症疼痛"定义的 48 例患者的数据进行了详细分析，报告了她们的用药情况，以《地诺孕素用于治疗难治性子宫内膜异位症疼痛的临床研究》为题，发表于当年的《中华妇产科杂志》。之后，我又多次通过学术会议和讲座，分享我们使用地诺孕素治疗肠道 DIE、卵巢巧克力囊肿以及各种月经性气胸等疑难病例的临床经验和用药体会，分析其作用、副作用及应对方法。

最新消息，《地诺孕素临床应用中国专家共识》将于 2024 年 6 月发表于《中华妇产科杂志》。该共识对地诺孕素的临床应用提供了规范化的指导，并对疗效评价、副作用管理以及安全性等问题进行了深入探讨。我有幸参加了数次专家讨论会，并负责起草疼痛治疗相关内容。相信该共识的发表将为更多中国内异症患者提供精准而实用的临床指导。

爱在左，情在右

转眼又是 4 年多过去。更多的内异症患者来到我身边，作为主管医生，我有幸为她们做手术和治疗，看到她们把疾病管理得很好，像正常人一样生活，我由衷地为她们高兴。2022 年 8 月地诺孕素在中国上市三周年纪念活动时，我再次被邀请发表演讲。我将自己的讲座题为《聆听和记述患者故事，做好内异症长期管理》。除了讲述内异症药物治疗新进展，报告地诺孕素用药现状，我更想和同行特别是年轻医生分享的经验是：患者是独一无二的个体，要提升内异症诊治能力，必须关注患者的医学故事。这些来自内异症真实世界的故事，会让医生和患者携手走得更远。

这个讲座的最后，我以冰心老人的一首诗（节选）结束。

爱在左，情在右，
在生命的两旁，
随时撒种，随时开花，
将这一径长途点缀得花香弥漫，
使得穿花拂叶的行人，
踏着荆棘，不觉痛苦，
有泪可挥，不觉悲凉。

第四部分

关于子宫内膜异位症女性生育的一切

第一章
女性的时代困境

记得 2004 年我第一次去日本留学时，听到一个新鲜的名词，"少子老龄化"。说的是日本社会已经进入严重的低出生率和老龄化状态。年轻一代出现了"低欲望"，对于社会地位和富裕生活不积极追求，甚至对恋爱和结婚也失去了兴趣。用我们今天的话来讲，就是"躺平"吧。日本政府采取了很多对策，如育儿补贴、鼓励"婚活"（相亲活动）等，还对从事ハイリスク（意思是"高危"）专业的妇产科医生给予加薪，来保障母婴工作。

没想到十几年后，生育率持续走低的问题在我国也成为公众关心的热点话题。在总体人口老龄化加剧的同时，国家统计局在国新办（中华人民共和国国务院新闻办公室）发布会上的数据，令人不安地看到，我国育龄女性中，内部年龄结构区域老化明显。年龄在 20～34 岁的女性，是处于生育能力旺盛期的人群，但是 2021 年统计数据显示，这个年龄段的女性人数减少约 300 万，这意味着，至 2030 年新生儿出生率会继续下降，出生率持续走低成为关乎国计民生的大事。

从医学角度来讲，女性最佳生育年龄客观存在。研究表明，25～34 岁女性自身的孕产并发症和胎儿异常，都处于风险最低谷，因此，将 35 岁定为"高龄产妇"和"普通产妇"的分界点。如果能在这期间完成生育，当然是好的。但是现实生活很难照着生物学教科书安排。现代独立女性都很明白，事业发展机会不会因为你要生孩子而等着你，职场不会因为你是女性而优待你。尽管不愿意被生育问题绑架，但是，在生育和事业发展之间，女同胞们有时也不得不做出选择和妥协。同时，年轻人婚育观念变得更加多元化，要不要生孩子，选择什么时候生孩子，也成为个性化的人生选择。

由于内异症可导致女性生育力下降甚至不孕，身为"半个"不孕症医生，我特别关注时下年轻人对生育的想法。很多妇科疾病的诊治中都有必要在询问生育计划后，再和患者讨论具体治疗方案。我发现，即使是大都市的年轻人，明确表示未来丁克家庭者也还是少数，大多数女性还是有生育计划或者希望未来有生育机会的。尤其是在内异症门诊，既有大量因遭遇了生育难题而热切求治者，也有许多治疗成功后特地回来和我分享幸福和喜悦的病友。

翻看她们的诊疗过程，我常掩卷沉思，如何从专业角度帮助她们权衡好身体状况、治疗需求、家庭计划、职业发展等因素，制订出合理的诊疗计划，做足准备，迎接一个新生命的到来？对于那些暂时还没有遇到 Mr.Right（对的人），婚育计划还不能提上日程的女性，我们又应该如何帮助她们保护好生育力，等待命定的那个人到来之后，再一起顺利地走上生育之路？

如果你正徘徊在想要生育或者不孕治疗的路上，希望本章节的内容能够帮助你、鼓励你，迈出正确的那一步。

探寻女性生育自由

如何更合理地规划自己的人生，不被婚姻和生育任务裹挟？对身体有充分的认识，真正理解自己的身体和规律，这才是通往女性生育自由的必经之路。

在妇产科诊室里，医生们能非常明显地感觉到造成当下生育困境的重要因素——晚婚晚育。这是一个日益凸显的社会问题，"90后""00后"正在成为新的婚育主体。这些年轻人大部分成长和工作在城市，受教育年限长，就业压力大，对于婚育问题有自己的价值观，尤其是女性对职业发展的担忧等因素，使得越来越多的年轻女性选择推迟结婚和生育计划。也有不少女性认为自己年轻，身体好着呢，不着急生孩子，将结婚生育计划一拖再拖，并未意识到自己在生育方面可能已经存在障碍。直到结婚以后想要孩子而没有怀上，到医院里检查，医生诊断出不孕症，才着急想知道自己到底哪里发生了问题。

这也是导致今天的妇产科医生的工作内容与三十年前大不相同的原因之一。

世界卫生组织对不孕症的定义

育龄夫妇在无避孕情况下，有正常性生活，同居 1 年或以上而未孕者，称为不孕症。不孕症分为原发性和继发性两大类。既往从未有过妊娠史，未避孕而从未妊娠者，称为原发性不孕；既往有过妊娠史，而后未避孕超过 12 个月而未孕者，称为继发性不孕。

不孕症还有一个广义的定义，除了不能自然妊娠，还包括不能平安度过孕期获得活产。

30 年前我读大学的时代，教科书上不孕症发生率是 2% ~ 5%。那时门诊很少见到因为原发性不孕来求治的患者，反而是因意外怀孕来做流产的年轻人排长队。流产室的护士老师苦口婆心地对手术后的患者做宣教，要好好避孕，不要把流产当作避孕手段。但是，2016 年国家卫计委（现中华人民共和国国家卫生健康委员会）等发布的《中国不孕不育现状调研报告》显示，近年来不孕症已攀升至12.5% ~ 15%。不孕症越来越成为影响女性健康、家庭和婚姻的重要问题。

是什么原因导致了不孕症？为什么不孕症发生率不断升高？

不孕症是由于生育功能出现了障碍。可能由多种病因导致，如内分泌失调、性功能障碍、女性生殖系统疾病，以及其他因素，包括炎症、免疫、肿瘤、理化、环境、精神心理等。

近年来，导致不孕的原因构成发生了明显变化。过去更多见于流产后导致的盆腔炎症、输卵管阻塞、子宫内膜损伤，而现在临床上最为棘手的是那些合并了严重的内异症、免疫系统异常，还有找不到原因，反复助孕失败的患者。

想不想生孩子，和能不能生孩子，是两个维度的问题。对于内异症患者来说，更应该了解自己的身体，了解内异症对生育的影响，方可从容应对可能面临的问题。

第二章
备孕与不孕

得了子宫内膜异位症，还能备孕吗？

好种子配沃土，萌芽初启，生机盎然。但是对于内异症患者来说，不只是种子（卵子）的产生部位——卵巢和土壤—子宫，周遭环境也都遭遇了打击。内异症对女性生育力的影响，是全方位和多因素的。从卵子质量、输卵管对受精卵的运输，到子宫内膜容受性和盆腔微环境，各个环节都遭遇了困难。

不过，如果问题发现得早，处理得当，患者仍然可以像正常人一样经历怀孕—分娩—哺乳，而且，这一过程可能使内异症病灶萎缩甚至消失，具有重要的治疗意义，可以说是最好的没有副作用的治疗。如果病情进展到复杂棘手的程度，处理起来就会瞻前顾后，畏首畏尾，即使怀孕了，孕产期也可能面临重重困难，步步惊心。

在没有避孕的情况下，夫妻同房的第一个月，怀孕的可能性有 20%，也就是说，5 对夫妻中有 1 对可能成功，同房 6 个月可能性达到 40%。而内异症患者由于各种因素的影响，怀孕的节奏可能比健康女性慢了半拍，我们称之为生育力下降。如果控制了疼痛，或者通过手术切除了卵巢巧克力囊肿，内异症患者自然怀孕仍有可能。

毕竟内异症合并不孕症的比例是 40%～60%，还有约 50% 的内异症患者能够自然怀孕呢。门诊上我时不时会遇到这样的问题："医生，我得了内异症，还能怀孕吗？""我能备孕吗？"我常常鼓励那些年轻的女孩儿，如果卵巢巧克力囊肿不大，痛经不重，可以积极备孕，顺利怀上孩子的话，本身就是一种很好的治疗。不过，我也曾经去产科会诊过孕期发生卵巢巧克力囊肿破裂的病例，疼痛程度和破裂后的炎症反应比非孕期女性的表现更复杂，非常棘手，处理时母子双方都要顾及，必须小心翼翼。至于是否带着囊肿怀孕，要听一听医生的具体分析，大囊肿还是先做手术为宜（有关手术治疗的优势见下文）。

还有患者听说怀孕以后内异症病灶可能萎缩，就计划再生一个孩子。在此我要提醒一句，生育虽然是最好的没有副作用的治疗，但是大前提是有生育计划，否则并不能列为治疗方法。孕期、哺乳期一过，囊肿会再长大，这个作用和打针吃药抑制病灶有点类似。合并子宫腺肌病者症状甚至较之前更严重，所以靠生孩子治病是不现实的。

希望来医院咨询或者求治的你，明确告诉医生你的生育计划。医生会帮助你全面评估夫妻双方的情况，并给予生育指导：是直接积极试孕，还是手术后积极备孕，抑或是直接寻求生殖专家的帮助。

如果你备孕一年以上还没有怀孕，就属于"不孕症"，要积极治疗了。

为何子宫内膜异位症患者不容易怀孕？

内异症对生育过程的干扰是全方位、多因素的，对从排卵、受精到受精卵的运送、着床和胚胎发育等各个环节都产生了不良影响。即使是怀孕后，母胎也还面临妊娠维持困难，生化妊娠、早孕流产、胚胎停育、胎盘异常、早产、胎膜早破、前置胎盘、胎盘早剥等风险。

怀孕，对内异症患者来说，可谓步步惊心。

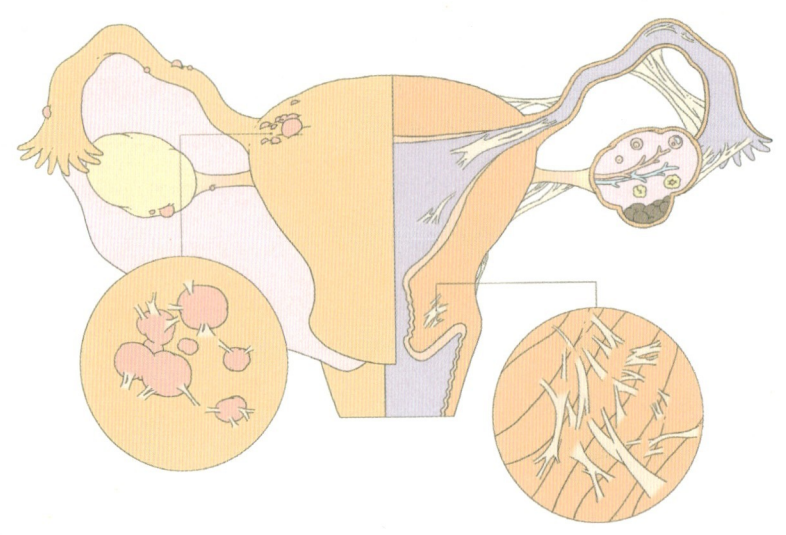

图 4-2-1　子宫内膜异位症全方位、多因素影响女性生育力

（1）盆腔内解剖异常

内异症可导致盆腔内炎症反应、反复出血，造成卵巢与周围组织粘连、包裹，从而影响卵子的排出和卵巢的血供。即便卵巢能够排出卵子，和输卵管近在咫尺，卵子也难以顺利到达目的地和精子相见。这是由于精子和卵子相遇的"鹊桥"——输卵管也和卵巢及周围组织器官发生了粘连，严重者盆腔完全失去正常解剖结构。输卵管就像被五花大绑一般被束缚，发生扭曲甚至阻塞，到盆腔内捡拾卵子的功能受到干扰，也无法通过正常蠕动将受精卵平安运输至宫腔内。

（2）卵巢储备功能下降

除了肉眼可见的粘连和解剖异常，内异症患者盆腔内还悄悄地发生着很多看不见的变化。盆腔内剧烈的炎性反应，使可怜的卵子们生活在恶劣的环境中，在"卵生"的不同阶段，纷纷发生卵泡凋亡、发育异常和排卵障碍。在严苛的炎性环境下，卵巢也发生纤维化，从而使卵巢功能下降。

还有更糟糕的，卵巢巧克力囊肿里面的"巧克力液"不仅仅是陈旧血成分，里面还混杂着大量游离铁、活性氧、蛋白水解酶和炎症因子等，改变了卵泡液的微环境，更容易诱发卵泡凋亡和氧化应激反应，也会导致卵巢储备功能降低。

（3）盆腔内微环境改变

在内异症处于很早期的患者中，并不存在重度的粘连和输卵管卵巢异常，但是为什么也发生了不孕呢？研究发现，即使没有形成大的病灶，早期的盆腔也已经成为内异症病灶和机体免疫力博弈的战场。免疫系统分泌的炎性细胞因子、巨噬细胞、前列腺素，集聚于腹腔液中，试图杀灭内异症病灶，但同时也降低了卵母细胞质量，还抑制了精子活力。更糟糕的是这些腹腔液具有胚胎毒性炎性因子，能够通过输卵管伞端倒灌进子宫腔里，直接干扰胚胎发育。所以，盆腔微环境的改变，就像看不见的杀手，胚胎即使好不容易着床了，最终也难以顺利发育长成健康的胎儿。

（4）子宫内膜容受性降低

子宫内膜容受性是指子宫内膜对胚胎的接受能力。也就是子宫内膜允许胚胎

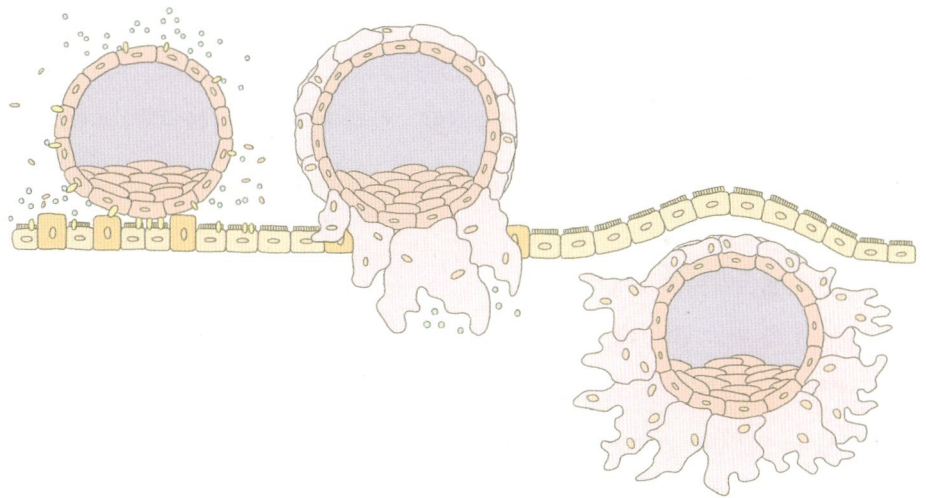

图 4-2-2　正常的孕激素水平保护妊娠过程

孕激素促进子宫内膜向分泌期转化，降低前列腺素合成，从而有利于胚泡植入，促进母胎界面免疫耐受，保护妊娠。而内异症患者存在雌激素相对过剩而孕激素相对不足的情况，使得怀孕的历程变得艰辛。

定位、黏附、侵入并诱导内膜间质发生一系列改变，最终使胚胎植入的状态。子宫内膜就像土壤，如果土壤肥沃，种子就容易发芽、茁壮成长；反之种子就不能健康地成长了。内异症经常合并存在的内膜炎症反应、局部激素紊乱、细胞增殖分化异常、孕激素抵抗等缺陷，导致子宫内膜容受性下降，影响胚胎种植，干扰妊娠结局，导致不孕和流产率增加。

子宫内膜异位症合并不孕，要做哪些检查？

如果你已经被诊断为内异症合并不孕，或者不孕症原因不明，高度可疑内异症所致，那么，请跟随我按照不孕症的基本诊疗路径，做全面的检查和评估。

夫妻双方都要做检查。

女方检查包括：一般健康状况检查、内异症相关检查

不孕症相关检查包括：基础激素水平测定（月经期抽血查激素六项）、卵巢储备功能测定（抽血查 AMH，不受月经周期影响，可任意一天随时抽血化验）、B 超检查动态监测卵泡发育和子宫内膜厚度，及输卵管通畅度检查等，以及排除其他不孕因素。

男方应配合做精液常规检查。

生孩子是夫妻共同的事情。临床上不止一次见过这样的例子，丈夫自认为身体很健康，拒不检查，一直让妻子做各种检查和治疗，迟迟无果。后来发现是男方因素影响了怀孕。近年来数据表明，受生活环境、工作压力和生活习惯等多方面因素影响，男性生育力也在下降，精子的数量和质量都不尽如人意。要提高生育力，男性也要一起加油。

不孕症还有一个广义的定义，除了不能自然妊娠，还包括不能平安度过孕期

获得活产。如有不明原因导致反复胚胎停育、自然流产、死胎、多次体外受精失败、生化妊娠等，建议同时做夫妻双方染色体、甲状腺功能、子宫内膜抗体、免疫相关等检查。

最终，治疗方案的确定，应综合夫妻双方情况、年龄、不孕年限、盆腔内异症严重程度（包括既往治疗过程，卵巢巧克力囊肿大小，是否合并子宫腺肌病或DIE 等）、生育意愿等因素，全面分析，选择手术治疗还是做 IVF-ET（体外受精—胚胎移植，俗称试管婴儿）。

第三章
覆巢之下有完卵

寻找 AMH

对于内异症不孕患者，AMH 是评估卵巢储备功能的重要指标。

现在，对于 AMH 的临床应用，不只是生殖医生，连妇科医生们也都很熟悉了。不过，回想起当年千方百计寻找 AMH 试剂盒做研究，积累临床数据，到国际会议上发言，也是经历了不少困难和波折呢。

2009 年春天，我第三次回到日本京都，继续博士后研究。在某次会议上，我听到长崎大学妇产科的北岛道夫博士（Dr Michio Kitajima）介绍"卵巢储备功能"这个概念，可以通过一个标记物——AMH 来测定，激发了我浓厚的兴趣。北岛先生还介绍，卵巢巧克力囊肿可能影响卵巢储备功能，而不恰当的手术操作会加剧这种不良影响。

在日本，不孕症的治疗除了在大学附属医院进行，还有很多患者选择去私立的不孕症治疗中心或诊所。在东京、大阪都有很多这样的机构，规模不大，但技术水平很高，新技术很容易开展。AMH 检测首先在这些生殖机构得以实施。我的导师北胁先生告诉我日本的收费一次是 7000 日元，我还认真地换算了一下折合人民币多少钱，中国患者是否负担得起。

完成博士后研究回到青岛。我当年带的硕士研究生江楠是个思维缜密的姑娘，在手术方面悟性很高，我给她讲了有关卵巢巧克力囊肿手术与卵巢储备功能相关研究的构想，开始寻找 AMH 试剂盒。

我们选取要做卵巢巧克力囊肿手术的患者作为研究对象，采用我后来自己命名的"HDP 法"来做囊肿剔除手术。为了检测这种手术方式是否真正保护了卵巢，我们设计分别在手术前及手术后 1 个月、3 个月、6 个月时，给患者抽血检查 AMH、激素六项，B 超计数窦卵泡数（AFC）等。

病例准备好了，血也抽好了冻存着，但是苦于买不到 AMH 试剂盒。我们通过北脇教授联系了贝克曼·库尔特（Beckman Coulter），又找到了其在中国的代理公司，但是当时试剂盒数量非常有限，只供应国内几家大生殖中心。几经周折，终于在北京大学第三医院生殖中心得到了一个试剂盒。某个周日的下午，我们取出冻存已久的标本，上机检测，这批数据成了江楠硕士论文答辩的重要部分。

再后来，我在上海浦东开设了内异症门诊，越来越多的患者聚集过来。AMH 作为自费检验项目在医院里实施。2013 年 9 月，我接到世界子宫内膜异位症大会的征稿通知。大会有很多版块，我整理了这些年的病例数据，投稿到"Surgery and Ovarian Reserve"Session（"手术与卵巢储备"版块）。很快，我收到大会组委会回信，邀请我做 15 分钟的 oral presentation（口头演讲），并参加 panel discussion（小组座谈）！

2014 年 5 月，就在第 20 届世界杯足球赛的前一月，我独自一人乘坐近 30 小时的飞机，来到巴西圣保罗参加第 14 届世界子宫内膜异位症大会。圣保罗怒放的天堂鸟，炙热的阳光，湛蓝的天空，幽深的小巷，还有美丽的夜晚，至今难以忘怀。在大会上，我展示了我们自创的"HDP 法"剔除卵巢巧克力囊肿的手术录像，分析了术前和术后的 AMH 数据对照，认为这种手术方式有效地保护了卵巢储备功能。国外同行对我的手术方式很感兴趣，会上热烈讨论，提问切磋。能够在欧美学者占主流的舞台上拥有一席发言之地，并且和论文中熟悉的作者们近距离交流，我既兴奋又紧张。

后来我多次参加国内内异症学术会议和巡讲，将我们的"HDP"术式和同行交流分享。再后来，机缘巧合，我来到北京大学第三医院工作。某一天，我到生殖中心检验科请主任帮我分析一批检测的 AMH 数据。突然想起来，我使用的第一个 AMH 试剂盒，和这里有着极大的渊源……

10 年光阴匆匆过去，我们的手术方式经受住了临床考验。采用这种术式，我们帮助了全国各地数千例各式各样的卵巢巧克力囊肿患者，其中不乏生殖专家推荐来的计划先手术再做试管婴儿的不孕症患者，也有术前 AMH 低，术后反而升高的病例，还有不得不再次手术的复发巧克力囊肿患者，无一例术后发生卵巢功能衰竭。2019 年在天津召开的第四届全国妇产科疾病与优生科学论坛上，我做了题为"覆巢之下有完卵"的演讲，报告分享我们的临床经验，呼吁妇科医生做卵巢巧克力囊肿手术时，要注重卵巢保护。AMH 作为一个检验卵巢储备功能的标记物，经历了被中国的妇科医生们认识、争议、接受和应用的过程。妇科医生们不再小看巧克力囊肿手术，尤其对年轻女性的治疗，本着保护卵巢的原则谨慎从事，内异症生育保护的理念在妇科学界有了更好的普及。

做手术，还是做试管婴儿？

内异症合并不孕患者经全面检查和生育力评估之后，根据不同情况，有两条治疗路径可选：

1. 宫腹腔镜联合手术，手术后积极试孕或者做 IVF-ET；
2. IVF-ET。

体外受精（Intro Fertilization, IVF）是将卵子从卵巢取出后，在培养皿或其他实验容器内受精。受孕是在实验室条件下完成，发生于体外，故称之为体外受精。胚胎形成以后，就被移植入母体的子宫里面（Embryo Transfer, ET）。世界上第一位通过人工孕育的婴儿路易斯·布朗（Louise Brown）于 1978 年 7 月 25 日在英国伦敦出生，她的出生受到全世界瞩目，大众媒体称她为"试管婴儿"，从此全世界的人们沿用此称谓。后来，路易丝·布朗长大成人，顺利怀孕并生下了自己的孩子。

中国第一个试管婴儿"萌珠"诞生于北京大学第三医院妇产科。如今萌珠也已经怀孕生了自己的孩子。在世界范围内，IVF 技术被视为解决不孕的神奇技术，为无数家庭带来美满和幸福。

那么，具体到每一位患者，该如何选择？到底是做手术好呢，还是做试管婴

儿好呢?

看过上面的两个选择路径,你也许会这样理解,如果手术不成功,那么最终可能还是要走IVF这条路。就像生孩子一样,如果不能顺产,就直接选择剖宫产吧,反正只有两条路。其实,问题没有这样简单。因为IVF成功与否同样也需要一定的条件。到底选择走哪条路对你来说最合适,无论你初诊于妇科门诊,还是在生殖中心寻求指导,都建议你仔细和主治医生探讨一番。

内异症门诊经常会有合并不孕的患者,当医生解释不同选择路径时,她可能百般纠结,犹疑不决。

DIARY

姑娘33岁,结婚4年从未怀过孕,有痛经但可忍受,B超检查单提示左侧卵巢巧克力囊肿直径3cm,AMH值2.35 ng/mL,丈夫精液常规基本正常。她来咨询怎样才能怀孕。

我告诉她有两个方案可以选择——1.宫腹腔镜联合检查+输卵管通液术;2.试管婴儿,并解释了不同选择的利弊风险。

我讲完后,她一脸愁容,反复追问选择哪个方法最好。我继续解释说,因为你还年轻,卵巢功能还好,疼痛也不是很严重,两个方法都可以尝试。手术后如果能顺利自然怀孕,当然最好,但也有可能试孕不成功,再去生殖中心做试管婴儿;选择直接做试管婴儿,是个以短平快的方式解决不孕的好办法,当然,也不一定一次成功。

似乎我的话充满了空气感,完全没有进入她的耳中。

她嘀咕着:"我去了几家医院,医生也都说过类似的话,可我还是不知道怎么办。"

此后,我和她再一次陷入了对话的死循环。

她："有没有可能这几年我排卵没碰巧，所以还有希望自然怀上？"

我："4年时间足够证明你不孕，建议不要再盲目试孕，应该积极治疗。"

她："2年前我做过输卵管造影，是通畅的，再试试行不行？"

我："内异症造成不孕的因素很多，有时输卵管通畅也是无用的。2年已经足够了，不要再浪费时间了，建议积极处理。"

她："万一手术后怀不上，岂不是白做了手术？"

我："有可能。不过内异症越是早期，手术后自然怀孕概率越高；越耽误时间，病情进展越严重，术后怀孕机会越少。再者，手术能够明确内异症诊断，切除病灶，也有利于下一步的辅助生殖，并不是白做的。"

她："做完手术再打针（指注射GnRH-a类制剂），是不是会耽误我怀孕的时间？"

我："不是人人都要打针，医生要根据术中情况决定术后的具体处理方案。有些患者术后可以立刻开始备孕，有些患者术后打针是为了巩固手术效果，并为怀孕做好准备，还有些患者医生会建议她们尽早去做试管婴儿，一刻也不要耽误。"

她："试管婴儿是怎么回事，要花多少钱？"

我："详情需要请教生殖专家。我先给你简单讲一下……"（此处省略几百字解释）

她："做试管婴儿也不能保证一次就成功？"

我："生殖专家恐怕也不能向你保证一次就成功。不过，你现在卵巢功能还不错，很有希望成功。"

她："都不能保证一次就成功，我应该怎么办呢？"

我：……

怀孕生孩子是件很奇妙的事情。有时候什么原因都查不到，但就是不怀孕。精神紧张、焦虑本身都可能导致不孕。不敢面对、犹豫不决、优柔寡断是内异症患者面临生育问题时常见的表现。作为妇科医生，我深知内异症合并不孕有多么复杂；作为女性，我也深知不孕可能涉及患者的婚姻和家庭关系。我非常理解，在诊室里短短的几分钟时间内，患者很难做出选择。所以学习必要的知识，切实分析自身条件和治疗期待，坦诚地和医生展开理性讨论才是聪明的做法。

为避免你也面临选择困难，我建议你和家人一起，围绕以下问题和医生一起讨论：

- 做手术和做试管婴儿，各有哪些利弊和风险？
- 针对我的具体情况，医生更建议选择哪种治疗方案？依据是什么？
- 我和我丈夫还有影响生育的其他问题吗？要不要同时治疗？

作为妇科手术医生，我推崇辅助生殖技术在内异症合并不孕方面所起到的巨大的治疗作用，也坚信宫腹腔镜联合手术具有诸多优势。重要的是站在患者的立场上，以实事求是和客观公允的态度，向患者解释不同方案的利弊风险，结合实际情况和个人意愿，帮助她选择最恰当的个体化治疗方案。

2022 年《子宫内膜异位症患者生育力保护的中国专家共识》推荐

手术和辅助生殖技术（ART）是治疗内异症相关不孕的主要方法。应根据患者年龄、内异症病变程度、范围和症状、卵巢储备功能及其他不孕因素等综合评估，决定治疗方式。

对于年轻（≤ 35 岁）、卵巢储备功能正常、无其他不孕因素的内异症相关不孕患者，建议首选手术治疗。

对于高龄（>35 岁）、卵巢储备功能低下、存在男方精液异常等其他不孕因素的患者，合并 DIE、疼痛症状不明显的患者，以及复发的内异症患者，应直接进行 IVF-ET。

在以下章节里，我将重点向你介绍手术治疗不孕症的相关知识。如果你犹豫是否选择手术，那么手术的获益和风险都是问题的焦点。建议你围绕以下问题和医生讨论：

- 手术能找到不孕的原因吗？

- 手术能增加我怀孕的机会吗？

- 手术能消除我的疼痛吗？

- 我的卵巢储备功能怎样？我还有手术机会吗？

- 手术对卵巢功能可能产生怎样的影响？

- 我的手术难度大不大？

- 手术如果发生其他器官的损伤，会耽误备孕计划吗？

- 如果不做手术，也不做试管婴儿，还有没有其他治疗选择？

……

宫腹腔镜联合手术是诊断和治疗内异症的重要手段，同时也是治疗不孕的选择之一。

宫腹腔镜联合手术治疗不孕症

手术有哪些好处呢？

- **查找不孕原因，明确诊断。**

腹腔镜下医生能明明白白看到你肚子里的状况。子宫、卵巢和输卵管大小、形态如何？粘连严重吗？是早期简单的腹膜型内异症，还是复杂的 DIE？卵巢是否有巧克力囊肿？有没有合并子宫腺肌病？

- **腹腔镜明确内异症分期，同时做内异症生育指数（EFI）评分** [1]。

分期越早，EFI 评分越高，自然怀孕的可能性越高。根据 EFI 评分的高低，

---

[1] 主要用于预测内异症合并不孕患者腹腔镜分期手术后的自然妊娠情况。——编者注

医生会在术后给予明确的生育指导——是直接做试管婴儿，还是积极备孕尝试自然怀孕。

- **如果是Ⅰ/Ⅱ期内异症，腹腔镜手术能够显著增加你的怀孕机会。**

手术操作不复杂，奇妙的是，有些患者经过"冲冲刷刷"之后就自然怀孕了。奥妙就在于，手术时使用了大量的生理盐水冲洗盆腹腔。这个简单的操作相当于给肚子里面彻底洗了个澡，清除了含有大量异常炎性因子的腹腔液，改善了盆腔内环境，术中同时施行输卵管通液术，使得原本残留于输卵管管腔里的内膜碎片和黏液也一并被冲刷掉。对于精子们来说，输卵管变得像高速公路一样通畅，为其和卵子的相遇创造了好条件。

- **如果是Ⅲ/Ⅳ期内异症，盆腔环境更加不利于自然怀孕。**

增大又粘连的巧克力囊肿使伴行的输卵管被迫扭曲变形，即便是伞端有灵活的触手样构造，也会导致取卵困难的问题。而腹腔镜手术的价值在于切除病灶，纠正盆腔异常解剖结构，特别是切除囊肿后，让卵巢恢复排卵，输卵管恢复正常形态，有利于捡拾卵子，生育率亦会有显著的提高（研究发现，57%的患者在术后6~9个月内怀孕）。手术还有一个大大的获益，就是疼痛得到缓解，卵巢巧克力囊肿破裂风险也降低。另外，术后盆腔干净清爽，如果希望做试管婴儿，生殖专家也易于取卵，减少了操作时囊液污染的风险。当然，这种复杂病例对医生要求也高，要拥有很好的生殖保护理念和手术技巧。

- **做腹腔镜手术的同时，可以联合宫腔镜检查了解宫腔情况。**

宫腔镜是一个细长的镜子，通过阴道、宫颈进到子宫里面，可以看到子宫腔里面的形态、子宫内膜的色泽和厚度、双侧输卵管开口位置是否正常。是否存在宫腔粘连、畸形、息肉、黏膜下肌瘤等影响怀孕的病变。如有不利于怀孕的因素，可用宫腔镜"即诊即治"，检查的同时一并治疗。

手术一般选择在月经干净后3~7天进行，同时行宫腹腔镜联合检查和输卵管通液检查。

需要特别注意的事项

与普通妇科手术有所不同，内异症合并不孕行宫腹腔镜联合手术的目标是优先生育。所以，手术中尤其需要注意对卵巢和输卵管的保护。遇到因盆腔问题而解剖失常，输卵管扭曲或伞端粘连时，要进行精细的手术操作，恢复卵巢与输卵管的正常解剖和形态。强烈建议请具备生殖外科理念和经验的手术者实施手术。如果能在治疗内异症的同时，患者术后成功怀孕，这无疑是完美的结局。但我在临床上也不止一次见到卵巢巧克力囊肿手术后的年轻女性，卵巢储备功能差，生殖专家想尽办法反复促排取卵，都是无果，真是巧妇难为无米之炊。还有囊肿复发者，历经反复多次手术，卵巢功能衰竭，任专家多么有经验都无力回天，实在是令人扼腕叹息。如何保护好卵巢，是每位手术者需要反复思量的问题。

由于不孕可发生于内异症各个期别，因此，不孕手术也可能同时包括多种手术方式，简单如腹膜病灶烧灼，复杂如粘连严重的卵巢巧克力囊肿剔除、DIE 病灶切除等。建议你和医生充分讨论手术的范围、难度、获益和风险，能解决哪些问题，还存在哪些局限性，以及住院费用等因素，权衡利弊、综合考量后再做最后决定。

遇到复杂内异症合并不孕的情况时，我会向患者解释选择手术的利弊风险，也建议她同时去生殖中心专家门诊听取意见，了解选择做试管婴儿的利弊。当然，最好是妇科专家和生殖专家联手，结合具体情况，帮助患者判断、权衡，并做出选择。对于年龄大于 35 岁者，男方合并精液常规异常等符合辅助生殖指征，建议积极行 IVF-ET。而对于年轻、卵巢储备功能好，疼痛严重，或者有反复卵巢巧克力囊肿破裂史者，手术则是一个解决疼痛问题的好方法，可以本着优先生育的目标，给予治疗。

了解了以上内容后，实际上也了解了手术不利的一面。毕竟是侵袭性操作，甚至是高风险手术，对医生和团队技术要求高，有卵巢损伤及盆腔内重要组织器官损伤的风险，术后不一定能顺利怀孕，甚至不幸发生宫外孕等。

再次回到前面提到的 33 岁姑娘，其实她的基础条件还是不错的，无论选择手术还是试管婴儿都很有成功的希望。但是，她的问题在于，自己没有主见，犹疑不定反而增加了治疗的困难。我也见过不少数年来只做检查，迟迟不做治疗的患者，蹉跎了岁月，眼睁睁看着疾病进展，到最后陷入治疗困境。任哪位医生都不会喜欢过于纠结、愁眉不展、不信任医生又要求过高的患者。在诊室里能迅速领悟到医生所说的要点，快刀斩乱麻，并坚定地做出选择的患者，往往也能愉快地进行整体疾病管理。

依据我多年的临床经验，坚定又乐观的姑娘，往往怀孕率更高。我相信信念和勇气也是一剂良药，能够帮助她们越过重重阻碍，修成正果。怀孕生孩子是世间最奇妙的事情，医生的技术、患者的选择，还有运气一起，促成了最后的结局，这大约就是生命的神奇和命运的安排吧。

她们和她们的孩子

稀里糊涂得来的双胞胎

每次看到苗壮成长的小满和小溢，我都会感慨，如此顺利迎来这对双胞胎，安安会让多少历经磨难的不孕症患者羡慕不已。

小满和小溢的降生，就像是由天使护送着来到人间。安安第一次去生殖中心时连门都找不到，在人山人海的队伍中，还没有明白流程是什么，更来不及苦恼和犹豫，就稀里糊涂完成了促排、取卵、移植，一气呵成。

直到有一天，她告诉我："我怀孕啦，是双胞胎！"

回想她第一次来医院找我，是在卵巢巧克力囊肿术后4年，备孕一年却无果。看她的上心程度实在有限，我直接建议："对于巧克力囊肿剔除术后的不孕症，无须多想，赶紧去我们生殖中心做试管婴儿。"

她倒是听话，直接去了生殖中心，按部就班完成一连串检查和流程操作。某天接到医院电话，夫妻二人背着电脑就到了医院，才发现是要移植。懵懵懂懂地完全听医生安排，操作完毕后各自去公司继续开会。

怀孕后，她发现移植那日正当小满节气，于是给孩子取名：小满。

第7周在医院做检查，她接过绿色的B超检查报告单：宫内妊娠，双胎！就这样，迎来了生命中的福杯满溢，哥哥小满和妹妹小溢一起来到了人间。

如今，两个孩子已经4岁了，每逢看到这对双胞胎，我就想起安安的稀里糊涂和完美结局。我把这一切归因于：正确的决策、高超的IVF技术、对医生全身心的信赖，还有一个非常重要的条件——良好的卵巢储备功能。感谢当年的手术医生，很好地保护了她的卵巢功能，为日后做试管婴儿的顺利和成功打下了基础。

天天术后自然怀孕

CASE

前面讲述的参加临床药物调研的那位姑娘，就是天天。

她是一位典型的北京姑娘，开朗大方，漂亮聪慧。她第一次找我看诊时带来了一张体检中心的报告单，想确认是不是卵巢巧克力囊肿。

她很后怕地告诉我，体检之前刚和老公从新西兰南岛旅游回来，干了不少当时以为冒险好玩，后来看来是玩儿命的事——徒步爬雪山、学开飞机，最不敢回想的是从15000英尺高空跳伞……

她开玩笑似的说着后怕，而我看着报告单上直径9cm的巧克力囊肿，心中暗暗叹服：年轻人，无知者无畏呀！一通检查下来，发现这姑娘不仅有囊肿，还有严重的DIE。

一听这个病可能不好怀孕，小两口急了。我说术后是个机会，干脆利索的二人立刻约了手术时间。

术中探查发现，天天的盆腔里粘连得一塌糊涂，DIE比想象中还严重，我一边松解粘连，一边感叹姑娘对疼痛真是能忍啊！术中小心地保护着卵巢剥除了囊肿，将卵巢、输卵管重新归位，同时做了输卵管通液。当蓝色的液体（通液的药物叫作亚甲蓝，蓝色，稀释后用于输卵管通液）从两侧输卵管伞端顺利流出的时候，看着整理一新的盆腔，我决定建议这对年轻夫妻尝试自然怀孕。

用天天的话说，在术后疼痛"清零"的"美况"下，打了三针 GnRH-a，恢复月经后立刻开始备孕。2 个月后大姨妈没有如期光临！自己查尿，看到浅浅的两道杠，立刻跑到医院来找我确认。某一天，宫腔内看到孕囊啦！我由衷地为她高兴，告诉她："好好保存这张报告单，这可是你家孩子人生第一张照片哟！"

不过，我也提醒她，内异症患者怀孕后也可能存在产科高危因素，要和产科专家多交流、多沟通，严格做产检。

孕 25 周时，天天来和我告别，她和家人即将去美国待产，询问我之后的注意事项。我叮嘱了一些，发现她早已特地选了履历上写着专攻内异症的妇产科医生做后期管理。

半年以后，天天再次出现在我的诊室，带来了美国医生的剖官产记录，还说美国医生对我当年的手术很是赞赏，盆腔里很干净，并绘声绘色地讲述了她生产那天有惊无险的故事。

就在孕 37 周 +1 那天，她因为胎盘早剥提前剖官产。不过孩子出生时一切都好，评 10 分满分！而头一天，这个 37 周的孕妇居然挺着大肚子去现场看了一场 NBA（美国职业篮球联赛）比赛！

她自己分析，也许是走动太多、球场太吵……不过我分析，胎盘早剥的发生，除了外界因素，也许和内异症有关。

我鼓励她尽可能延长哺乳期，这会帮助延缓复发。天天说这个建议和她产后母爱泛滥的状况完全 match（相配），十分愿意遵守！

哺乳期两年后，她又开始服药，定期来找我随诊了。

CASE

Lily，产科病房的"常客"

42 岁的 Lily 就没有这么顺利了。

她的诊疗经过如下：

2015 年 10 月，35 岁，因卵巢巧克力囊肿行腹腔镜手术；

2017 年 10 月，结婚 1 年，诊断为"不孕症、子宫腺肌病、内异症"，开始 IVF 之路。

2018 年 3 月至 2021 年 3 月，历时 3 年，历经 3 次促排取卵、5 次移植失败、2 次生化妊娠、1 次胚胎停育。个中酸楚 Lily 说再也不想回忆。

2021 年 5 月，终于 IVF-ET 成功！！！

但，这只是成功的第一步。从此，Lily 和产科结缘，成为产科病房的"常客"。

Lily 从胚胎移植后 20 天开始阴道出血，前 5 个月基本在卧床保胎。孕25 周时终于稳定下来，但满 28 周那天她又突发腹痛，住院保胎稳定下来，出院回家。可不到 1 周，宫缩又开始，只好再次入院。如此反复，家和医院成为"两点一线"。直到孕 35 周 +6 那天，发生了胎膜早破，幸运的是孩子出生顺利，虽然有点早产，但是体重 2700g，养起来也没费多少劲。

苦尽甘来，如今她的孩子 2 岁多了，壮实可人。

有些生命生而坎坷

为什么 Lily 反复经历 IVF 失败、胚胎停育、孕期不稳定，还成了产科病房的"常客"呢？为什么我怀疑天天发生胎盘早剥不一定完全是因为看了一场 NBA 球赛呢？这是由于，内异症可能增加不良妊娠结局风险。

医学进步一日千里，专业划分越来越细，有益处但也有弊端。妇科、产科、生殖科本是一家。然而，生殖专家关注临床妊娠率，妇科专家关注术后疼痛是否缓解，有无顺利怀孕，至于怀孕以后的结局如何，没有继续追踪患者的话，就不得而知了。不同学科之间容易出现脱节。孕妇到产科建档之后，如果只是被当作普通孕妇做一般产检，孕期如出现流产、早产、前置胎盘、胎盘早剥、妊娠高血压综合征（简称妊高征）等产科合并症，有时产科医生也找不到原因，没有意识到这一切的发生可能与内异症有着直接的关系。

来自瑞典、丹麦、苏格兰及加拿大等国家的大规模调查数据表明，内异症患者怀孕以后，可能比正常孕妇面临更多风险。如孕早期发生胚胎停育、自然流产、宫外孕，孕中晚期发生妊高征、前置胎盘、胎盘早剥、胎膜早破、剖宫产风险高，而这些患者的胎儿/新生儿早产、低体重、剖宫产出生、NICU（新生儿重症监护室）住院的发生率更高。亚洲国家（韩国和日本）的数据也显示了同样的结论，并认为因内异症和子宫腺肌病而采取辅助生殖技术怀孕的女性，流产率更高、临床妊娠率更低。中国协和医院的研究也认为，内异症患者发生前置胎盘风险和剖宫产分娩率更高。所以，在一些国家和医院，内异症患者怀孕以后，按照高危妊娠孕妇严格管理。

内异症患者能怀孕已是不易，为什么怀孕以后还可能面临如此之多的风险呢？

这是由于在孕早期，患者盆腔环境中异常因子高表达，卵子质量差，胚胎发育不良，母体又常伴有内分泌失调，合成前列腺素增多引起宫缩，导致流产。子宫内膜在发生"异位"的同时，"大本营"——在位内膜也发生了异常改变，囊胚即使在宫腔内着床，妊娠也可能难以维持下去。

并非到了孕中晚期胎就"稳"了，母婴双方仍面临重重困难。炎症因子释放增加，刺激宫颈管扩张，早发动宫缩、子宫腺肌病宫腔形态失常，以及试管婴儿后多胎妊娠等，都增加了新生儿早产风险。而母体氧化应激增强、胎盘形成不良，容易发生妊高征、前置胎盘和胎盘早剥等。

其实，很多风险是可以及时发现并巧妙规避的。所以，无论是手术后自然怀孕，还是试管婴儿成功，我都建议你早点到产科专家那里报道，在管理上衔接好，做到每一个关键节点都有专家把关，那么你仍然可以获得圆满的结局。

天天的怀孕过程貌似一帆风顺，实际上这也是她认真学习，夫妻二人高度重视的结果。了解到产科可能的风险以后，她做足了功课，请产科专家进行严格产检。至于最后突然发生大出血、胎盘早剥究竟是什么原因，是否也有内异症在其中作恶，我们已无从查证。好在她和家人警惕性很高，救治非常及时，母女平安。

而 Lily 的求子之路充满艰辛，和她高龄（40 岁怀孕生子对于没有生病的女性来说都可算作高龄了）、本身内异症复杂，又合并严重子宫腺肌病有密切关系。尽管存在种种不利条件，但是 Lily 一家仍坚持不懈，在技术高超的生殖专家的帮助下成功妊娠，又有产科专家保驾护航，终于踏过荆棘和泪水，迎来幸福和喜悦。

妇科、产科、生殖专家联手的杰作

CASE

初次见到 38 岁的 Amy，是在 2020 年夏天。

生殖专家推荐她来妇科，说是不孕症，但盆腔情况太复杂，没办法做试管婴儿，建议先到妇科做手术。

了解过病史，看过 B 超检查报告单和 MRI 片子，我简直不敢相信这是一位来自中关村高级白领的肚子！

Amy 说发现子宫肌瘤 9 年，近半年尿频也没在意。这一年肚子硬硬的，还以为自己努力健身，腹肌长起来了。

而我摸到她肚子里有包块高低不平，甚至到了肚脐之上！只有怀孕五六个月的孕妇才会有这么大的肚子！

B 超报告单和 MRI 片子显示她的子宫少说长了十多个肌瘤，最大的一个直径 15cm！更糟糕的是，双侧卵巢还各长了一个直径 6~7cm 的巧克力囊肿，牢牢地固定在盆腔里，和肠子死死地粘连在一起！怪不得生殖专家把她"打发"到妇科来了。这样严重的子宫肌瘤合并内异症，即使不生孩子也得治病啊！瘤子又大又多，为了尽可能保全子宫，为将来生育做准备，我建议做开腹手术。

Amy 一家人二话不说，表示一切全听医生安排。

这场手术引来进修医生们围观。子宫长得实在是歪七扭八，从子宫的外面浆膜下到肌层里面，再到宫腔内多个地方都长了肌瘤。为了减少对宫腔的破坏，做开腹手术的同时，我们还加用了宫腔镜，切除了长在宫腔内的黏膜下肌瘤。

本次手术，一共切除了 12 个肌瘤，小者直径 3cm，大者直径 15cm，直接把手术室里最大的一个盆填满了。

剔净肌瘤、缝好子宫只是手术第一步。

我们又小心分离了盆腔里的粘连，剔除了巧克力囊肿，缝好卵巢，整理好输卵管，看着缝合密实的子宫，干净清爽的盆腔，我既高兴，又有了新的担忧：这样的卵巢，还能取到卵吗？这样的子宫，敢让她怀孕吗？

已经 38 岁的 Amy 对术后自然怀孕不再奢望，但对做试管婴儿充满期待。由于子宫里里外外剔除了这么多个大肌瘤，短时间内我不敢让她去做试管婴儿，怀孕后子宫破裂风险不可忽视。

联合生殖专家，我们先制定了第一步——"一年计划"。

我建议等待一年子宫修复后，再考虑生育问题。等候期间，先做促排取卵养囊准备，再给予药物治疗预防肌瘤和内异症复发。可喜的是，来年 1 月，技术高超的生殖专家一次促排就获卵 12 颗，养成胚胎 8 枚，其中优质者 7 枚！

手术期满一年，经过 B 超和盆腔 MRI 检查，专家们都说 Amy 的子宫形状恢复得很好，"一年计划"算是完成了。可我还是不放心，万一胚胎移植以后孕期子宫破裂可就事大了，又请产科专家做了综合评估，征得同意之后，Amy 回到生殖中心做胚胎移植。

第二步——"二年计划"开始了！

让我们所有的人万分喜悦的是，移植一次成功！2022 年 2 月 4 日，一张显示早孕 8 周的 B 超报告单让我觉得作为妇科医生，我的任务可以暂告一段落，是时候把她交到产科专家手里了。

乐观又开心的 Amy 在产科主任的亲自指导下，开始了细致的产科管理。

产检时她偶尔也顺便来妇科门诊让我看一下。我始终担心，伤痕累累的子宫能否承受孕期的巨大负担，忍不住絮絮叨叨地交代她要少吃少喝、少油少盐，争取让胎儿体重小一点，减少子宫负担，月份大一点生出来更好养，等等。

孕期非常顺利。

孕 37 周那天，Amy 趁我周末值班来到妇科门诊看望我，告诉我产科主任已经开好住院证，她准备住院迎接宝宝啦！我惊讶这个四川姑娘依然苗条利索得很，居然是自己开车来医院的！

2022 年 9 月 16 日，在妇科手术 25 个月之后，Amy 剖宫产生了一个男孩，体重 2900g，母子平安。

我希望 Amy 的故事能让犹豫不决的你生出勇气和希望。在我看来，Amy 的治疗能够获得圆满的结局，是妇科、生殖科、产科医生联手的杰作。而她和家人的全心信赖是促使我们医生团队努力工作的基石。

一切都是最好的安排

CASE

6月的北京，天气炎热。

一位高高瘦瘦的患者走进诊室，刚坐下就激动地说："徐医生，我来向您报喜了！"

她叫晓曦。"我已经怀孕生了，孩子两岁了！我怀孕特别特别难，一直想来向您报喜呢，就是俩孩子太小，来晚了来晚了。"

晓曦一边说着，一边给我看俩孩子的照片：一对龙凤胎，太可爱了！

妇科手术后怀孕的病例很多，我确实记不清楚了。从电脑里调出她的病历，发现我是 2018 年 10 月给她做的手术，当时她的主要问题是严重的盆腔疼痛，诊断是"双侧卵巢巧克力囊肿、DIE、子宫腺肌病、既往巧克力囊肿破裂史、卵巢储备功能降低"。

但是，问题是：当年晓曦 36 岁，卵巢储备功能 AMH 值太低了，只有 0.54ng/mL。我怎么还给她做了手术呢？

按照治疗原则，她这种情况的第一选择是做试管婴儿，而不是做手术。如果手术，有可能导致卵巢功能损伤加剧，甚至出现卵巢功能早衰，之后就更不好取卵了。

晓曦回述："您当时的确反复跟我和家人谈了卵巢功能和生育问题，推荐首选做试管婴儿。不过我那时不仅身体疼痛到难以忍受，情感上也受到严重打击，是我自己强烈要求先做手术，说宁愿放弃生育也要解决疼痛问题，过上正常人的生活。"

下面是晓曦的自述。

记忆中，我从来不知道不痛经是什么感觉。

2016 年底，一个寒冷的下午，我正坐在电脑前工作，毫无征兆地，小腹像撕裂一样痛，痛得我直不起腰来。家人看我脸色苍白，赶紧带去看急诊。急诊医生说肚子这么痛，要先排除宫外孕，可那会儿我连男朋友都没有，怎么可能宫外孕呢？查了 B 超，医生怀疑是巧克力囊肿破裂。挂了消炎药，肚子慢慢不痛了，我就回家了。

结婚后，经期疼痛越来越严重，我没有认真备孕，也没怀上。35 岁的我顶着"晚婚晚育"这顶大帽子，家人不催，自己心里却急得很。

网上得知徐医生是这一领域专家，我随即前往看诊。了解病史后，她看完我各项检查结果，建议我积极备孕半年，没怀上就赶紧做试管婴儿。然而，丈夫不愿意再给我半年的机会，嘴里还小声嘟囔着："怎么找了个这样的？"

各种纠葛一言难尽，还是夫妻缘浅吧，我提出离婚。

不久之后，再次检查发现疾病进展很快，疼痛更加难以忍受，卵巢巧克力囊肿增大，而且卵巢功能明显不好了。深思熟虑之后，我决定先做手术，解决疼痛问题，好好生活，至于生育问题，将来就随缘吧。

2018 年 10 月，母亲陪我做了手术。

术后，各种莫名其妙的疼痛全都消失了。我严格遵照各项医嘱，并定期复查，巧克力囊肿没有复发的迹象，而且 AMH 值从术前的 0.56 升到了 0.64！徐医生很开心说："看来冒险做手术还是值得的。咱们继续加油！"

生活就像一本好看的书，慈悲地向我打开了崭新的一页，我再婚了。

再次找徐医生咨询时，她建议我马上看生殖专家门诊，做试管婴儿是第一选择。

我抱着尝试的心态去了生殖中心，心想努力一次，如果不能成功怀上孩子，我们俩养只小猫也能过余生。

很幸运，我取到了两颗优质卵！终于有一天，"双绒毛膜双羊膜囊"这个陌生字眼出现在我的眼前，我内心竟然如卯时的大海一样平静——我明白这只是阶段性胜利。

果然，艰难的选择开始了。生殖中心专家建议我考虑减胎。高龄（38岁）、子宫腺肌病、复杂内异症术后、双胎。我被贴了个新"标签"：高危孕妇！

但我做了个冒险的决定：既然他们俩同时选择了我，我就哪个也不能放弃。

我们仨一起加油！

我积极参加针对高危孕产妇的各种课程学习，严格管理自己的饮食和生活，孕期也一直做运动。

2020 年 6 月 9 日，孕 35 周 +3。

小腹剧烈疼痛半小时之久。随后半小时里整个世界都平静了，肚子也不疼了。只是，床上热热的，流了很多血，这是要生了？

120 急救车直接把我拉到医院，医生考虑是胎盘早剥，立刻紧急剖宫产。

两个孩子顺利出生了，听到哇哇的哭声，我也忍不住流下了眼泪。

医生告诉我，一个男孩一个女孩。我特别可笑地问医生："能不能把男孩写在前面出生，这样就是哥哥妹妹了。"

医生笑了："本来就是这样出来的！"

对于很多内异症患者来说，无论是生活之路还是治疗过程，都可能面临种种艰难的选择。在晓曦的讲述里，我们看到的是一位乐观向上、热爱生命、热爱孩子、处事果决的独立女性的形象。作为医生，我由衷地钦佩她的人生态度和勇敢选择，治疗上也会尽力给她最中肯的意见和建议。

复诊的时候，晓曦还给我带来了一个精致的相框，我以为是照片，仔细一看，原来是一张彩铅画，是照着我的一张照片画的！用笔流畅细致，让我看到晓曦的真诚用心和画家朋友的真挚笔触，还让我想起四年前的那个国庆节，在黄浦江边和闺密畅聊的美好时光……

在漫长的从医生涯里，有时我被巨大的压力和各种烦忧淹没，又有很多时候，就像收到这幅画时，我又被满心欢喜和无上满足包围。

保护你的生育力

不止一次，有年轻的巧克力囊肿患者问我："听说手术后半年是生育的好机会，可是我连男朋友都没有，距离结婚生子遥遥无期，如果现在做手术，会不会错过生孩子的好时机？是不是等一等再做手术？"

也曾有才貌双全的姑娘，以前做过内异症手术，一想到自己的病可能合并不孕，就心生自卑，胆怯地问我，如果有一天遇到了彼此倾心的人组建了家庭，怎样才能顺利完成生育大事？

还有些姑娘忙于考研读博，想把生孩子的事情放一放，先完成学业，可是也知道年龄不饶人，兼顾学业和事业难两全，询问有没有什么方法能够保住卵巢，不让它衰老。

还有不止一位妈妈，因为 20 岁出头的女儿得了内异症而寝食难安，为她的恋爱婚姻而忧心忡忡，瞒着女儿来诊室或者线上咨询我，询问有没有什么办法保证孩子未来在生育方面进展顺利。

以上问题都涉及一个话题——女性生育力保护和保存。

女性生育力具体是指什么呢？

女性生育力是指女性产生卵细胞、卵细胞受精并孕育胎儿的能力。

由于内异症疾病本身可影响患者的卵巢储备功能，而且这种损害是进展性的，如诊治不及时或者处置不当，可能降低患者的生育力。2022 年 11 月，中国第一个为保护内异症患者的生育力而专门撰写的专家共识发表，提出了生育力保护的策略和具体措施。

- 对于有生育需求者，鼓励积极生育。
- 对暂时无生育需求者，敦促早诊早治，若药物治疗得当，本身就是保护生育力；
- 有生育需求或伴不孕症的患者，可选择手术或辅助生殖助孕。

该共识强调对于所有需要手术治疗的年轻患者，都要注重最大限度地保护其生育力。应根据手术难度分级，由具备相应手术资质及经验的医师实施精确的手术。

作为共识的编写者之一，我参加了数次讨论会。除了生育力保护，对于涉及内异症患者生育力保存的国情和伦理等敏感问题，专家们也进行了深入和慎重的讨论。可选择的方法包括胚胎冷冻、卵母细胞冷冻和卵巢组织冷冻等。但是关于患者获益、风险以及费用和效果等问题尚存在争议，需要更多的研究和探讨。

得遇良缘乃是人生大事，比决定是否做手术要难多了。建议犹豫不决的你，请专业医生一起判定。手术，该做就做，生育机会亦非术后一时。手术是为了去除病灶，控制疼痛，改善生育力。手术做得精细，卵巢保护得好，术后管理得当，一样是为将来生育做好准备。而药物治疗，能够阻断疾病进展，预防手术后复发，避免反复手术，这本身也是生育力保护的重要手段。

佳期不晚，人间正好。

第五部分

当子宫内膜
异位到盆腔外

千奇百怪的盆腔外子宫内膜异位症

终于找到反复气胸的原因

心远来自安徽一个山清水秀的小县城，女儿伶俐乖巧，爱人一心扑在事业上，心远自己本职工作压力不大，业余时间痴迷于乒乓球训练和比赛。一家人过得平静安宁，幸福美满。

CASE

2013 年，心远 36 岁。入秋天凉，她说感觉胸闷闷的，不舒服，就自己开车去了县医院检查。医生一看片子，说这是气胸！情况紧急，需要马上住院治疗。

心远蒙了，怎么会突然气胸？第二天还要参加乒乓球裁判培训呢，还要考证呢……等待了许久的机会就这么泡汤了？插着管子躺在病床上，心远无可奈何……好在年轻恢复得快，很快就痊愈出院了。

第一次气胸，谁都把它当作一个意外，以为和打球发力有关，以后要避免剧烈运动。可随后两年，气胸又发作了数次，间歇时间越来越短，胸闷憋气越发明显。她住过呼吸内科，也去过胸外科。胸腔闭式引流保守治疗不行，还做了胸腔镜手术。

到底为什么发生气胸？连医生都说不清楚原因。

第三次住院的时候，心远想到一个问题：每次气胸发作偏偏都赶上月经来潮，这和月经有什么必然的关系吗？网上一查，有一种病叫作月经性气胸，难道自己就是这种奇怪的病？她找呼吸科主任咨询，大夫说没见过这样的病例；到妇科门诊咨询，也说不好确定。

自己的"瞎想"没有得到专家的认可，病歪歪的心远于是打消疑虑，全力配合医生治疗。想方设法调养身体，山珍海味、滋补养生品吃了无数。然而，仅仅出院一个月，气胸再次发作，这次肺压缩达 90%！憋气严重，简直不能喘气了！

不能再拖了，这次丈夫带着心远去了省城的大医院，决定不再姑息和保守治疗，而是做了开胸手术。无论受多少罪，她都希望这次能彻底治好，永不再犯！

但是，大手术之后的 9 个月，可怕的气胸再次发生。

通过在上海工作的大哥，心远联系到上海同济大学附属东方医院胸外科办理了住院。对着胸科专家，心远再次大胆提出了自己的疑问：每次生病都是在月经期，我觉得自己很像网上说的那种月经性气胸，有没有可能？

这次，胸科专家对疑问非常重视，说马上请妇科医生会诊。

2015 年 4 月，在胸科病房，我第一次见到心远。

这是一位非常聪慧的女性。病史叙述清晰，对于每一次气胸发作和月经周期的关系都有详细的记录。寥寥数语，便让我确认了她给自己下的诊断是正确的。

心远的病是非常典型的肺内异症，她的子宫内膜异位到了肺里。

虽然内异症一般局限于盆腔内部位，如卵巢、子宫和盆底腹膜邻近区域，但很久以来就有观察发现，内异症也可能发生于上腹部甚至更远处的器官和组织，如阑尾、脐、膈肌、胸膜、肺、皮肤、四肢骨骼肌、坐骨神经，甚至曾有报道称在脑、眼眶等部位也发现了子宫内膜细胞。只不过，这些部位发生的内异症病例相对少见。如果说"经血逆流学说"让我们比较容易理解内异症好发于盆腔邻近子宫的区域，那么，远处的内异症是如何发生的呢？和子宫卵巢上的病变又有何不同特点？治疗上采取的方案是否一致？

对于这样一组纷繁复杂的疾病，到目前为止，医学界缺少一个公认的分类标准。有学者以"特殊部位内异症"定义，但是究竟哪个部位特殊，哪个部位不特殊呢？似乎不那么明确。日本学者使用"稀少部位子宫内膜症"一词概括，包含肠道、膀胱、尿管、肺、脐等各部位出现的内异症。欧美学者建议采用盆腔外内异症（Extra-pelvic endometriosis），似乎比较具有概括性和合理性，得到认可。

盆腔内异症限定发病区域为邻近子宫的病变部位，包括卵巢、输卵管、子宫和周围的盆腔腹膜。而"盆腔外内异症"则是指除此之外区域发生的内异症，影响身体更多部位。这个"盆腔外"并非单纯的解剖学定义，相对少见的肠道、膀胱、输尿管等部位也归到这一大类里，在深层意义上涵盖了这些病例的特殊性，和盆腔常见内异症所不同的发病率、病因机制以及临床特征。

盆腔外内异症相对少见，数据主要来自病例报告，女性身体几乎各个部位都可能发生内异症，不过迄今为止尚未见报道过心脏或脾脏内异症病例。

子宫内膜如何走向了"远方"？

这组内异症确切的患病率难以获知。一般而言，10% 的育龄妇女患有内异症，但其中只有一小部分女性被诊断出内异症位于盆腔外。这部分女性的发病年龄段为 34 ~ 40 岁，而普通内异症发病年龄比这一数字要提前 10 年。靠近子宫的器官比远处更容易受累，是不是说子宫内膜细胞走向"远方"、内异症"转移"至盆腔外需要数年的时间呢？还是说有其他的发病原因？

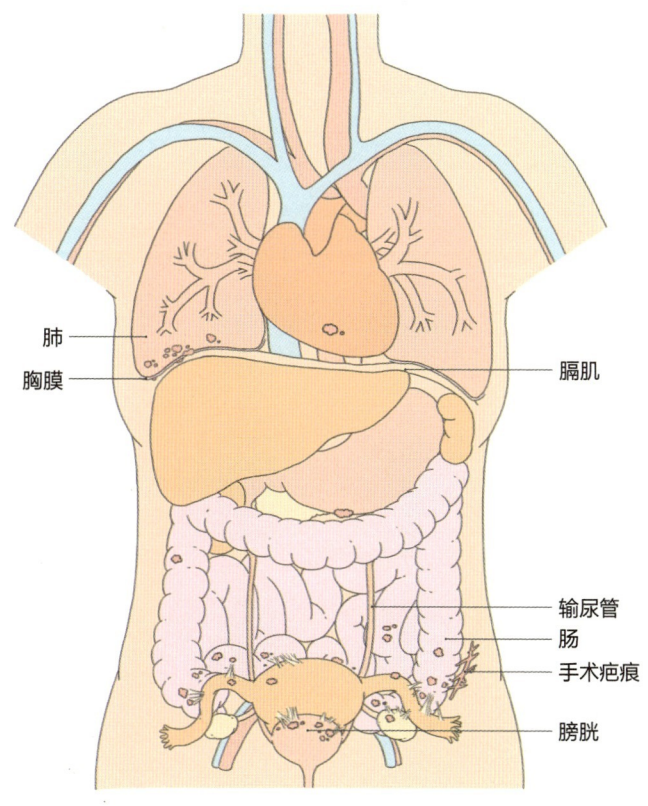

肺
胸膜
膈肌
输尿管
肠
手术疤痕
膀胱

图 5-1-1　盆腔外子宫内膜异位症示意图

子宫内膜异位症也可发生于肠管、膀胱、输尿管、肾、阑尾、手术疤痕甚至更远的膈肌、胸腔、肺等部位。

　　虽然确切的病因尚未被阐明，不过前面介绍过的几个假说也许比较适合解释这组特殊内异症，包括：盆腔腹膜上皮经某种力量作用后发生化生，摇身一变转化成内异症细胞；或者像肿瘤细胞那样，子宫内膜通过血行或淋巴管播散转移到远方；还有可能由于某种神秘的未知物质从子宫内膜释放，诱导某一部位未分化的间质细胞转化为子宫内膜组织；还有手术操作带来的医源性子宫内膜播散，如剖宫产、会阴侧切术后在疤痕部位长出内异症病灶等，这些学说有待更深入的研究和探索。

被误诊误治的她们

普通的内异症如果处理不当，就已经够让人心忧的了，而盆腔外内异症对于医生和患者来说有时更是严峻的考验。

由于病例稀有，随发病部位不同而临床症状千奇百怪，因此长期不能明确诊断，延误治疗甚至误诊误治的病例并不少见。患者当然是哪里不舒服就去哪个科室挂号看病。医生呢，专业划分越来越细，接诊医生对于内异症的熟悉程度和临床敏锐性又各不相同，诊疗水平参差不齐，所以临床治疗经过和治疗效果存在很大差别也就不足为奇了。

这些患者可能并没有典型的盆腔内异症表现，如痛经或者不孕。像心远起初只是感觉"胸闷闷的，不舒服"，症状隐匿，很容易被医生和自己找个理由解释过去，直到后来气胸反复发作，才真正引起重视。由于出现的症状并非妇科问题，所以患者到医院看病，选择的初诊科室往往是发病那个部位的关联科室，而非妇产科。此时接诊医生对于内异症是否了解，就是关键了。"头痛医头，脚痛医脚"的现象是常有的。像心远一而再再而三地因气胸就诊于呼吸内科或者胸外科，甚至连她自己都已经怀疑是不是月经性气胸了，还是没有从医生那里得到专业的答复，只是换着法子治疗气胸。胸腔闭式引流、胸腔镜甚至开胸手术也都做过了，治标不治本，气胸还是反复发作。

如此，心远被原因不明、反复发作的气胸折磨了两年多，经历了各种艰难的治疗，最后通过 MDT 会诊才得到明确诊断。

CASE

详细询问得知心远还曾经做过不止一次卵巢巧克力囊肿的手术之后，我更加肯定了心远的气胸是由内异症导致的。心远每次气胸发作都是在右肺，这一点也符合肺内异症的特点。

为什么多见于右肺呢？可能的解释是：在我们的膈肌（就是腹腔和胸腔之间的那个间隔）上，可能存在先天或后天的缺损孔道，子宫内膜细胞随经血逆流到盆腹腔以后，可能沿着右侧结肠旁沟进入膈下，从这个缺损孔道乘虚而入，进入右侧胸腔，从而导致右侧气胸的发生。气胸症状一般出现在月经开始前 24 小时至月经来潮的 72 小时之内。而心远每次均发生在月经来潮的 24~48 小时内，正是这一重要特点让心远自己疑窦丛生：为什么每次住院偏偏都赶上月经来潮呢？

正是由于心远的疑问引起了上海胸科专家的重视，才有了请妇科医生会诊，以及我和心远的初次见面。此后，我多次在学术会议上介绍这个病例，我称心远是"福尔摩斯"探案，自己给自己下了正确诊断。

我们又邀请影像科专家一起，把心远这几年的胸片全部复习了一遍，排除结核、恶性肿瘤及其他可能导致气胸的原因之后，结合心远还曾经做过两次卵巢巧克力囊肿手术的病史，基本确定心远是由于肺部的内异症导致的气胸。

异位的子宫内膜组织对激素也会激发周期性反应，导致月经期反复发作胸部症状，气胸是最常见的形式，大约占 76%，也有少数患者表现为周期性咳血、胸痛等。

针对心远的病症进行 MDT 会诊后，胸科专家决定先行胸腔镜手术切除了病变组织，并做了胸膜加固术解决气胸。作为妇科医生，我全程观摩，并亲自拍摄了手术录像。可以看到她胸腔内多处粘连，肺组织及后胸壁充血的表现，和盆腔里内异症既有相似之处，又各不相同。术后的病理报告是这样描述的："右肺"符合肺大疱，局部肺泡腔内见破碎的腺上皮。结合患者反复气胸病史，胸膜广泛粘连，部分胸膜可见丰富的滋养血管，患者为月经期，综合考虑诊断为子宫内膜异位症。

心远反复发作的气胸终于找到了根源！

6年之后，在2021年全国子宫内膜异位症大会上，我向全国的妇科医生展示了心远的这段录像。会后不少同行对我说，虽然早已熟悉内异症患者盆腔粘连状况，这还是第一次有机会看到胸腔里面的内异症情况，很是震撼。我还在大会上向同行报告了6年来心远长期管理的情况。

2015年4月胸腔镜手术之后，心远恢复良好。我立即给她注射了GnRH-a制剂。一月之后，由于心远盆腔里还有一个复发的直径6cm的巧克力囊肿和直径5cm的子宫肌瘤，我们又给她做了妇科手术。此后心远一直在严格地进行反向添加治疗的同时，注射GnRH-a长期管理。心远定期往返于县城和上海找我随访。中间我看她病情平稳，一度试图让她中止GnRH-a方案，更换为口服避孕药治疗，但服药至一个月左右时，心远说感觉肺部有不适感。我怀疑避孕药可能不足以控制气胸发作，于是立即恢复"注射GnRH-a+反向添加"的方案，不再做他想。

地诺孕素在国内上市以后，我让她停用GnRH-a，改为长期口服地诺孕素。算起来术后至今8年有余，心远的气胸一直未有发作，盆腔内异症也控制良好，骨骼检查也没有骨质疏松表现。心远高兴地对我说，她期待着更年期的到来，已经做好准备了！

原来不是直肠癌！

如果内异症异位到了肠管，浸润肠壁，就称为肠道 DIE，也会给患者带来很大痛苦。

CASE

2019 年初，盈盈第一次来到诊室，42 岁的她已经被疼痛折磨了十几年。说是胃肠外科的专家推荐来找我，看看是否有其他治疗办法。

盈盈说，痛经倒还能咬牙挺着，主要是肛门坠胀和排便痛太难忍受了。这个症状可以追溯到 2011 年。2014 年 10 月体检时，医生直肠指诊发现有异物。我们医院是她单位的定点医院，领导立即帮着约了外科专家号和肠镜检查。

从盈盈带来的当年的肠镜报告看，病变的确很严重。

肠镜报告这样写的：直肠距肛门约 8cm 处见一扁平隆起肿物，约 1/2 环周，表面黏膜结节样不平，触之易出血，活检质脆，易出血。结论：直肠肿物，CA 可能性大。

CA 就是 cancer，癌！

盈盈放声大哭。自己还不到 40 岁，天天忙工作家也顾不上，连怀孕生孩子也腾不出时间来，这下得癌症了，天都塌下来了！

3 天后来取病理报告，盈盈一家喜出望外：不是癌，是肠道的子宫内膜异位症！！

但是，外科医生说，内异症虽然是良性病，但是盈盈的病灶很大，距离肛门近，如果做手术的话，有可能需要造瘘。

盈盈一听，觉得坚决不能做手术，忍着痛也要先怀孕生孩子。

盈盈说，一定是她这些年来所受的苦感动了上天，她这个疑难病患者居然幸运地自然怀孕了！2018 年足月剖宫产分娩了一个儿子，盈盈充满柔情地尽量延长哺乳时间，恨不得把所有时间和精力都倾注给孩子和这个家。

可是，当哺乳期过去，月经恢复，世界又变成了灰暗的。疼痛再一次袭来，肛门坠胀痛、排便痛，还有便血，大便表面甚至都有卡压的痕迹。

盈盈猜测肯定是肠子上的病灶又长大了。

再一次回到外科主任的诊室，主任正在给一位刚做了肠造瘘手术的患者看片子，对盈盈说："你这个病灶部位太低，如果要做手术，十之八九要和她一样造瘘！要不去妇科看看，能不能药物治疗？"

盈盈逃跑一样离开了外科主任的诊室，来找我咨询药物治疗效果如何。

肠道 DIE

当 DIE 累及肠道时，会产生一系列的症状，典型症状包括肛门坠胀感、排便不尽，以及排便痛、便秘、便血、腹胀、腹痛等胃肠道症状，严重时甚至可能发生急慢性肠梗阻。月经期症状尤其明显，月经过后有所缓解。怀孕和哺乳期间症状可缓解。

有些患者会因为同时伴有痛经、月经期下腹痛而来妇科就诊，也有患者像盈盈这样，因为大便不适症状更为突出而直接就诊于胃肠科。

对于肠道 DIE，治疗手段主要是手术和药物。不过在临床上也存在一定争议。对于症状严重的肠道 DIE，行根治性病灶切除，切除包括肠道 DIE 在内的所有内异症病灶，是最有效的治疗手段。但手术难度大、风险高，应由受过专门训练的妇科医生施行手术，同时需要经验丰富的胃肠外科医生共同参与。对于某些手术风险极高，可能严重影响年轻女性生活质量的病变，是否可以选择药物治疗呢？临床上没有标准答案。

我给盈盈讲了可以尝试的药物治疗方案，以及其作用和副作用。盈盈坚定地要求一试，实在效果不行再去做手术，那样的话，也就接受造瘘了。

2019 年 2 月，我组织了内异症 MDT 会诊，请影像科、胃肠外科的专家一起，再一次全面复习评估过盈盈的所有资料后，排除了肠道恶性肿瘤的风险，开始药物治疗。

第一次注射 GnRH-a 后，盈盈的肛门坠胀症状迅速缓解，第二次注射后，排便痛等各种症状完全消失！盈盈激动极了，特地跑到门诊向我报告，说没想到还能过上这样幸福的生活！

2019 年 6 月，打完 3 次 GnRH-a 后，正赶上地诺孕素在国内上市，我尝试改为给盈盈口服地诺孕素的方案。彼时国内外关于地诺孕素能否有效控制肠道 DIE 的数据很少。至今 4 年多过去了，她的疼痛控制效果良好。定期的 B 超和盆腔 MRI 检查显示肠道 DIE 病灶也明显萎缩。

特别值得记一笔的是 2022 年 3 月，我让盈盈再一次进行肠镜检查。医生在原先肠道病变最重的相同位置取活检。这次的肠镜检查和病理报告是这样写的——直肠不平同前，活检质软。所见结直肠肠腔通畅无狭窄，黏膜光滑，血管纹理清晰，无充血糜烂、溃疡及异常隆起。结论：慢性肠炎。

对照 2019 年那张写着"直肠 CA"的肠镜报告单，我俩就像经历过一场艰难的战役，终于赢得胜利的战友一样，拥抱在一起。

到底是什么病呢？

每年秋天，我都会收到从四川寄来的好吃的猕猴桃。这是扬帆寄来的。

第一次见到扬帆，是我在海淀院区出诊时。叫号后，她带进诊室好几大袋子片子，有 CT、MRI，还有 PET-CT（正电子发射计算机断层显像），和将近 10 年的几本厚厚的病历资料。既有在西南多家大医院妇科和骨科的就诊记录，也有京城赫赫有名的医院骨科大专家写的病历。

一望，我便知来了个疑难杂症。

外面还有十来个患者翘首盼着叫号。我和她商量："能不能先把这些患者看完，等中午我慢慢研究你这些资料？"

扬帆爽快地说："没问题，只要医生给我时间，我一切配合。"

看完其他患者，已经接近 12 点。我让扬帆赶紧上检查床查体，除了摸到阴道直肠膈部位有一块直径约 4cm 的 DIE 病灶，与子宫和直肠致密粘连，我实在摸不到 MRI 上显示的盆腔右侧梨状肌部位的病灶。

扬帆指给我看她右侧臀部还没有褪掉的马克笔做的标记，说这是骨科和 CT 医生做的穿刺定位点。我心中有些不忍，知道她这些年来因为看病肯定受了很多苦，赶紧联系 B 超室的龚主任先别关机，待会儿一起看看这个特殊病例，以及超声检查能否看到点什么。

来到 B 超室，龚主任和我一样，只能看到直肠部位的 DIE 病灶。换个超声探头再试，也看不到梨状肌部位这块病灶。

这个部位非常深，妇科检查摸不到，妇科超声也看不到。

扬帆来找我看病这一年 37 岁。

从 11 岁月经初潮起，她就开始痛经。最近这些年，她走南闯北，四处求医问诊，除了因为直肠 DIE 导致的盆腔疼痛，更多是因为每逢月经期右侧臀部烧灼样的疼痛，难以忍受已达 5 年之久。

2013 年，扬帆 31 岁，痛经越来越重。在当地医院就诊，被诊断为阴道直肠膈 DIE。

医生核磁阅片时偶然发现她盆底梨状肌部位有一个直径4cm左右的包块，做了一系列检查，包括PET-CT等，包块边界不清楚，突向盆腔方向生长。医生说不像个恶性的东西。请来骨科专家会诊，专家说可能是软组织瘤或者血管瘤，嘱没有症状可暂时观察。

当地医院的妇科医生讨论后认为直肠DIE包块位置低，如切除病灶，肠子造瘘可能性大，就建议她先积极备孕，结果她也没有成功怀孕。盆腔右侧梨状肌这个部位的包块就一直当作骨科问题定期随访观察。

2015年12月，扬帆33岁，发现自己右侧臀部疼痛明显，需要用止痛药。

2019年3月，扬帆在月经期感觉右侧臀部肿胀感和烧灼感难以忍受，坐立不安，大把大把地吃止痛药也无效。最有名的骨科专家怀疑是血管瘤，建议她尝试做介入治疗。但是介入治疗失败，发现不是血管瘤。

到底是什么病呢？医生从包块4个方向穿刺活检。病理报告"少量增生软骨组织"。扬帆带着资料又跑到北京多家医院的骨科和病理科会诊，医生均考虑恶性肿瘤可能性不大。但包块部位特殊，切除非常困难，可能带来灾难性后果，如出血难以控制、感染、神经损伤、下肢行走障碍等。所有骨科专家均不建议做手术。

不过，有一位资深的骨科教授听了扬帆的病情后，提了一个建议：既然你症状总是发生在月经期，我建议找妇科专家看看。

于是，就有了开头海淀院区诊室里的那一幕。

我的诊断：1.梨状肌内异症？ 2.阴道直肠膈DIE。

我邀请了影像科和妇科病理亚专科的专家联合会诊。王玉湘教授负责病理阅片，是这样描述的：可见退行性软骨和极少的陈旧性血液成分，未见典型内异症证据。解读：由于芯针活检取材有限，在技术上很难获得典型的异位子宫内膜，但旧的血液成分提示有异常出血史。

既然患者疼痛发作与月经有密切关系，骨科专家们认为不宜手术，恶性肿瘤可能性不大，我就按照内异症尽快启动治疗吧！

2019年7月，我给扬帆开始GnRH-a治疗。注射2次后，她的盆腔疼痛及臀部疼痛完全消失。

打了半年的GnRH-a（同时反向添加）后，2020年2月至今，扬帆一直服用地诺孕素，偶有药物不按时服用或漏服时胀感明显，坚持服药则疼痛完全缓解。

梨状肌部位的内异症非常罕见。是如何发生的？病因不清。是随经血逆流的子宫内膜细胞通过腹膜缺损迁移到梨状肌部位发生周期性出血，还是子宫内膜细胞通过血管或淋巴管转移到了这里，抑或是平滑肌组织中的细胞发生化生转化而成了内异症？解释听起来高深莫测、扑朔迷离。

不过，我们临床医生自有一套应对方法。即使活检组织中找不到典型的内异症表现，我们还可以从MRI、临床表现和临床疗效中来寻找证据。尤其是疼痛的发生具有周期性，与月经密切相关，就是一个极其重要的特征。再加上全面的临床检查、影像学和病理学评估，排除恶性肿瘤的可能性后，考虑内异症可能性大，我们就可以尽快开始治疗了。

现在，扬帆每年定期飞到北京来找我做一次系统的检查和随访。至今算起来也有四年半的时间了，症状控制很好，病灶也明显缩小。杨帆说，她多年来因疼痛而导致的抑郁症也治好了。无痛的生活真美好！

万变不离其宗

尽管盆腔外内异症几乎可以发生于全身各处，但无论发生在哪个部位，异位的子宫内膜都会受到受卵巢激素的周期性作用影响，在病灶累及的部位和器官就可能出现相应的症状。

如肺内异症可能出现气胸、咳血或胸痛，肠道内异症可能发生肛门坠胀痛、排便痛、便血、腹胀、腹泻等症状，剖宫产疤痕部位内异症则可触及疼痛和增大的包块，肩部内异症会出现肩痛，还有罕见的颅内内异症，则可能表现为头痛。

无论内异症发生在哪里，症状多么千奇百怪，都有一个共同的特点，那就是症状与月经周期有密切关系。这是诊断内异症最重要的一个依据，可谓万变不离其宗。甚至在缺少必要的病理学和影像学依据的情况下，只要患者症状典型，就可以尽快开始治疗。

我有一位每逢月经期就发生剧烈头痛的患者。她在北京某社区医院工作，38岁时来找我看病，说每次月经来潮前 24 小时就开始脑子昏沉沉，来月经后 4~5天之内头痛欲裂到无法下床，近半月方可逐渐恢复正常生活。正常日子过不了几天，一来月经又一次如坠地狱。如此的日子已经 3 年有余，苦不堪言。看遍京城最有名的神经内科和脑外科专家，颅核磁、CT 和各种造影做了无数，都没有发现什么异常。

她问我怎么办。我说："总不能开颅寻找内异症证据吧？既然各路大专家都认为你颅内没有什么不良病变，那我们就按照内异症治疗吧！"

赶在下次来月经之前我给她打了一针 GnRH-a。过了半月，她兴奋地跑来告诉我，这次来月经期头痛大大缓解，只痛了一天，而且能下床做家务，这在以前是想也不敢想的事情！打完第二针之后，她头痛完全消失。现在她跟随我治疗已经两年有余，以前那种要死要活的头痛再也没有发作过。每次来复诊总是乐呵呵的，说没有头痛的日子太幸福啦！

复杂子宫内膜异位症的 MDT 诊疗

前面讲的每一个病例，在处理过程中，我们都采用了 MDT 诊疗模式。

MDT 诊疗模式源自 20 世纪 90 年代。最早出现于美国，起初主要是用于恶性肿瘤的诊疗。由普外科、肿瘤内科、放疗科、放射科、病理科、内镜中心等科室专家组成工作组，针对某一疾病，通过定期会议的形式，提出适合患者的最佳治疗方案，继而由相关学科单独或多学科联合执行该治疗方案。

内异症虽然是良性病，但也是一个疑难杂症，临床上遇到复杂困难病例时，也涉及多学科合作。MDT 诊疗模式的建立，会帮助我们集中多学科优势力量，高质量完成临床诊治。

内异症 MDT 诊疗团队，提倡以擅长内异症的妇科专家作为团队 leader（带头人），团队专家包括：

- 妇科专家团队
- 妇科影像学专家（超声、MRI 等检查）
- 生殖专家（生育保护、辅助生殖技术相关工作）
- 胃肠外科专家（肠道 DIE 相关工作）
- 泌尿外科专家（泌尿系统 DIE 相关工作）
- 病理学专家（内异症病理诊断）
- 疼痛管理队伍（盆腔疼痛管理）

- 护理团队（内异症护理）
- 内异症累及不同部位时相关学科专家，如胸科、成形科等。

　　北京大学第三医院内异症 MDT 团队于 2018 年 8 月经医院考核准入。位于中关村的海淀院区妇科，也因内异症相关工作出色，吸引了来自全国各地的疑难症患者来就医，被评为子宫内膜异位症规范化诊疗基地。我常对患者说："我之所以有勇气收治你住院，皆因我有一个精诚合作、无私无畏的团队，是团队专家给了我勇气和力量。"我们完成了诸多复杂内异症患者的诊疗工作。作为带头人，我自 2018 年起将 MDT 诊疗模式通过学习班、学术讲座、workshop 研讨会专题等形式介绍给全国的同行。最近，我们正在积极筹备成立"子宫内膜异位症一体化管理委员会"。这个学术组织不仅包括妇科医生，也吸引了来自影像学、生殖医学科、胃肠外科、泌尿外科、胸科等专业的专家一起加入。也希望其他专业的更多同行们，能够了解内异症，通过 MDT，使更多疑难复杂病例得到及时正确的救治。

第六部分

重新认识
子宫腺肌病

第一章
子宫腺肌病进入
非手术诊断时代

子宫腺肌病为人们所认识，也只是近 100 多年的事情。

1908 年，大名鼎鼎的病理学家 Thomas Cullen 第一次详细描述了一种发生于子宫，可导致女性疼痛的疾病，显微镜下可以看到子宫内膜腺体和间质在子宫肌层内弥漫性或局限性生长，英文命名为 Adenomyosis。前些年国内对此病的称谓较为混乱，曾用名有"子宫腺肌症""子宫肌腺症""子宫腺肌病"等，现统一命名为"子宫腺肌病"，方便起见，有时简称"腺肌病"。

子宫内膜本应位于子宫腔内，如果侵袭到它最近的邻居——子宫肌层里，就称为子宫腺肌病。异位的内膜也会随着激素的变化发生周期性出血，形成病灶，浸润肌层，呈弥漫性或局限性生长，并发生纤维化，使肌层变得肥厚，宫腔变形，子宫体积增大，引起疼痛、月经过多，也可能导致不孕。

过去，人们普遍认为 80% 以上的子宫腺肌病发生于 40～50 岁女性。这个年龄段的女性大多已完成生育计划，如果病变严重，切除子宫就可解决问题，患者也易于接受子宫切除的治疗建议。而医生确认子宫腺肌病的诊断，主要是依靠子宫切除术后的病理学检查。

但是，近年来子宫腺肌病发病率明显上升，而且呈现年轻化趋势。虽然缺少确切的发病率和流行病学调查资料，但子宫腺肌病越来越严重地影响到年轻女性的生活质量和生育问题，已经成为不争的事实。人们推测，这可能与现代女性晚婚晚育、少生不生的生活方式有关；另一方面，影像检查技术飞速发展，就像给了医生一双慧眼，不必切除子宫，也能够深入子宫的内里。特别是经阴道超声和盆腔 MRI 的普及应用，大大提高了诊断水平，使医生不再依靠手术明确诊断。可以说，子宫腺肌病的非手术诊断时代已经到来，早诊断早治疗成为可能。

经阴道超声检查

对于子宫腺肌病，有经验的超声医生很容易就能做出正确诊断。首选经阴道超声检查（无性生活史者可选择经直肠超声），会清晰地看到子宫的情况。正常子宫的前壁和后壁肌层厚度相近，回声均匀，子宫内膜和肌层界线清楚。而子宫腺肌病的典型图像是球形增大，肌层增厚，回声不均匀，可形成栅栏状衰减，也有英文文献将其形容为"森林中的雨"（rain in the forest）。由于子宫肌层增厚，导致宫腔变形，内膜线移位，内膜和肌层交界不清。

MRI 给医生一双慧眼

MRI 具有无可比拟的优势，能够让我们清楚地了解自己的腺肌病发展到了什么程度。通过多个层面和多角度的成像，我们可以清楚地看到盆腔解剖的细节，子宫、卵巢以及邻近组织器官的病变情况。尤其对于子宫腺肌病病灶的大小、部位，是局灶型还是弥漫型，和 B 超相比，MRI 成像更清晰。MRI 还能非常清楚地看到子宫结合带（Junctional Zone，简称 JZ，是子宫肌层内面与子宫内膜之间的结合处）。子宫结合带的正常厚度为约 4mm，当 MRI 提示其厚度大于12mm 时，即高度可疑子宫腺肌病。

日本学者贵志洋平（Yohei Kishi）等人根据 MRI 影像提出子宫腺肌病 4 种分型：I 型病灶与增厚的子宫结合带直接相连，浆膜层保存完好，这一类型腺肌病的发生可能与子宫内膜损伤有关。II 型病灶主要发生于子宫后壁，多合并卵巢巧克力囊肿、DIE 等。据推测，这一类型子宫腺肌病可能和盆腔内异症有千丝万缕的联系。异位的子宫内膜不仅向盆腔后方侵及腹膜、卵巢、直肠等部位，而且侵入子宫后壁浆膜层，并向子宫肌层浸润。Ⅲ型病灶则是孤立于子宫肌层之间，内膜和浆膜层均未受累。Ⅳ型则为以上混合型。

对子宫简单粗暴地一切了之的时代已经过去了。通过超声检查尤其是 MRI 检查评估分型对于研究子宫腺肌病病因、临床经过，以及确定治疗手段、手术方式以及不孕症患者的治疗措施，均具有重要意义。

子宫腺肌病是如何发生的?

我见过的最小年纪的子宫腺肌病患者,14 岁。小女孩从 11 岁月经来潮就疼痛难忍。子宫增大明显,从 MRI 看腺肌病病灶典型,未发现合并盆腔内异症。

年龄这么小的女孩,子宫腺肌病又因何而起呢?

以前的教科书对子宫腺肌病病因最经典的解释是这样的: 子宫腺肌病更多见于有过多次分娩史的经产妇,或者是有多次刮宫流产史的女性。人们据此推测,子宫内膜损伤、基底层内膜侵入肌层内生长是发病原因。那么,内膜发生损伤后,又是如何突破到肌层里面长成腺肌病病灶的呢? 近年来深入研究发现,宫腔内膜受到创伤后,发生内陷,浸润肌层,在肌层深部启动了一个被称为组织损伤与修复(TIAR)的过程。此时,体内的雌激素成为一个推波助澜的"帮凶",加剧了组织损伤与修复的恶性循环,逐步形成子宫腺肌病病灶。

读了上面这段话,肯定会有很多子宫腺肌病患者大喊冤枉。很多年轻姑娘从未有过性生活,也从未有过宫腔操作史,还有不少人合并原发性不孕,千方百计要治疗,可是她们却被诊断为子宫腺肌病。显然,单单以多次分娩、多次刮宫流产导致子宫内膜损伤这个理由是解释不清的。她们的子宫腺肌病又从哪儿来呢?

Khan 博士是我的母校日本京都府立医科大学妇产科教研室的研究人员,

2017 年他和北脇教授提出子宫腺肌病发生的另一假说。他们认为，合并了盆腔内异症和 DIE 的子宫腺肌病（更多见于贵志洋平提出的Ⅱ型），可能是由于盆腔的内异症病灶经由邻近的子宫浆膜面进而深入肌层所形成的，证据是通过免疫组化染色发现这两种组织有着相似的生物学特征。

所以，子宫腺肌病可能有两条形成的路径，由内而外（子宫内膜损伤至子宫肌层）和由外而内（盆腔内异症侵袭经子宫浆膜面至子宫肌层）。这两种不同途径形成的子宫腺肌病，不仅生物学行为存在差异，临床表现、治疗方法、治疗难度也存在很大差别。

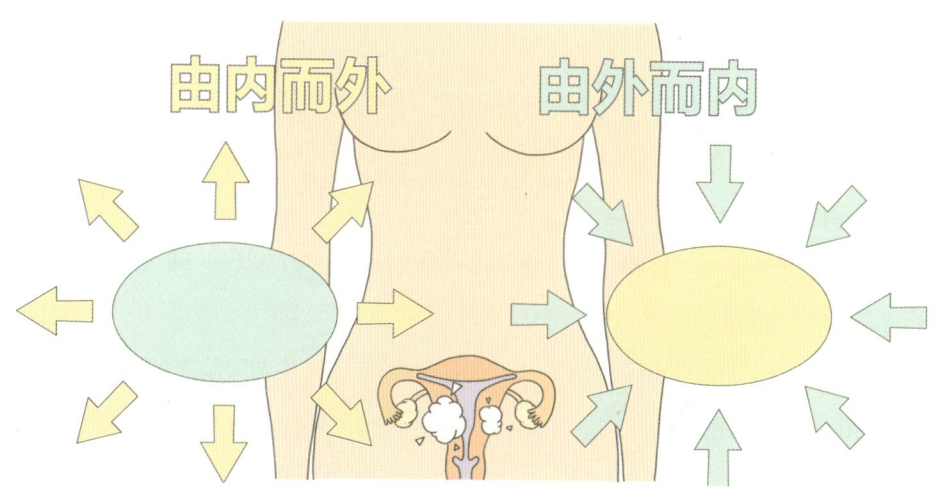

图 6-1-1　子宫腺肌病发生的不同路径

还有一个假说，认为少数子宫腺肌病源自苗勒管组织残留。苗勒管属于原始胚胎结构，具有分化成子宫内膜腺体和间质的潜能。14 岁小女孩的子宫腺肌病或许以苗勒管源性解释更为合理。临床上这种病例少见，处理起来非常棘手。

如何诊断子宫腺肌病？

根据临床症状，结合盆腔 B 超或 MRI 检查，以及血清学检查 CA-125，子宫腺肌病诊断不困难。

典型症状

痛经、月经量增多，部分患者合并不孕。有少数患者无典型症状，只是 B 超发现子宫有异常回声。

妇科检查

子宫呈均匀增大，质硬且有压痛，经期压痛更甚。"大、硬、球"三个字是对子宫腺肌病最简单直接的描述。

子宫增大时，还可出现压迫症状，如尿频尿急，但并无尿痛之感染症状，这常常是由子宫压迫膀胱所致。

CASE

我曾接到医疗网站的紧急电话咨询。莉娜是一位北方地区的患者，她在月经期除了肚子痛，月经量大，还出现了排尿困难和尿潴留，看过多个科室，都找不到尿潴留的原因，非常痛苦。

从提供的 B 超报告单看，莉娜子宫大小为直径 13cm，是典型的子宫腺肌病。我建议她立即留置导尿管导尿，同时注射 GnRH-a。1 月后，莉娜跑到北京来找我看病，一进诊室就哭个不停。一问，她说自己是委屈的，见到我就想哭，当地医生找不到尿潴留的原因，就冤枉她说她精神有问题。其实打上针以后她很快就感觉到子宫缩小，轻松很多。莉娜按照我的指导，10 天后取出导尿管，小便自解完全无困难。

后来我给莉娜做了子宫腺肌病病灶切除加子宫成形术。可是术后来复诊时，莉娜一进诊室又哭起来。不过，莉娜说这次哭是见到我高兴的，因为再也不痛了，也不贫血了，再也没有排尿的烦恼了。

CA-125

除了 B 超和 MRI 这两个诊断子宫腺肌病的重要手段，还有一个大家熟悉的肿瘤标记物 CA-125，也具有重要的参考价值。内异症和子宫腺肌病都可能导致 CA-125 升高，若是严重的子宫腺肌病，数值可达数百，甚至更高。

CASE

一位云南的患者，6 年前千里迢迢来北京看病，是因为抽血发现 CA-125 高达 1025U/mL。当地医生认为 CA-125 水平这样高，可能是哪里长了癌，但是 PET-CT 全身都查了，除了子宫腺肌病没有发现其他异常。医生说子宫腺肌病不应该这么高。患者于是坐火车 6 小时到昆明，又坐近 4 小时飞机来到了北京找到我，就是想查清楚到底为什么 CA-125 这样高。

我们给她做了全面检查和评估，通过 B 超和 MRI 检查，发现她是先天畸形双子宫，非常少见的是，她的两个子宫都长了腺肌病病灶！而且两个子宫病变都很严重，所以她更加疼痛难忍，CA-125 异常升高应该也与此相关。后来我们给她做了手术，切除的两个子宫都像孕 3 个月大小，可以想象她的盆腔里面是多么拥挤不堪！切开子宫标本，可以看到腺肌病病灶弥漫得非常严重，几乎没有正常肌层，病灶中间还可以见到多处陈旧出血腔——找到 CA-125 高达 1000 多的原因了。术后 20 天再复查，患者的 CA-125 数值降到了 18.7U/mL！

子宫腺肌病和子宫肌瘤有何异同？

育龄女性中，还有一种和子宫腺肌病有些类似的常见病——子宫肌瘤，也会导致月经量多、痛经和子宫增大。但是不同的是，子宫肌瘤表面光溜溜的，质地比子宫肌层硬，因压迫周围肌纤维，形成一层"假包膜"，故而和正常肌层之间有清楚的边界。而子宫腺肌病虽然是良性病，但是生长方式像肿瘤，病灶侵袭并浸润子宫肌层，就像树根深入泥土，和正常的子宫肌层之间没有明显的界线。

当我们试图剔除子宫肌瘤时，因为有清晰的边界，取肌瘤简直如探囊取物，可以清楚地数着肌瘤个数，尽可能剔除干净，把正常子宫肌层再缝合起来，并不会造成正常肌层组织的丢失。我曾经为一位患者剔除100多个肌瘤，2年后她自然怀孕，剖宫产分娩了一个2700g的孩子。当然，怀孕后的产科管理也非常关键。

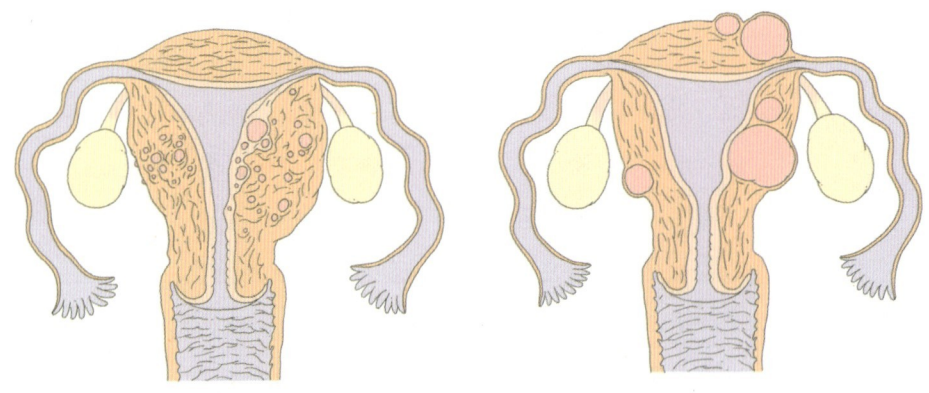

图 6-1-2　子宫肌瘤和子宫腺肌病之不同

而子宫腺肌病难以找到确切的边界，切除病灶就像拔树，连泥带土和树根一起拔出来，难免造成子宫肌层缺损。如果怀孕了，随着子宫增大，宫腔内压力增大，子宫破裂的风险就会增高。子宫腺肌病这种不良的生长方式决定了临床处理的难度。对于有生育要求的患者来说，子宫的完整性非常重要，不要轻易选择手术治疗子宫腺肌病。如果合并不孕症，我们推荐首选做试管婴儿；对于没有生育要求但是希望保留子宫的患者，我们要全面评估，决定药物治疗还是保守性手术治疗。

不孕，是因还是果？

　　子宫腺肌病对生育的影响似乎是矛盾的。对一些患者来说，子宫腺肌病是影响她们生育，造成不孕的"因"，但对另外一些患者来说，它则是既往多次分娩或刮宫带来的"果"。如何看待这一矛盾的两面呢？

　　研究认为，子宫腺肌病干扰子宫的正常收缩运动，破坏宫腔内环境，降低子宫内膜容受性，并对受孕过程中精子运输、胚胎着床等关键环节产生不良影响。因子宫纤维化变硬，子宫弹性差，孕期宫腔不能随胎儿生长而相应增大，即使勉强成功妊娠，也容易发生流产和早产。

　　但另一方面，临床上也见到很多患者受孕能力并未受到影响，反而有多次分娩、反复刮宫、流产病史，构成了子宫腺肌病发生的病因。

　　"由内而外"和"由外而内"两种不同的病因机制，提示不同类型的子宫腺肌病会对生育产生不同的影响。需要特别注意的是，II型子宫腺肌病90%以上累及子宫后壁，并常与盆腔内异症、卵巢巧克力囊肿或DIE并存，这种类型的腺肌病合并不孕的比例最高，治疗起来最棘手。可以说，子宫腺肌病和内异症的共同存在加剧了对生育过程的不良影响，从排卵、受精、着床到发育各个环节，都出现了阻碍。

　　如此复杂的盆腔环境和宫腔环境，相当于叠加了两个疾病的各种症状，患者可能表现为疼痛严重，大出血贫血，治疗困难。对于有生育要求的患者，治疗上更应该有全局观念，综合考量。我们建议妇科和生殖专家共同诊治，根据年龄、卵巢储备功能、症状严重程度等确定诊疗方案。

这类患者的临床治疗经过往往更加复杂，也容易出现促排取卵困难、移植失败、反复助孕失败、妊娠结局不良等问题。诊室里常见到真金白银花了无数，反复手术，多次 IVF 失败，最后不得不放弃生育计划的患者，这对生殖医生和妇科医生来说都是极大的挑战。

子宫腺肌病药物治疗

子宫腺肌病的治疗手段包括：药物治疗、手术治疗、不孕症治疗、介入治疗等。要根据患者的年龄、症状、病变程度、生育要求和既往治疗经过等综合情况，进行个体化治疗。在诊疗过程中，强调"四个保护"，即健康保护、功能保护、生育保护和器官保护。

和内异症一样，子宫腺肌病也是一种进展性疾病，如不妥善处理，症状会逐渐加重，需要规范的药物治疗，方可缓解症状。由于子宫腺肌病和内异症均由子宫内膜异位引起，故临床用药也相似。可选择的药物包括非甾体抗炎药，激素治疗包括口服避孕药、GnRH-a 以及第四代孕激素地诺孕素，在《关于药物治疗，你应该了解的知识》那一章已做详细介绍。和内异症一样，子宫腺肌病也需要长期管理，一旦停药，症状就会复发。

曼月乐是一种宫内节育器装置，采用宫内缓释系统使左炔诺孕酮在宫腔内局部缓慢释放，直接作用于子宫内膜，而外周血清浓度低，从而大大降低了雄激素样的副作用。对于子宫不大、疼痛严重的子宫腺肌病患者来说是很好的选择，兼有避孕作用。不足之处是对子宫腺肌病严重、出血多的患者作用有限，易于脱环。

地诺孕素作为第四代高效孕激素，同样对治疗子宫腺肌病有效。对于合并了内异症和 DIE 的患者也是一个很好的选择。和曼月乐类似，用药过程中会出现不规则阴道出血。对于月经量大、中重度贫血的患者，用药过程中可能再次发生大出血，要请专业医生慎重评估是否适合。

当子宫腺肌病严重，其他治疗手段疗效有限时，可以考虑切除子宫。我国每年子宫切除手术数量达 280 万例左右，其中因子宫腺肌病切除子宫者占 20%～30%。在美国，1/3 的女性在 60 岁前摘除了子宫。也就是说，这是一个常见且成熟的手术方式。可是，你能想象吗？医学史上的第一例子宫切除术竟然是因为误诊而被迫继续进行的一个手术……

第二章
子宫腺肌病的
手术治疗

医学史上第一例子宫切除术

子宫切除术的英语是 hysterectomy。词根"hystera"（子宫）是希腊语，被用来描述女性遭受的各种痛苦——无论是生理上的还是心理上的。过去人们认为子宫是疾病的源头，ectomy（切除）则去除了病根。

人类医学史上记载的第一例子宫切除手术竟然是因为一个误诊的病例。

CASE

Charles Clay（查尔斯·克莱，1801—1893 年）是位英国医生，一生中做过 395 例卵巢手术，死亡 25 例。在那个没有麻醉药、没有抗生素的时代，这是一项惊人的成就，他被誉为"欧洲最伟大的卵巢病学家"。Clay 医生前 5 次所做的卵巢手术患者全部存活下来，但是第 6 位就没有那么幸运了。

1843 年 11 月 17 日，英国曼彻斯特。Clay 医生为这位被诊断为"卵巢巨大囊肿"的患者做手术。但是就在 Clay 医生切开她的腹部时，患者发生了剧烈咳嗽，从切口处挤出来一个巨大的子宫肌瘤！别无选择，Clay 医生只能继续手术，做了子宫次全切除术，一并去除了子宫肌瘤。可惜，这位患者不久后死于大出血。

10 年后，1853 年，美国马萨诸塞州。Ellis Burnham（埃利斯·伯纳姆）医生完成了第一例成功的经腹子宫切除术，患者存活。与 Clay 的病例非常相似，也是子宫肌瘤被误诊为巨大卵巢囊肿。手术过程甚至也有点相似：术中患者发生了呕吐，增大的腹压使得一个巨大的子宫肌瘤从切口处挤出！与 Clay 的做法不同，Burnham 结扎了双侧子宫动脉，做了子宫次全切除术，患者存活。这个结果震惊世人。Burnham 医生之后又做过 15 次子宫切除术。可惜的是，只有 3 名患者存活，其余患者死于出血、感染、腹膜炎、败血症等。

请不要惊讶于医学先辈们的误诊。在那个没有放射线、没有超声检查，完全依靠体格检查做诊断的年代，对于肚子里到底长了什么，医生只有切开才知道。载入医学史的外科医生，都是那个时代的勇士，患者也大多因为生病，面临生命危险，巨大的生存意愿驱使她们甘愿冒死接受手术。感恩他们的勇气和牺牲，今天的我们才能够享有高度发达的医学技术。

在人类历史上，真正顺利完成子宫切除术其实是非常近代的事情。医学先驱们想方设法改进技术，应对可怕的死亡率和各种并发症。随着现代医学飞速发展，外科手术技术极大提高，特别是在麻醉术、消毒术和抗生素的保障下，静脉输液和输血条件的建立，使得子宫切除术变得安全，这已经演化为一个成熟的手术方式，用于治疗妇科各种良恶性疾病。

正确认识子宫切除术

缓解疼痛和控制出血应该首选安全、有效的药物治疗，子宫切除术虽然技术成熟，但还是应该作为最后的选择，即其他方法都无效时才会考虑。

这些子宫切除都是必要的吗？

是否经过了慎重的评估？

有无尝试过其他替代方案？

过去人们常认为，40~50岁女性已完成生育计划，容易接受子宫切除的建议。果真是这样的吗？现代人享受了医学发展带来的福祉，也对医学提出了新的要求。虽然人们知道子宫切除是妇科常做的手术，但是也了解到子宫并不只是生孩子的器官，生完孩子就没有什么用处。一旦自己要面临子宫切除与否的问题，还是有很多疑问和犹豫的，希望能得到对自己病情的中肯分析和清晰解答。

在诊室里，常遇到态度截然不同的两派。

"我很快就50岁了，子宫迟早要出问题，现在切除最好。"。

她的想法是：子宫已经没用了，留着还会生病，切除可以永绝后患。

"我很快就50岁了，再熬两年绝经了就不痛了。最好还是留着子宫。"

她的想法是：子宫和卵巢是重要器官，轻易不能切除。

拒绝给一个没有手术指征的人切除子宫并不难，只需要给她提供恰当的治疗方案。而试图在有限的门诊时间里，说服一个誓死捍卫子宫的人接受子宫切除有时难度很大。

当我建议患者切除子宫时，不止一位患者问过我同一个问题："子宫切除以后，对我会有什么坏处？"

我常常这样回答："没有哪一个无辜的子宫会无端地被切除。反过来想一下，像这样病变严重的子宫留在你的身体里，对你又有什么好处呢？"

如果你也因为子宫腺肌病纠结于是否切除子宫，建议你和医生就以下问题讨论：

为什么建议我切除子宫？
除了切除子宫，还有没有其他替代方案？
如果不切除子宫，我会面临哪些问题？
如果切除了子宫，一定能解决我的问题吗？
切除了子宫对我的未来生活会有怎样的影响？

我们先来看看保留子宫有哪些好处：
1. 契合传统文化影响和心理需求

每位女性从小就被告知子宫和卵巢的重要性。这是女性特有的器官，不仅确保女性的生理机能正常，也影响着我们的心理，对女性的生活、婚姻和家庭有着重要的意义。一旦失去，受打击的就不仅仅是身体，还可能出现心理和情绪问题。

2. 保持盆腔器官完整对身体有益

子宫就像一个"鼎"在盆腔正中端坐，和盆腔器官以及周围支持肌肉一起构成坚固的盆底结构。如果切除，可能会使盆底薄弱，年老后可能发生盆底松弛、尿失禁等问题。

3. 子宫和卵巢协同工作，完成内分泌功能

正常情况下，女性绝经是个自然的生理过程，从卵巢功能下降到绝经，要经过数年的时间。卵巢功能衰退后，肾上腺会自然而然地开始分泌激素，弥补身体的需求，身体脂肪也开始发挥功能。如果切除子宫，或者子宫和卵巢一起切除，突然发生绝经，身体来不及进行自然的调整和适应，容易发生机能紊乱。

4. 减少对卵巢的不良影响

卵巢的血液供应部分来自子宫血管，子宫切除后，即使保留卵巢，卵巢的功能也可能受到影响。

但是，如果子宫腺肌病发展到非常严重的地步，经过规范的药物治疗，疗效甚微，医生评估确实只有最后一招——子宫切除术才能帮助到你，那希望你也能正确认识子宫切除术的好处。

仅属于你的明智选择

这是我向术后复诊的患者询问的第一个问题："子宫切除后感觉如何？"。

绝大多数患者感谢手术带来的好处。她们复诊时常常是面色红润，精神饱满，术前的疲惫样子一扫而光。在报告术后恢复顺利的同时，还经常有患者忍不住告诉我，后悔没早点下决心切除子宫。一位河南的患者曾经连续三年进京找我预约手术。每次大出血疼痛难忍的时候，她就咬牙切齿地要切掉子宫，可是月经过后好了伤疤忘了疼，想侥幸熬到绝经。到第三次再来预约手术时，还带来了之前开过的两张住院证，请求我不要嫌弃她因为害怕手术而屡次临阵脱逃的黑历史。术后3个月再来复查时，这位患者说，早知道切除了子宫日子这么好过，3年前就切除了，这三年真是白过了。

美国缅因州曾有一项设计严谨的临床对照研究，观察子宫切除后对女性生活的影响。参加研究的所有女性自己选择手术或者不手术。对选做手术的女性随访发现，多数女性认为切除子宫后生活变得美好。她们都是患有盆腔疾病、盆腔疼痛或严重出血多年，手术后这些恼人的症状全部消失了，终于能够享受轻松愉快的生活。还有患者报告术后性生活质量有了改善。

所以，最重要的是选择恰当的病例。对于那些病变严重的患者，子宫切除术是非常有效的治疗手段。

子宫切除术后你不再被疼痛和贫血折磨，加上术后健康的饮食、规律的运动和乐观的精神风貌，你的身体还会获得能量，慢慢自我调整使激素平衡，帮助你开启一段新的人生。

麻醉前，在心里和子宫告别

建议子宫腺肌病患者切除子宫最主要的原因有 2 个，一是疼痛难以控制，二是子宫大出血造成严重贫血。

我清楚地记得伽蓝第一次到我诊室里来的情景——面色苍白，形容憔悴，捂着肚子走进诊室。因为疼痛，她已经有 10 来天不能吃不能睡。带来的厚厚的病历资料和 CT 及 MRI 片子，让我立刻感受到病史的漫长和与疼痛抗争的艰难困苦。

DIARY

23 岁那年，我被医生诊断为子宫腺肌病，今年 37 岁，已经有 14 年的"病龄"。

曾经例假期间还勇跑 800 米的我，起初没把痛经当回事。渐渐地，疼痛变得让人无法忍受，每月的那几天我痛得死去活来，像个废人，完全不能正常工作和生活。

得知患子宫腺肌病可能不好怀孕，2015 年一结婚我就开始备孕。没想到，只试了一次就自然怀上了。我们如释重负，没想到怀孕这么容易！

本应是人生最幸福美好的时光，却成了最痛苦的回忆。

怀孕 6 个月的某天早上，毫无征兆地下身大量出血。去医院急救，被告知前置胎盘，需要卧床保胎。在后面的十几天里，我反复出血。

孩子太小，没能保住……那段人生至暗时光，现在回想起来，我依然痛彻心扉。

1年后，我调整好心态再次备孕，却发生了更可怕的事情。

以前不管痛经有多严重，最迟5天疼痛就会消失。但莫名其妙地，我发现这次自己例假结束后腹痛依旧持续。肚子里就像被一直灌气，但又无法排出，胀得又硬又大，排便后疼痛更严重。这种症状持续了半月之久，我甚至不敢吃饭（因为害怕排便），也不能睡觉，痛得浑身发抖，各种止痛药大把大把地吃，但毫无用处。

去医院看急诊，因为症状高度疑似肠梗阻，所以所有检查都是围绕肠道进行的，验血、腹部B超、CT甚至是肠胃镜，能做的都做了，然而并未发现其他异常。医生也解释不出原因，只能开了调节肠道的药，可是疼痛依旧。

我也只能生挨硬扛熬过那段时间。

周而复始，例假又如期来了，恐怖症状再次出现……

相较于身体的折磨，精神的摧残更可怕。

我长期处于高度紧张和焦虑中。每个月来例假就像等着被判刑，没发作就暂时松一口气，一旦发作精神就彻底崩溃，绝望无助，生活完全脱离了正轨，更别提备孕了。久而久之，我变得悲观阴郁，甚至有过轻生的念头……

2021年9月的一天，我走进了徐医生的诊室。她非常有耐心地听完了我的病程描述，然后肯定地告诉我，我的病并不奇怪，也不罕见，无论是上次怀孕出现前置胎盘，还是这几年令人难以捉摸的腹胀腹痛，"元凶"都是子宫腺肌病，因为合并了DIE（就是内异症浸润到周围组织里去了），所以症状变得扑朔迷离，我其实就是一个典型的"内异症肚子"。

就诊当天，徐医生给我注射了一支专治内异症的长效针，回去没几天疼痛就消失了，好多天无法入眠的我，美美地睡了一大觉。再次见她时我精神焕发，徐医生说我好像变了一个人。后来，经徐医生的治疗，我再也没出现过那样剧烈的疼痛，多年的噩梦终于结束了。

跟从徐医生定制的治疗方案，我的疼痛得到了有效控制。更幸运的是，我们迎来了自己健康可爱的宝宝，这些都是我曾经梦寐以求却又求而不得的。

宝宝的出生消除了我最后的顾虑，与疾病苦缠这么多年，到了该最后清算的时候了。在得到家人的全力支持后，我主动找到徐医生，提出了摘除子宫的想法。

虽然这两年在徐医生的帮助下再没出现过剧痛，但生完孩子以后日渐频繁的"小痛"和不断加重的贫血也很折磨人。显然，保守治疗对我"病入膏肓"的子宫作用越来越有限。我们没有生育二胎的打算，现在唯一的诉求就是：往后余生，彻底告别病痛，像正常人一样轻松地生活。

徐医生仔细和我解释沟通了切除子宫的好处和坏处，理解并尊重我的选择，安排了手术。

既然决定了就不后悔，剩下的就是完全相信医生。直到上手术台，我的心态都非常轻松。但在麻醉前几分钟，我还是忍不住掉下了眼泪，在心里好好地跟我的子宫告了个别："抱歉中途舍弃了你，这一生我们相处得不算愉快，但这不是你的错。如果有来生，我一定守护好你的健康，相伴好好走完全程。"

用徐医生的话来说就是，手术过程"困难但顺利"。果然粘连非常严重，但腹腔镜切除了所有病灶，没有中转开腹。术前担心的肠管和输尿管损伤都没有发生。真的是万幸，不得不感叹医生们医术之精湛。

术后我恢复得很快，疼痛不适彻底消除了。我的身体和心理都感受到了久违的轻松，就像卸下了千斤重担，我每天都开心到飞起。

14年了，我终于可以说一声：内异症，再见！再也不见！

子宫腺肌病保守性手术

当然，还有很多子宫腺肌病患者，总是感觉切除子宫太委屈，不能接受失去子宫的命运。那么，还有一个手术方案可以选择——保留子宫的子宫腺肌病病灶切除手术。

如前所述，由于子宫腺肌病具有浸润性、侵袭性的生长方式，病灶深入子宫肌层，就像树根深深扎入泥土，和正常子宫肌层之间边界不清，难以像剔除肌瘤那样"探囊取物"般轻松切除。子宫腺肌病病灶不易切净，手术效果难以把握，易术后复发，所以，子宫切除术仍然是唯一有循证医学证据的手术方式。大多数妇科医生的处理意见是：药物治疗效果不好，就切除子宫吧！

但是，对于众多有保留子宫的强烈意愿的年轻女性来说，切除子宫仍是她们不能接受的方案，哪怕她们已经完成了生育任务。听说绝经以后就好了？没关系，我能忍，我能等！于是，吃止痛药，吃补铁药，吃止血药，成了药罐子。子宫太大，曼月乐环因为出血多掉出来了？还有办法，那就打针让子宫缩小，再放一次曼月乐！为了保住子宫，真是无所不用其极，只为绝经那一天的到来。然而，等待的日子何其漫长……

子宫腺肌病病灶切除是一个非常年轻的手术方式，自 1990 年首次报告，至今也不过三十几年的历史。截至 2018 年，世界范围内共报告 2365 例该类患者的治疗情况，其中 89.8% 由日本学者报道。

2007 年在日本内异症会议上，我第一次看到西田正人博士（Dr Masato Nishida）演示子宫腺肌病的保守性手术，大开眼界。原来除了切除子宫，子宫腺肌病的手术还可以这样做！以后又有幸在国际学术会议上，向日本另一位以擅长保守性手术著称的"大牛"长田尚夫（Hisao Osada）先生当面请教手术技巧，回国后慢慢我自己开始尝试着做起来。

我主刀的第一例手术

与子宫切除这种 destructive（破坏性）手术所不同的是，子宫成形术是 constructive（建设性）手术，目的在于去除病灶，重塑器官。正如西田正人先生所言，手术过程如"粘土細工"，需精细加工。

CASE

我主刀的第一位患者是我妈妈的同学的女儿，我们两家多年一直关系亲厚。2010 年，我刚回国，接到妈妈电话说小莹姐姐要找我看病，嘱咐我一定好好照顾。

检查确认小莹姐姐是典型的子宫腺肌病，痛经加严重贫血，她被折磨得面容憔悴。细聊才得知，她不仅遭受疾病的折磨，还承受着丈夫不忠的精神痛苦，也担心自己如果因为生病切除子宫，婚姻或许再无修复可能。

我义愤填膺告诉她："不要难过，好好治病要紧。"

B 超显示她的子宫如孕 3 个多月大小，腺肌病病灶主要位于子宫底部和前壁。按照日本学者的做法，我给她做了病灶切除加子宫成形术，保留了子宫。

我鼓励姐姐挺直腰板，调整好身体，勇敢追求自己的幸福。她本是单位骨干，忙碌中总顾不上自己，这次住院得到了从未有过的思考人生的机会，想明白了自己应该怎么活。子宫能够保住，让她信心大增。

摆脱了疼痛和大出血的折磨，小莹姐姐出院后变得元气满满，后来她组建了新家庭，夫妻恩爱。每年随访，未再有不适症状。如果不是我催她定期做B超检查子宫和卵巢情况，她都快忘记自己曾经是个要切除子宫的病人了。

术后第六年，她自然绝经。多年已过，现在的她已经是个幸福的奶奶了。

"新子宫"的自我塑形
海青来自江南水乡，是个温柔娟秀的美人儿。

2014年春天，她在上海第一次来看我门诊时，带了三张纸，满满地记录着自己8年来吃药、打针，以及先后三次放曼月乐治疗子宫腺肌病的过程。

我很吃惊，竟有这样顽强的人，为了保住子宫付出这样巨大的心力！因为子宫太大，医生都建议她切除子宫。而为了保住子宫，前前后后她注射过30多次GnRH-a！光是打针这一项，她就自费花了五六万块钱。

所以，她找到我自然是为了询问可否做保留子宫的手术。

我说那就试试看吧。

多年以后，在北京大学第三医院妇科病房走廊的墙上看板，内异症专栏中有一张介绍子宫腺肌病术前和术后对比的图，以及术中切除了530g病灶的标本图片。这些资料来自海青的手术。

海青的子宫如孕4月大小，切除病灶、缝好正常组织后，"做"成的"新子宫"看起来还不小，就像个桃子似的。和很多术后长期跟着我们随访的病例一样，我惊奇地发现，随着时间的延长，在B超下她们的子宫的形状都变得越来越"好看"——也许"新子宫"在盆腔里也在慢慢地"自我塑形"，"重新进化"到了它本应该生成的样子？感谢我们神奇的身体，它一直在默默地努力。

"切干净，缝结实"

2014 年，我已经做了几十例子宫成形手术。这些病例都是子宫增大超过孕 3 月大小，病灶弥漫，经过药物治疗效果不佳，按照治疗原则本应切除子宫，但患者均有极强烈的保留子宫的意愿，因而选择了子宫成形术。

那一年的 12 月，中山大学第一附属医院姚书忠教授邀请我去他的继续教育学习班讲课。我问姚教授能不能讲讲弥漫型子宫腺肌病保守性手术。那时的学术会议上，专家们都在讲腹腔镜微创手术，我如果讲开腹手术，会不会被人耻笑？姚教授鼓励我说："我也是这样做的，讲！"

敬爱的姚教授给了我巨大的信心。于是，我讲了一个争议性话题：大型弥漫型子宫腺肌病，保守性手术可行吗？

子宫腺肌病病灶分布有个突出的特点，那就是：病灶虽弥漫，但主要位于子宫前后壁中央部位，两侧壁病灶轻或无，子宫腔较正常大。如果将子宫纵行切开，楔形切除中央部分的病灶，保留好两侧正常肌层组织，仍可缝合成子宫的样子。从理论上讲，保守性手术可行！

大多数医生对保守性手术有顾虑，主要出于以下三点考虑：

1. 术后复发率会不会高？

实际上，根据日本的研究数据，局灶型子宫腺肌病病灶切除后 2 年复发率 5%，弥漫型子宫腺肌病为 10%，并不高于子宫肌瘤（术后再发率 9.5%）和内异症（复发率 10.5%）。人们对于术后复发这个问题过虑了。何况我们还有术后药物管理来巩固手术效果呢。

2. 如有病灶残留，能否解决痛经问题？

实践证明，即便不能完全去除病灶，疼痛也仍能够得到有效缓解。与子宫腔连接部位的肌层即便存在直径 2~3mm 的肌腺病病灶，也不至于导致疼痛。

3. 对于有生育要求的患者，术后妊娠机会如何？

对于子宫腺肌病合并不孕，有生育要求者，原则上手术不作为首选。只有当患者年轻，子宫腺肌病为反复流产、体外受精失败的独立因素时，才应考虑手术治疗。所以，有生育要求的女性，对于手术要慎重评估是否能够真正获益。

参考国内外手术专家们的手术方式和技巧，我们慢慢形成了自己的特色。特别是针对一些貌似"不可救药"只能切除子宫的病例，我们采用了自己的手术方式，为她们保住了子宫。对完成的每一例手术，我们都进行了密切的追踪随访，患者的反馈和检验数据让我们信心大增。2016年6月在北京大学第三医院召开的国际第七届慢性盆腔痛大会上，我的题目变成了"大型弥漫型子宫肌腺病保守性手术"，把"可行吗？"这个疑问彻底去掉了。后来，我们在世界子宫内膜异位症大会和亚洲子宫内膜异位症大会上所做的术后长期随访报告，得到国内外同行的认可。

在临床工作中，我们坚持保守性手术的目的是缓解症状，解决疼痛和大出血的问题，提高患者的生活质量。所以手术安全第一重要。像所有遵从循证医学的同行一样，我们推荐无生育要求的患者接受子宫切除术，同时也尊重患者希望保留子宫的意愿。我们制订的适合保守性手术的患者条件如下：

- 原则上年龄小于 45 岁；

- 有严重痛经、月经量过多、继发性贫血等症状；

- 妇科检查显示子宫增大超过孕 12 周大小；

- 药物治疗效果差或无效；

- 盆腔超声及 MRI 检查提示大型弥漫型子宫腺肌病；

- 排除肿瘤遗传因素及恶性肿瘤风险；

- 有强烈意愿要求保留子宫，拒绝全子宫切除，无生育要求；
- 有生育要求者，需联合生殖专家充分评估手术可行性，慎重选择病例。

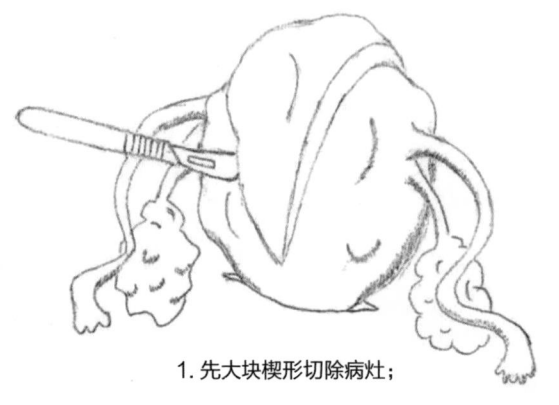

1. 先大块楔形切除病灶；

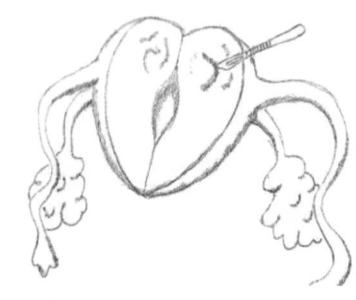

2. 小尖刀小块切除，尽可能切净病灶；

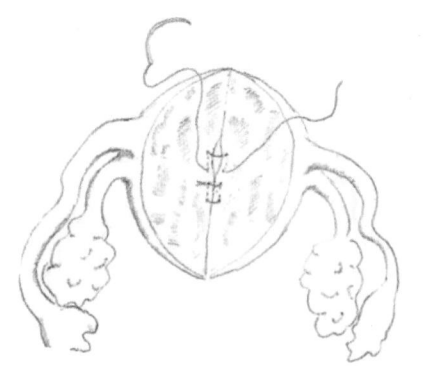

3. U 型缝合关闭宫腔；

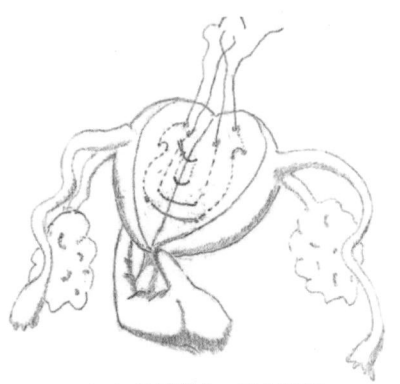

4. 大 C 型缝合，对合肌层。

闫艺之医生来我组轮转时，她的艺术天赋被我一眼看中。这个清秀的江南姑娘，临床基本功扎实，而且画得一手好素描。我邀请她跟着我多上手术台，把手术要领讲给她听，请她执笔把我们的手术步骤画下来。后来她因此还获得北京大学学生才艺奖。闫医生有志于出国深造，我给她写的推荐信也很有帮助，现在她如愿以偿在日本京都大学学习。

300 例手术完成以后，我以六个字概括了手术的要领，那就是：切干净，缝结实。

孤独时代的孤独选择

最后，再讲一个 39 岁的新疆孤女患者芸芸的故事。

CASE

坐在诊桌前，芸芸怯生生地拿出一张 B 超单。她说当地医生认为她的子宫腺肌病太严重，没有办法，只能切除子宫。可是她还没有结婚，即使是将来不打算结婚生孩子，也非常希望能留下子宫。

她千里迢迢来北京见到我，只想问一句话：有没有可能保住子宫？

芸芸痛经已经十几年，越来越严重，到了难以忍受的程度，而且月经期不止一次大出血。她尝试了各种药物却始终控制不住疼痛，服用地诺孕素期间又反复大出血。

见过了太多被子宫腺肌病折磨的女性，我很理解她的心情。我建议她先做个盆腔 MRI 检查，评估子宫腺肌病的严重程度，看看有无可能采取切除病灶的方式治疗腺肌病，保留子宫。

芸芸说，我不能做 MRI 检查。

原来，芸芸患有先天性心脏病，曾经做过房间隔缺损修补手术，现在体内还有金属。

退而求其次，通过做 B 超检查我们看到了一个如孕近 4 个月大小的子宫，均匀饱满，腺肌病病灶弥漫生长的特征非常典型。

对于病变这样严重的子宫，按照诊疗常规标准，子宫切除是首选术式。但是这位年轻女性如此强烈地要求保留子宫，那么可以尝试做保守性手术。

我明确告诉芸芸：由于子宫受累严重，要想彻底解决疼痛和出血多的问题，就必须切净子宫腺肌病病灶，再把剩余的正常组织缝合起来。这个通过手术再造的"小子宫"，是没有生育功能的。而且，如果术中发现子宫确实没有保留的价值，就要接受切除子宫的结局。

她很容易沟通，比我想象的要更了解这种术式和可能的风险。原来，来京前她就把我在网上讲的相关科普知识全部学习过了。我决定让她早点入院，输注一种第三代铁剂——异麦芽糖酐铁（这是一种新型铁剂，可以一次大剂量输注，在血源严重不足的今天，是围手术期贫血管理的重要制剂），尽快纠正贫血后手术。

谁知，更困难的事情还在后面。

原来，芸芸是个孤儿。父母早已过世，没有兄弟姐妹，一个人孤零零来到北京。新疆有朋友，但是路途太遥远，没办法来京作为委托人在手术时帮她签字。再细问得知，因为父母去世早，家里生活困难，芸芸的心脏手术拖到上海医生到新疆做公益项目时才免费做了，到现在体内的金属还没有取出来。

闻者心酸。

我请其他患者在诊室外面等候，详细给她讲了手术方式、步骤和术后处理。心疼她的身世，更敬佩她的勇气，从遥远的边疆小镇进京求医，这份信任和依靠让我备感责任重大。

我们把她的特殊情况汇报了医院，领导们经慎重讨论，再次和患者沟通后，决定给她手术。术前我们请了心内科、心外科、麻醉科会诊，充分评估并确保手术安全。手术如期进行，过程顺利，我们给她重塑了一个"小子官"。虽然不能生孩子，但能解除疼痛，可以来月经，不影响卵巢功能，而且维持了盆底结构的完整性。

术后一周，芸芸恢复得很好，行动自如，准备出院。

新疆往来北京不易，我说她以后网上随诊就可以。主管医生随后详细交代了在当地定期检查的项目、注意事项，以及如何和当地医生沟通病情等，交代她在当地复诊时要携带所有的住院资料、手术记录，方便医生更好地了解情况。

对这位可怜的孤女，医生护士们给予了特别关照，提供了一切可能的方便，并尽可能为她节约花销。不过，我还是做主给她花了一笔有点"奢侈"的费用——术后镇痛。

由于是开腹手术，术后还要用药加强宫缩减少出血，手术当晚最难熬。我们给她用上了镇痛泵，希望她在无亲人陪伴的夜晚，不会因疼痛而流泪，希望她从此忘记疼痛的滋味，开启无痛人生。

即便没有生育要求，器官完整与否对于女性的结婚恋爱和未来生活都可能产生深远影响。对于年轻女性患者的治疗，我们坚持生殖保护和器官保护的原则，实施个体化的诊疗计划。

这是一个科技飞速发展的时代，医学的进步让医生有条件探索疾病的奥妙和最佳的诊疗方式，让患者有机会获得更好、更有质量的生活。这也是一个孤独的时代，越来越多的女性主动或被动选择独自生活，独自求医，独自面对疾病，甚至独自住院，独自做手术。在女性追求身体自由，选择不同生活方式的今天，医生们也在努力追求治疗多元化，希望为患者提供最佳的诊疗方案。

第七部分

特殊的
更年期

第一章
重启人生，
迎接更年期

更年期来了

时光流逝，生活、工作、家庭、朋友、手术、吃药、看医生……

患内异症的你，迎来了人生新的阶段。

岁月是最好的老师。在与内异症相伴的这些年里，你学习、思考、研究自己的疾病。因为生病，你获得了比寻常女性更加敏锐的触角，清晰地感知自己的身体和周围的世界；因为生病，你拥有了一颗宽容慈悲的心，学会照料自己的同时，也加倍关爱周围的人；因为生病，你越发珍惜大病初愈后的美好感觉，迸发出前所未有的激情和才能——这些年的内异症治疗，让你经历了大大小小的选择，如同人生走过了沟沟坎坎，你也收获了意想不到的馈赠：你变得坚忍、果决、智慧、从容。是时候迎接新的生活了。

某一天凌晨四点，你被身体出现的阵阵潮热惊醒，翻来覆去，再难入眠。一向性格温和的你，为一点微不足道的小事，对丈夫发起火来。你发现自己越是在至亲的人面前，越是容易暴躁，就像火苗一点就着。丈夫交代女儿："特殊时期，少惹你妈妈生气。"工作一向高效的你，开始感觉有点力不从心。对于下属不能全力以赴地工作，你失去耐心，忍不住一顿训斥。你变得情绪不稳定、易怒、焦躁。

你发现，月经似乎有一段时间没来了。

你有点心惊，难道是更年期来到了？要绝经了？

更年期何时开始？每位女性对自己身体变化的感觉不同。有人敏感，有人迟钝，至于何时开始，判断起来标准有时很模糊。常见症状包括：

- 月经紊乱：月经提前或者推后，或者很长时间不来、经期延长、经量增多或减少；

- 阵发性潮热、出汗；

- 睡眠质量差，常在夜间醒来，再也难以入眠，总是想睡觉；

- 情绪波动大，激动易怒、焦虑不安或情绪低落、抑郁、不能控制自我；

- 皮肤开始出现皱纹，胶原蛋白流失明显，脱发；

- 吃得不多，却容易变胖。

从女性第一次出现月经变化到真正绝经可能需要 10 年时间，人们称这段时间为"更年期"。这是一段时间，长短不一，平均大约需要 4 年时间。不同女性感觉大不相同。有的女性从 40 岁起，就感觉自己小毛病不断，情绪不稳定，身体机能开始走下坡路。有的女性则感觉不到明显的不同，纵有小波折也容易克服。为了更准确地表述女性经历的这一特殊时期，世界卫生组织推荐用一个学术名词"围绝经期"替代更年期。

"绝经"是指月经停止——准确来说，就是 40 岁以上女性连续停经 12 个月（需要排除其他导致停经的疾病）。这是一个回顾性概念，只有你经历过，医生才能根据你的回忆确定你是否"绝经"。也许现在你只是月经间隔时间延长，几个月来一次，算不上绝经，还是处于"变化前的变化"，就是"围绝经期"。围绝经期何时开始不好确认，而何时结束很明确，就是绝经事件的发生，本质上代表卵巢功能的自然衰竭。据统计，中国女性绝经的平均年龄是 48～52 岁，约 90% 的女性在 45～55 岁绝经。各个国家差别不大，美国女性的平均绝经年龄是 51 岁，欧洲女性的平均绝经年龄为 54 岁。

你的更年期与众不同

　　相对于普通女性不愿意接受更年期到来的事实，很多内异症女性可能暗暗地期待着这一天的到来。常年忍受疼痛的折磨，或者在医生的严厉要求下一丝不苟地坚持药物治疗，越是到最后几年，越是盼望着病痛终结的那一日。绝经就成为让人期盼的一件大事。

　　的确，内异症是雌激素依赖性疾病。卵巢功能衰竭、雌激素水平持续走低之后，大多数内异症病灶萎缩减退，疼痛逐渐消失。那么，内异症女性围绝经期的月经改变和绝经的真正到来，和普通女性有没有什么不同？

　　2022 年 *The Journal of the American Medical Association*（《美国医学会杂志》，简称 JAMA）发表了一项大型研究结果，超过 10 万名女性被纳入了这个跟踪长达 26 年的研究，结论是：有内异症病史的女性自然绝经时间可能提前。1989—2015 年间，研究者对 106633 名 25～42 岁的绝经前女性进行了长期跟踪随访，每 2 年评估一次绝经状态，目的在于观察内异症与早自然绝经（Early Natural Menopause）之间有无关联。结果发现，2542 名女性报告 45 岁之前绝经，即发生了早绝经。在深入分析了这些女性的既往病史，校正年龄和时间因素所致的偏差后，研究认为，经腹腔镜证实患有内异症的人群，相较于非内异症人群，早自然绝经风险增加 51%。

早绝经，可能和内异症本身对卵巢功能的不良影响，以及手术治疗对卵巢、子宫的打击有关。这一结论或许让你喜忧参半。喜的是你能早一点摆脱疼痛和月经的困扰，和每月到访的老朋友月经早点说拜拜，再也不用通过天天服药制造"假绝经状态"来欺骗身体；忧的是得知自己将比同龄人早一步进入绝经状态，不知以后的时光又应该如何度过。

绝经后，子宫内膜异位症就会消失吗？

其实，绝经并不意味着内异症彻底离开你的身体。

虽然大部分患者的内异症病灶在绝经后萎缩甚至消退，但仍有少部分在绝经后持续存在并进展。特别提醒那些病变严重但企图咬牙硬撑到绝经的患者，不要以为绝经后疼痛消失就万事大吉了。

法国一项研究分析了曾接受手术的 903 名内异症患者，其中 20 名（约 2.2%）为绝经后患者。北京协和医院查阅了过去 20 年间 8376 名接受手术治疗并经病理证实的内异症患者的临床资料，发现其中 69 名（约 0.8%）是绝经后患者。

不是说内异症是雌激素依赖性疾病，绝经后雌激素水平已经很低，低到再也不会让病灶生长了吗？

研究发现，和育龄期女性的雌激素主要来自旺盛的卵巢分泌有所不同，绝经后女性内异症病灶所依赖的激素有另外的两大来源：内源性雌激素（自身合成）和外源性雌激素（外界补充）。此时，内源性雌激素的合成主要来自肾上腺、皮肤、子宫内膜基质、脂肪组织等，在脂肪组织产生的芳香化酶的作用下，转化为雌二醇或雌酮。BMI^① 越高的肥胖女性，通过脂肪组织转化得到的雌激素也越多，脂肪就成为身体里产生雌激素的最大器官。

而外源性雌激素主要来自补充的植物雌激素、绝经后激素治疗，还有一些特殊的药物（如治疗乳腺癌的他莫昔芬等）也具有类雌激素作用。还有些女性为了"养生"，常年服用一些成分不明的"补品"，其中混合了结构类似雌激素的成分，也可以进入人体发挥雌激素样作用，重新激活内异症病灶。

还有研究发现，对比育龄期女性，绝经后患者的内异症病灶中，雌孕激素受体相对增多，这也可能是部分患者绝经后病灶仍然活跃的原因之一。

---

① Body Mass Lndex 的缩写，意为"体重指数"，计算公式是［体重（千克）］÷［身高（米）的平方］。——编者注

第二章
多事之秋

如此看来，我们的身体在更年期重新调整自己，以适应新的生命阶段。

当你开始步入这一阶段，怀着喜忧参半的心情等候绝经到来的同时，应该意识到，这也是重新审视自己的过往，并为未来生活做好准备的关键时期。

对于育龄期女性，诊疗方案的选择基本都是建立在"生殖保护"和"器官保护"原则之上，以保守性治疗为主。这一时期，很多问题只是暂时被强行抑制了，或者是被有意忽视了，并没有真正得到解决。

比如卵巢巧克力囊肿手术后复发，为了保护卵巢功能，医生建议尽可能避免反复手术。于是，很多年你都不敢有丝毫懈怠，一直谨遵医嘱严格服药，生怕囊肿长大后再挨一刀。再比如，不孕症患者不仅卵巢上有巧克力囊肿，还合并子宫腺肌病和 DIE。医生很难兼顾治疗内异症和积极助孕，很多患者强忍疼痛，抓紧促排、取卵、移植，以争取成功怀孕为第一治疗目标。但实际上，即便是成功怀孕生了孩子，疾病也并未真正得到治疗。还有那些严重的子宫腺肌病患者，常年忍受疼痛和大出血的折磨，拒不听从医生切除子宫的建议，自以为接近绝经，已经熬了这么多年，再咬咬牙就能免了这一刀……

其实，问题早就积存在了那里，只是暂时被掩盖、被忽略，或者被无视。对有些患者来说，问题不能及时得到处理，越积越多，就像欠下了债务，月复一月，年复一年，然而终归是躲不过去的。四五十岁的女性，上有老下有小，家事、儿女、工作，样样都让她们连轴转个不停。自身状况频出，却常常被一带而过，无暇顾及。殊不知，这正是身体一而再再而三向你发出的求救信号。

两个恶变病例

自从 2007 年在日本开始做内异症恶变的研究，我就建立了一个专门的恶变病例的档案，详细记录每一位患者的临床资料。丽英在记录簿上的编号是 No.13。

CASE

2010 年 10 月，我刚从日本完成博士后工作回国，多年好友文妮给我打电话，说她嫂子丽英最近肚子痛得厉害，得知我回国了，急着马上要来医院。

我在电话这头很吃惊："怎么还没做手术？"

文妮家和我家是老邻居。她当年生俩儿子剖宫产手术都是我给做的，家里人有点不舒服，都来问我，我俨然是她们家的家庭医生。2007 年春天，我正忙于准备第二次去日本留学时，文妮带着丽英来看病。

丽英长得白净纤细，看起来比实际年龄 44 岁要年轻很多。丽英说痛经越来越严重。检查发现左侧巧克力囊肿直径 6cm，还合并 DIE。我建议她做手术。

她回绝了："孩子正上高三，一刻也不能离开，等她上了大学，我就做手术。"

2009 年，我在日本留学。

文妮发邮件说丽英的囊肿好像长大了，痛得更厉害，问我什么时候回国呀。

我回复："别等了，赶紧去住院手术。"

可是丽英又有了新任务，孩子考上了大学，开始忙着申请德国的交换生项目。她决定等孩子的出国事宜全部安排妥了，再去做手术。

一来二去，丽英就这样忍着痛，拖了一年又一年。

2010年10月这次检查，丽英的情况和之前完全不一样了。B超提示盆腔内一个直径14cm的囊实性包块，血流信号丰富。B超室的段老师直接跟我说，是卵巢癌。

结合丽英多年内异症病史，我推测她是卵巢巧克力囊肿恶变而来的卵巢癌。术中冰冻病理发现确实是癌，于是，我们做了彻底的手术切除。术后的病理切片上可以看到是符合内异症恶变标准的典型表现，完全证实了我的猜想。术后她又做了6次化疗。

彼时我刚刚在日本完成内异症恶变的研究，正在联合多家兄弟医院收集更多符合内异症恶变标准的标本，准备做进一步的临床调研。丽英于是成为我的记录簿上第13号患者。

2013年我第一次在上海主办"东方子宫内膜异位症论坛"时，做了题为"重视子宫内膜异位症恶变"的专题讲座，把丽英的资料分享给同行，提醒大家关注内异症恶变问题。2014年我获得国家自然科学基金项目资助，做了更多这方面的工作。丽英的随访也一直在进行。

令我非常欣慰而且骄傲的是，丽英的病情一直很稳定，如今已经过去了13年，没有复发，全家人几乎已经忘记她曾经是个卵巢癌患者了。

我的1~12号患者的详细临床资料和研究结果，曾发表于2011年的 *Gynecologic Oncology* 杂志。

燕妮在记录簿上的编号是 No.18。

2016 年 12 月 31 日，那一年的最后一天，燕妮第一次来我的门诊。

那一年燕妮 55 岁，已经绝经 4 年。就诊原因是自己在腹部摸到一个大包块。

仔细追问病史后得知，燕妮绝经前有过 10 多年的痛经史，不过吃片布洛芬就忍过去了。曾经 B 超检查发现卵巢囊肿直径 3~4cm，医生建议她手术。燕妮自以为绝经后囊肿就会自然萎缩，并没有放在心上。51 岁时她绝经了，一切看起来很顺利。

2 年前，她参加单位体检，B 超检查发现双侧卵巢都有囊肿，大小分别是右侧直径 4cm，左侧直径 5.5cm。B 超医生说看起来像是良性的囊肿，燕妮就没再找妇科医生看。

这次来诊，B 超报告提示卵巢囊性肿物为 13.3cm×9.3cm，其旁有不均质中等回声 5.9cm×3.2cm，其内血流信号丰富。一看就不像是个良善的肿物。我立即申请了绿色通道给她加急做盆腔 MRI、全腹增强 CT，同时开出一大堆术前检查单，约定新年后早早安排她住院。

之所以这样着急安排手术，是因为结合她的病史、体格检查和影像学资料，我高度怀疑这是卵巢巧克力囊肿恶变的卵巢癌。

果然，MRI 检查和 CT 结果支持了我的判断。抽血查的肿瘤标记物倒是没有大幅度升高和异常：CA-125 34.17 U/mL；CA-199 46.13 U/mL↑。

燕妮终于明白多少年来自己讳疾忌医，险些酿成大祸，再也没有丝毫犹豫，表示一切听从医生安排。

新年伊始，我们立即给她做了彻底的卵巢癌手术，切除了所有病灶——全子宫、双侧卵巢、输卵管切除，盆腔和腹主动脉旁淋巴结清扫和大网膜切除。术后病理报告：卵巢透明细胞癌，巧克力囊肿恶变。

虽然燕妮起初拒绝接受术后化疗，但还是在我的劝说之下完成了6个疗程的化疗。

随访整整5年，燕妮无复发。术后5年半，发现她肝上有一个直径2cm的包块，手术切除证实是透明细胞癌转移。目前术后整整7年了，一切很好。

预防恶变有对策

早在 1924 年，Sampson 就指出，内异症有恶变潜能，最容易发生恶变的部位是卵巢，并于 1925 年提出内异症恶变的病理诊断标准，被沿用至今。但此后这方面的研究一直未有大的进展。沉寂了 70 多年之后，随着医学界对恶性肿瘤研究的不断深入，内异症恶变成为妇科学界的热门话题。

据流行病学调查估算，在世界范围内内异症患者约有 2 亿人，恶变率为 0.7%～2.5%。瑞典学者对 20686 因内异症而住院做手术的患者进行了长期跟踪随访，认为和普通女性相比，内异症患者发生卵巢癌（1.9 倍）、乳腺癌（1.3 倍）的相对危险度明显增高。原发性不孕女性发生卵巢癌的相对危险度为 1.98，而内异症合并不孕女性，卵巢癌相对危险度则增至 2.48。这个趋势在那些发病时年轻、带病时间长的患者中更为突出。

日本学者在静冈县所做的一项研究跟踪随访患者时间最长达 17 年。被调查人群包括普通女性和卵巢内异症患者。结果发现，57165 位健康女性中仅有 7 人发现卵巢癌，占比 0.012%；而 6398 位卵巢内异症患者中，日后发生卵巢癌者 46 例，占比竟达到 0.72%，远远高于普通人发生比例！日本生殖内分泌学会公布的调查研究，分析了患有卵巢内异症的人群中发生恶变的年龄因素。参与调查的 3450 位 30～40 岁女性中，有 45 人发生卵巢癌，占比 1.3%，而 40～50 岁女性发生卵巢癌的比例似乎明显上升，2362 人中有 97 人，占比 4.1%。

为测算内异症准确的恶变率，查找恶变的高危因素，制定预防恶变的预防策略，日本内异症协会发起了一项前瞻性多中心研究——本邦における子宫内膜症の癌化の頻度と予防に関する疫学研究（*Japan endometrioma malignant transformation study*：JEMS，中文大意为"关于日本子宫内膜异位症恶变率和预防的流行病学研究"，以下简称 JEMS 研究）。项目计划于 2007 年 9 月—2013 年 12 月展开，征集 70 家医院，招募 30 岁以上卵巢内异症患者，跟踪10 年。

作为 JEMS 研究的积极推动者之一，北脇教授计划在其前期工作基础上，搜集更多符合内异症恶变的标本深入研究，我就是在这个时候第二次回到了日本，导师立刻把这个项目交给了我和滨田新七（Shinshichi Hamada）先生。

珍稀标本与恶变研究

滨田先生是一位和蔼可亲的病理科医生。他的办公室在附属医院对面的综合研究大楼的 4 楼。我经常在周六日或者工作日晚上的时间去找他，因为平时的工作时间滨田先生都要忙病理科的日常事务，只有业余时间才有空坐在显微镜旁为我们忙碌。滨田先生做的是独一无二的手工显微切割（manual microdissection），就是在显微镜下把不同类型的细胞一个一个切下来，分门别类放到试管里保存好，留待我日后实验用。这是一项非常费眼力又需要静心才能完成的工作，是我们实验成败的关键。说滨田先生是我们这项研究的头号功臣，一点也不为过。

当时国际上已经发表的研究采用的都是内异症合并卵巢癌的标本，而我们采用的是符合 Sampson 和 Scott 所讲的恶变标准的标本，最重要的一点是同一张切片上可见内异症细胞—良恶交界区细胞—癌细胞三种组织。这应该是研究内异症恶变的最理想标本。但现实是，符合标准的标本非常稀缺。这是因为在恶变过程中，癌组织生长迅速，常常破坏了其起源的内异症组织。想要确定内异症与癌之间的交界区，需要对手术标本广泛取材。但是在临床工作中，常常是病理取材局限，找到癌细胞就算诊断明确。要找到符合研究标准的标本，要花大工夫，有时还要看运气。

北脇教授请大学关联 40 多家医院帮助我们寻找符合标准的病例，加上我从青岛带过去的两个病例标本，共 12 例。能搜集到这些符合标准的稀缺病例，已经非常难得了！我们通过对这些标本的不同组织成分，内异症细胞—良恶交界区细胞—癌细胞进行研究，对比异同点，发现了与以往研究不同的结论。我们的研究认为内异症恶变而来的卵巢癌和普通意义上的卵巢癌可能具有不同的发生机制，主要病理分型是透明细胞癌和卵巢子宫内膜样癌，生物学行为相对温和。由于多数患者因为疼痛或不孕或者盆腔包块就诊，发现较早，因此临床期别较早，预后效果较好。

日本内异症学界最权威的专业会议是"日本エンドメトリオーシス学会"（日本内异症学会，简称 JSE），自 1980 年召开第一届，每年一次，至 2010 年已是第 31 届。这届大会在京都五条附近的一个酒店召开。那是新年刚过不久后的一个周末，空气清冷，飘着细雪。大会设立的一个重要专题是内异症恶变。我有幸被选中在大会发言，演讲题目是"子宫内膜症性囊胞由来卵巢癌における Loss of Heterozygosity（LOH）の意義"（《内异症恶变的卵巢癌中杂合性缺失的相关研究》）。

按照惯例会议前我要在教研室做リハーサル（预演）。全科都听我讲一遍，指导修正。北脇教授说他从不担心我发言会出错，倒是给了我很大的信心。正式演讲很顺利。二月的某一天，我接到大会主席——京都大学的小西郁生教授亲笔书写的一张贺卡，感谢我为大会的成功举办所做的贡献。小西先生百忙之中仍不忘记会后给讲者寄来感谢信，这周到的礼数和谦逊的姿态，着实令我感动，受教终身。

我们的研究持续了 4 年之久。终于可以告一段落了，结果一投稿，便立刻被 *Gynecologic Oncology* 杂志接受。这项研究极大地激发了我对内异症恶变的兴趣，并成为我 2014 年成功获得国家自然科学基金面上项目的重要研究基础。

内异症恶变研究新进展

近年来，对于内异症恶变的基础研究有了更多进展。科学家认为基因突变、雌激素异常、免疫毒性、环境因素、铁毒性等都可能参与了恶变的过程。

流行病学研究方面也有了更多数据。一项基于 21 个大型队列研究的临床荟萃分析，纳入 13000000 女性，其中 5584 例患者被诊断为卵巢癌，风险因素分析表明，有内异症病史者患卵巢癌风险增加 1.35 倍；而卵巢透明细胞癌和卵巢子宫内膜样癌的风险分别增加了 2.87 倍和 2.32 倍，是内异症恶变的主要类型。

日本 JEMS 研究于 2015 年 1 月在日本内异症研究会上做第四次中间报告。通过与 87 家医院和研究机构的协作，该项目跟踪了 2500 例患者，发现新发卵巢癌 42 例。从诊断卵巢内异症到确诊卵巢癌，平均 8.3 年。诊断卵巢癌时平均年龄为 47.7 岁（31~74 岁），75.7% 的卵巢癌发生于绝经前。

47.7 岁，正值女性的围绝经期，多事之秋，身体可能频发状况，这实际上是机体的智慧，一再地提醒你给她关爱。前面丽英的故事或许能给我们一些警示。

经历了 10 年、20 年甚至更长久的与内异症相伴的岁月，逐步进入围绝经期时，建议你给自己一个全面检查、重新评估身体的机会。过去存留的问题，就像一个积年累月的旧账簿，是否需要重审、结清？尤其是过去那些不得已而强行采取姑息治疗，那些本已严重到需要根治却因年龄不舍得切除器官的患者，是时候下决心清理旧账了。

内异症恶变能预防吗？

防患于未然，积极且正确地治疗内异症是预防恶变发生的重要手段。丽英和燕妮在卵巢巧克力囊肿阶段就应该果断选择手术，切除病灶，可惜二人皆出于种种原因拖延数年，直至发现恶变而后悔不迭。这样的病例在临床上并不少见。

Nicolas（尼古拉斯）曾说"内异症病史是卵巢癌的危险因素""这样的表达更合理"。

由于临床上大量卵巢巧克力囊肿患者采取的是保守治疗，所以这些女性应了解内异症有恶变风险，定期看医生、做检查很重要。如果治疗后短期内复发，或囊肿有明显增大趋势，影像学上有异常血流信号等，都应该积极处理。

年龄是非常重要的因素。日本产科妇人科学会颁布的《内异症临床诊疗方针》推荐：年龄 >40 岁、巧克力囊肿直径 >4cm 时，积极采取手术治疗。对于步入围绝经期处于多事之秋的患者，医生应该给患者以明确的指导。2021 年中国《子宫内膜异位症诊治指南（第三版）》强调，对于这一阶段的内异症管理，须关注与内异症相关的恶性肿瘤，特别是警惕内异症恶变风险。有手术指征时应积极手术治疗，可行患侧附件切除术或子宫及双侧附件切除术，DIE 病灶最好一并切除。指南强调，内异症患者每 3~6 个月应随访 1 次，随访项目包括妇科检查、肿瘤标记物、B 超，必要时行盆腔 MRI 检查。

请注意，附件切除的意思是切除卵巢和输卵管，而不是剔除囊肿保留卵巢。我们前面讲过的病例——48 岁的卵巢巧克力囊肿患者，不顾后果地执意要捍卫卵巢，是不智之举。而对于绝经后的患者，采取根治性手术为宜。

输卵管、卵巢都要切除？那出现更年期症状怎么办？

第三章
更年期如何
补充激素？

评估获益和风险

对于普通女性而言，更年期各种症状的应对，主要是依靠激素替代治疗。但是，对于内异症患者来说，外源性激素本身可能刺激内异症"再燃"，所以是否需要补充，如何安全地补充激素，是需要谨慎思考、认真权衡的大事。

首先，应该了解更年期症状是暂时的，放松心情，坦然面对，通过自身机体调节和情绪调节，来缓解症状，在围绝经期的治疗中有重要作用。许多女性了解到激素治疗有潜在的风险后，不愿意选择吃药，而是努力通过加强运动、调整饮食、改变生活方式等手段来改善整体健康状况和精神状态，慢慢地症状也会减轻，这不失为一种更接近自然的好办法。

那些更年期症状明显的患者又应该如何应对呢？

关于绝经后内异症患者的激素治疗，专家们意见不一。因为担心激素治疗增加患癌风险，就一刀切地禁止用药，显然是不可取的。2015 年发表于 *Climacteric*（《更年期》）杂志的一篇文章相对客观，针对人们担忧的问题，提出应结合内异症患者既往治疗和手术情况，评估激素治疗的获益和风险，再决定是否给予激素治疗。

- 如果早期已行双侧输卵管、卵巢切除术，无残留病灶，那么激素治疗相对安全，获益可能大于风险；

- 未做手术，或做过非根治术，有中度或重度绝经症状，或 45 岁以前绝经者，可以考虑激素治疗。但如果既往未充分切除病灶，使用绝经激素治疗后症状可能会复发；
- 未做手术，或做过非根治术，很少有更年期症状或在正常年龄绝经者，不建议激素治疗。

既不过分"恐癌"，也不对更年期问题坐视不管，对患者进行分层管理，是为良策。

具体选择什么药物、如何用药，也大有讲究。参照《中国绝经管理与绝经激素治疗指南（2023 版）》和欧洲更年期学会推荐的药物选择，内异症绝经后患者可选择雌孕激素联合治疗或替勃龙，可能会更安全。雌激素应选择使用最低有效剂量。而且要特别注意，无论是否已切除子宫，内异症患者均应避免单用雌激素，以降低疾病复发和恶变的风险。具体使用多长时间无特殊限定，可按个体情况和患者意愿调整方案或改变治疗策略，强调规范用药，定期随访。

Emily 的新生活

离开青岛已经多年，Emily 始终是我非常挂怀的一位内异症患者。对她除了深切怜悯，我更多的是赞叹她的坚强、勇敢、乐观和爱心。

Emily 是一位非常特殊的肠道内异症患者。从 37 岁开始，人生就被莫名其妙的疼痛如梦魇一般缠绕，她踏上了漫漫求医路。她曾辗转多家医院，就诊于普外科、胆胰外科、消化内科、急诊科，先后被当成"阑尾炎""胆囊炎""胰腺炎""肠梗阻"诊治，经历了各种各样复杂的检查治疗和九次大大小小的手术，其中包括因内异症肠梗阻而进行的肠段切除术。她甚至还曾经因为疼痛哀求医生给予杜冷丁止痛而被怀疑是"瘾君子"！

Emily 的内异症发病隐匿、诊断困难，她甚至多次被误诊，治疗道路上历尽艰辛，最后通过 MDT 会诊来到妇科时，我们也只能求助于药物治疗帮助她缓解症状。所幸这些年 Emily 状态越来越好。现在已经自然绝经，远离了疼痛的折磨，开启了新的生活。

Emily 的自述

和内异症相伴 10 多年，我的身体终于好转了。

2015 年，我 46 岁，徐医生让我再测激素六项，宣布我自然绝经。

我有点儿淡淡的忧伤，以前害怕来月经，现在真不来了，难道自己要迈进老年行列了吗……不会的！多年病痛，历经九次手术，甚至肠管也切除了一段，劫后余生的我更珍惜生命，想要过好余生的每一天！

在我疾病缠身的这些年里，儿子悄悄长大了，有了谈婚论嫁的女朋友。身体再也不痛了，我好像突然之间拥有了无穷的精力和体力，忙着买房和装修布置婚房。儿子结婚后吃饭穿衣不再需要我操心了，他多了疼爱他的媳妇，我也多了一个爱我的孩子。我们是幸福的一家人。

我对这一切感到非常满足，打败了病痛，终于安生了。

50岁那年，我报名学车，3个月一次性通过考试，顺利拿到了驾照！如今，我每天快乐地生活，在小区退休大妈们当中，我是唯一会开车的，谁有需要我就热心帮忙，不求回报，心甘情愿，大妈们都觉得不好意思麻烦我，我却非常开心。我深知今天的安宁生活来之不易，在我痛苦无助、精神几近崩溃时，一句安慰的话语，一个信任鼓励的眼神，对我来说都是莫大的支持。我要把这份爱和感激传递给每一个需要的人，用尽全力帮助别人。另外，我还报名参加了老年大学，学习书法，还登台表演了扬琴独奏！要知道这是我人生中第一次参加文艺演出，我从不知道自己还拥有被老师称赞的艺术天分！

好好度过"第二青春"

人们发现，内异症患者在生活中似乎更容易从容地接受更年期的到来。

在过去的岁月里，为了对付内异症，这些女性付出了巨大的心力和体力。在常年迫不得已的药物治疗压制之下，她们始终处于小心翼翼地调整激素水平和状态。伴随着卵巢功能的自然衰退，雌激素水平持续下降，这些女性不再受疼痛和月经的纠缠，身体像是挣脱了束缚，获得解放，他们对于这一崭新的阶段反而充满期待，急于寻找失去的自我和曾经错失的机会。

人生走到这个时候，除了积累了丰富的疾病知识和治疗经验，她们也获得了足够的生活智慧和职业技能。更年期女性虽有体能上的衰退，却被赋予拓宽思想和深化人生的意义。像 Emily 这样，经历了与疾病斗争的艰苦岁月，更加体悟到健康的可贵和生命的鲜活，有能力帮助别人则满心欢喜，哪怕是点滴小事。而在寻找自我的过程中，很多女性甚至挖掘和展示出从不为人所知的天赋和爱好，这也使她们以后的岁月充满了新的希望。纵然有不舒服的症状出现，他们也能够想方设法坦然相对，从容克服。

育龄期分泌旺盛的雌激素和孕激素，让女性乐于取悦于他人，为生育而努力，扮演好自己的家庭角色和社会角色，忙于照顾他人而忘记了自己。到了更年期，身体在竭力通过激素的调节做最后的努力，帮助女性走出以育儿和照顾他人为主的角色圈，找回全新的自我。

岁月悠长，绝经，不过是女性人生半道上发生的一个事件而已。根据 2018

年统计数据，北京市女性平均预期寿命近 85 岁，平均绝经年龄为 50 岁，那么剩余的 35 年应该如何度过？拓宽眼界，参与过去无暇顾及的事情，发掘自己的才能、开辟新事业，才是真正通往自由之路。

妇产科专家林巧稚先生曾说，更年期是女性的第二青春。是时候重新审视自己，开始为新生活做准备了。

第八部分

开启你的
生活管理

第一章
每个人都是
自己的医生

被医生忽视的重要问题

在门诊常常有患者询问诸如此类的问题：

生活中我应该注意什么？

我应该怎么吃？怎么喝？

有什么需要特别忌口的吗？

我应该怎样做运动？

内异症能预防吗？

除了每天吃药，我还能做什么减少复发？

......

简言之，患者们想知道的是，除了严格遵医嘱积极治疗，在日常生活中自己还能做些什么来更好地管理内异症。

忙碌的诊室里，大多数临床医生可能只是简单地说几句："正常生活即可，无须特别注意什么。""正常饮食即可，没有什么明确的证据说明特殊饮食有治疗效果。"

过去，我也是这样做的。顶多是多嘱咐一句——"可能的话，把结婚和生育计划提前"或者"记得定期来复诊。如有什么问题，我们好早点发现"。

看似敷衍，实则大多数医生的意思是：内异症是一种非常复杂的疾病，专业医生们依靠常年的学习和钻研才掌握了最新的诊疗手段，能够提供给患者的都是业内公认的、经临床验证的有效方法，至于饮食问题、生活方式及体育运动等琐碎话题，很难给出科学的建议。忙碌的医生们没有精力也少有兴趣去探讨。

然而，这些年来，随着无数次被患者们追问吃什么、喝什么、怎么运动，我逐渐认识到这些问题的重要性。

通过与不同领域的专家交流，查阅文献，一个越来越清晰的想法在我脑海中浮现，那就是：既然我们已经明确内异症的发病不仅与经血逆流、遗传因素、免疫失衡、激素异常等因素有关，而且现代人的生活方式、环境因素、饮食结构、压力等因素也对内异症产生了不良影响，那么，现在流行的内异症诊疗模式——单纯依靠技术手段将患者划分出疾病类型和诊疗需求，再分门别类地给予药物治疗、手术治疗或者试管婴儿方案，显然存在严重的不足。在正规医疗干预的基础上，帮助患者从饮食起居做起，养成积极健康的生活方式，让自我管理轻松渗透到日常生活中，应该成为内异症管理的重要方面。

那些曾经被我们忽视的，实际上是问题的重要方面——在这个认识转变的过程中，我从一个完全依赖医学手段为患者治病的妇科医生，开始学习关注女性身体的自然能力。

你的身体一直在努力

　　年少时读武侠小说，对于书中用金疮药治疗刀剑伤的情节，我总是颇为好奇。武林大侠身负重伤后奇迹般复原，重返江湖再起风云，看得人热血沸腾。如今了解了，我们的身体本身蕴藏着令人惊叹的自我修复、抗感染和愈合能力。大侠们是习武之人，身体强壮、底子好，自愈能力更胜常人。加之书中再安排一位持有独门秘籍、灵丹妙药的医学圣手施治，很快痊愈也是自然的事情。

　　拥有良好的医疗条件，习惯了大病小病都去医院找专家看病的我们，可能已然忘记，我们的身体天生拥有强大的免疫力和自我修复能力。事实上，当疾病来袭时，我们身体里数以万计的细胞都在紧密协作，竭力抵抗病害侵袭。这是人类在漫长的进化过程中，在与自然界抗争、与疾病和伤痛斗争的岁月里获得的卓越能力。远古时代，生命的延续更多地依赖这一进化所带来的生存优势，医学的出现则相对较晚。就拿常见的感冒来说，无论你是否服药，疾病都有一个自然转归过程，当然，充足的睡眠、富含营养的饮食有助于加快康复。头痛时，先别急着吃止痛片，好好睡一觉后也许就神清气爽。长时间坐办公室腰酸背痛，走到温暖的阳光下，舒展一下身体，做做瑜伽，跑跑步，其止痛效果都可能胜过药物，同时，你会发现抑郁的情绪也烟消云散。

子宫内膜异位症的"进"与"退"

内异症也没有你想象的那么可怕，它并非只会走向不好的方向。在不同阶段、不同条件下，这个病实际上可进可退。然而，大多数人并未意识到这一点，这才错过了宝贵的治疗时机。

在早期阶段，内异症病灶刚刚萌芽的时候，身体有机会通过自身的努力将这些异常消灭，修复被侵袭的区域。即使在内异症病灶已经形成的情况下，女性身体天生还拥有一种神奇的治疗手段——怀孕。许多被明确诊断患有卵巢巧克力囊肿或疼痛性结节的女性，经过十月怀胎，病灶明显缩小。还有准备剖宫产的同时切除病灶时，医生们惊奇地发现囊肿竟然不见了，只留下依稀可见的内异症病灶退化的痕迹。在哺乳期，这种治疗效应还将持续。毫无疑问，孕期和哺乳期女性身体发生的神奇的变化，对于击退病痛、修复自身都具有重要的意义。

身体里的"天然药房"

除了拥有免疫系统监视和抵御外来威胁，细胞不断自我修复，我们的身体里还蕴藏着一个"天然药房"。

这个"药房"配备了一些市面上不易得到的非常重要的"药物"。它们实际上是我们的大脑分泌的一些被称为"神经递质"的化学物质，比如内啡肽、多巴胺、血清素和催产素等。这些神秘的物质具有不可思议的作用，掌管着我们的情绪、压力、睡眠、欲望和幸福感。它们的水平波动会影响我们的精神状态，喜怒哀乐都与此相关。如果某种物质的分泌持续增加或过度减少，我们就会面临病态，陷入焦虑、恐惧，还有难以克服的成瘾状态，直接或间接地影响到内异症的进展。

强效止痛——内啡肽

对于很多饱受疼痛折磨的内异症患者来说，各类止痛药再熟悉不过。可是，你知道吗？我们自身就可以合成一种强效止痛药——内啡肽。

"内啡肽"（endorphin）一词由"内源性"（endogenous）和"吗啡"（morphine）两个词组成。所以，内啡肽即身体内部合成的吗啡。实际上，吗啡和内啡肽的分子结构几乎完全相同。从生理学作用来看，它们也几乎相同，都能减轻疼痛、对抗抑郁，并赋予身体幸福感。当你运动、跑步或练瑜伽时，身体会自行产生内啡肽。更奇妙的是，这些"自产"的内啡肽是最符合你当前需要的，而不会像医生开的吗啡一样容易成瘾。

欲望因子——多巴胺

多巴胺被称为人脑的"奖赏机制""快乐物质"。当我们感到开心或者受到褒奖的时候，这些精神奖赏就会刺激大脑神经元，分泌出多巴胺；而大脑感受到快乐，会驱使人们再去做同样的事情，分泌更多的多巴胺。

还有个名词叫作多巴胺的"欲望回路"。举个例子，当我们看到一块精美的蛋糕时，这个回路就会被激活，驱使我们产生对食物的渴望，即使我们的身体并非真正需要这么多的热量。

这种欲望是人类进化过程中残留的动物性体现。依靠拼命吃，储备生存必需的能量，拥有"贪吃基因"的祖先才能在物资匮乏的远古世界存活下来。但是在物质极大丰富的今天，因为"贪吃"而导致的高血糖、高血脂和肥胖等意想不到地变成了威胁现代人健康的重要问题。

对于内异症患者来说，持续的高血糖可谓雪上加霜，给身体带来的不利影响不容小觑。血糖持续处于高水平促使脂肪合成加剧，刺激了更多雌激素和前列腺素的生成，导致炎症反应不断升级，进一步加剧了内异症的进展。没有想到吧？"贪吃基因"带来的快乐，竟然和内异症挂上了钩。

稳定情绪——血清素

你经常焦虑，经常烦躁吗？那可能是因为你的体内缺少血清素这种物质。

血清素是一种维持情绪正常和快乐的物质，它还能调节消化系统和睡眠周期。血清素分泌旺盛时，人会内心平静、稳定，做事专注，还会愉快地享受美食，甜美入睡。

血清素主要在上午分泌。因此，在阳光明媚、空气清新的早晨，进行有规律的运动，最有利于机体合成血清素，保证我们一整天元气满满地投入工作和生活中。内异症患者们经年累月与盆腔疼痛做斗争，情绪低落、精神焦虑甚至抑郁者常见。不要忘记了，适度的运动能够帮助我们摆脱这种消沉的状态。

战斗本能——肾上腺素

原始时代，当人类祖先遭遇大型凶猛动物袭击时，身体会释放出肾上腺素，刺激血糖迅速升高，触发或战或逃反应。这是身处危难中时救命的反应，机体会以战斗或逃跑的反应方式让突然释放的葡萄糖和激素派上用场。一旦威胁事件过去，身体里的葡萄糖和激素水平下降恢复到正常状态。

如今，人们面临的压力很少是来自野兽的袭击，更多地是来自职场竞争、房贷车贷、子女教育等不同形式的挑战。虽然这些压力同样会刺激机体释放高水平的葡萄糖和激素，但是应对这些压力并不需要采取或战或逃的姿态。没有搏击或拼命厮杀的消耗，多余的激素在体内横冲直撞而又无处释放，于是导致了激素分泌和调节的紊乱，因此人们更容易感到愤怒、烦躁和沮丧。

温柔幸福——催产素

催产素是分娩时的动力。分娩发动后，产妇体内的催产素分泌会增加，加强子宫收缩。在产房里，使用催产素能够有效地推动分娩进程，分娩后使用催产素则有助于加强子宫收缩，减少产后出血。

有趣的是，催产素并非只在分娩时才发挥作用。女性的身体在非孕期同样会分泌催产素。催产素会促使动物产生关爱和照顾幼崽的心理，还有助于人际交流和信任的建立，使人们更有爱心，相互帮助或产生爱意。有时候，善意的谎言也可以归因于催产素的作用。这种神奇的激素不仅在情感上发挥重要作用，具有治疗悲伤情绪的潜力，还能够降低人类和动物因恐惧而产生的皮质醇水平，进一步促进情感的稳定。更令人惊奇的是，催产素甚至能够减轻因多巴胺分泌过剩而引发的上瘾倾向。这种多功能的激素在调节情感和心理状态方面发挥着不可忽视的作用。

我们的目标

我们身体内的"药房"配备的这些"药物"真的很神奇，与我们的喜怒哀乐、睡眠、情绪息息相关。但是，当我们生活的环境发生了巨变，而身体仍然依循漫长进化中形成的模式来分泌和管理这些"药物"的时候，就可能产生健康问题。作为现代人，我们需要重新思考如何建立一种对身体更友好的生活方式，以减轻自身的不适。

内异症女性常伴有疲惫乏力、情绪低落、全身不适等表现，这是因为机体认为它不断受到内异症的攻击，不得不打起精神被迫迎战。研究表明，内异症患者全身多个器官和系统都受到影响，所以出现全身效应并不奇怪。而慢性炎症反应、激素异常、压力失衡、饮食和睡眠问题等如果不能得到妥善解决，都会加剧疾病的进展。

事实上，很多聪明的内异症患者也一直在努力寻求日常生活中可用的疗法，希望在严厉的医疗手段之外，还可以借助一些温和的、更贴近自然的手段来控制内异症进展。澳大利亚的一项在线调查显示，多达76%的患者通过尝试通过自我护理和调整生活方式，如冥想、锻炼和改善饮食，来应对内异症。

在以下的章节里，我将带领你重新认识那些我们自以为正常的生活习惯、饮食结构和周遭环境是如何影响内异症的。选择恰当的饮食和生活方式，有意识地吃、喝、睡眠和运动，会帮助你减少不利于内异症的因素；利用好身体里天然存在的"药房"，会帮助你重树信心，富有活力地开启新的生活篇章。希望你的健康生活方式，成为医生制订的整体疾病管理计划的重要辅助部分。

我们的目标是：帮助你成为自己的好医生。

第二章
现代生活带给
我们什么

深埋于基因里的"贪吃"

生活在今天的你，一边为自己胖嘟嘟的体型而自卑，一边又为自己不能抵抗一块蛋糕的诱惑而羞愧。你很明白高热量食物对身体没什么好处，还是忍不住要大快朵颐。不过，联想到人类祖先的觅食方法和生存手段，或许我们能原谅自己一点点。

远古时期的祖先们主要依靠狩猎采集来获取食物和热量。随着四季变化、居住地变迁、植物果实的成熟期和动物的迁移，祖先们能够获取的食物随时发生变化。有什么吃什么，吃饱为准是那个时候的生存法则。他们一天可能会吃到数十种不同的食物。各种野果子、蘑菇、植物根茎、树根、蜗牛和虫子都可能变成腹中餐。如果来到野火烧过的原野，说不定还会幸运地发现烤熟的野兔和坚果。而在靠近河流和海边的地方，人类还可能捕捉到鱼类和贝类。

从营养学角度来看，这种多样化的饮食结构，主要是蔬菜、水果和少量的肉蛋，糖分很少，能够保证人体必需的脂肪酸（比如 ω-3 脂肪酸和 ω-6 脂肪酸）摄入达到平衡。我们可能想当然地以为远古时期的人类祖先食物匮乏，饥馑而死是常事。然而骨骼化石研究显示，10 万年前的人类祖先比较少有饥饿或营养不良的问题。专家们推测，其奥秘就在于饮食的多样化。

当然，在那个时代，人类在野外采集食物和捕猎，能够获取热量才意味着有能力以或战或逃的方式获得生存机会。哪些食物安全而且富含营养？甜味就是这样的信号。那时，高热量的甜食非常罕见。所以，祖先们一旦发现甜食，如熟透的水果或者蜂蜜，就会拼命吃，直到吃不下为止。

这就是"贪吃基因"理论。对甜味和高热量食物的偏好天然存在于我们的基因中。今天，虽然我们生活在高楼林立、车水马龙的现代社会，大脑被互联网、元宇宙、人工智能和各种繁杂的信息占据，但身体的进化并没有跟上快速变化的环境，仍然保留着古代狩猎采集者的思维和饮食习惯。正如哲学家 Michael Ruse（迈克尔·鲁斯）所言，"我们的现代头骨里安置着一个石器时期的大脑"。

只是祖先们绝不会想到，他们拼命追逐的高热量饮食如今成了威胁现代人健康的大问题。

一块蛋糕引发的连锁反应

随着人类的进化和社会的发展，我们的饮食习惯发生了巨大变化。食物获取变得容易，高糖和精制食品逐渐成为现代人餐桌上的主要食物。人们前所未有地过度依赖各种加工食品，如精米细面、汉堡炸鸡和各种饮料，食用大量农场饲养的动物的蛋白质，而摄入的新鲜蔬菜和水果越来越少。作为现代人身体热量来源的三大物质——精制糖、漂白面粉和植物油（大豆油、葵花籽油、玉米油等），缺少人体必需的维生素、蛋白质、矿物质、ω-3脂肪酸等重要营养素。饮食种类单一，营养不均衡，不仅造成新的营养不良，还会引发各种疾病。

当你对着一块精致的蛋糕大快朵颐时，你可知道，身体发生了哪些反应？像蛋糕这样以糖和精制白面粉为主要成分的食物被称为"高血糖指数[①]"食物。进食后，血液中的葡萄糖会迅速上升，胰岛素随之释放，促使葡萄糖进入细胞，为身体提供营养，并加快细胞生长。伴随着胰岛素一同分泌的还有一种物质叫作IGF（胰岛素样生长因子）。值得注意的是，胰岛素和IGF在刺激细胞生长的同时，还会促进炎症因子的作用，引发炎症反应。

哈佛大学的Hankinson（汉金森）早年曾在 *The Lancet* 杂志撰文，认为高水平IGF的女性发生乳腺癌的概率是低水平IGF女性的7倍。甚至有科学家

---

① 血糖指数（Glycemic Index）指食用一定量（通常为50克）的食物使血糖升高的效应与相当量的标准食物（通常为50克葡萄糖）的血糖升高效应之比，简称GI。——编者注

宣称高糖是癌细胞的美餐。虽然对癌症的研究结果不能照搬到内异症，但是考虑到内异症也是一种炎症性疾病，我们对于高糖食物引发的连锁反应应当给予足够的重视。摄入大量的高糖食物不仅导致胰岛素和 IGF 水平升高，还加剧脂肪合成，进而导致雌激素的产生与增加。此外，高血糖还会导致前列腺素合成增加——这种免疫系统释放的与疼痛和炎症过程相关的化学物质，将会使本来已经存在的炎症反应进一步加重——内异症就这样发生了。

无处不在的外源性雌激素

除了人体自身分泌的雌激素（内源性雌激素），我们的环境中还充斥着大量外源性雌激素。对于体内激素环境失衡的内异症患者而言，它们会带来更多问题。这些物质随处可见，不仅包括添加在各种补品和保健品中的雌激素，还包含在各种工业化副产品中，如各种化学制剂、家居清洁剂、洗洁精、杀虫剂、汽车尾气、工业废气以及塑料包装材料等。

这些化学产品中有一些在结构上与天然雌激素相似，一旦进入人体，它们就会与体内的雌激素受体结合，并模仿雌激素发挥作用，因此也被称为"假性雌激素"。这些有害成分可以通过皮肤吸收或呼吸道吸入进入人体，含有农药和杀虫剂的饲料被家畜和家禽摄入后，这些有害物质则会在动物的脂肪中积累。如果人类大量食用这些动物的肉和蛋，就会导致体内雌激素的异常。

对于内异症患者来说，长期处于多种化学物质堆积混杂的环境中，更难恢复激素的健康平衡状态。科学研究发现，人体清除掉体内 50% 的雌激素大概需要花费 7 年时间，这个过程未免过于漫长了。因此，如何尽可能避免和减少外源性雌激素的摄入就变得尤其重要。

我们面临的压力

当突如其来的挑战摆在你面前时，你如何应对？

人类祖先面对凶猛野兽时或战或逃的反应，正是我们的身体经历的激烈的变化。大脑感知到威胁信号后，迅速释放出肾上腺素和皮质醇，促使葡萄糖涌入血液，激发身体的或战或逃机制。这个机制使我们心跳加速，呼吸急促，血管收缩，为迅速应对威胁提供了能量。

或战或逃的反应是人类祖先面对凶猛动物的袭击，为确保生存和繁衍后代，历经漫长岁月进化而来的本能。生活在今天的我们，虽然面临的压力很少直接威胁到生命，但我们的身体仍不能摆脱这一连串反应，依旧会在威胁面前心跳加速，呼吸急促，甚至出现更严重的反应。

住房拥挤、交通堵塞、职场竞争、孩子教育……这些让我们的神经一次次绷紧的压力，和反复的应激状态，同样会刺激机体一次次释放出葡萄糖和激素——问题在于，它们只是被释放出来而未被利用的，在体内如过山车一般水平忽高忽低，很难维持在平稳状态。

总是处于应激状态，机体长期超负荷工作，激素分泌和调节就会越发紊乱，免疫系统更容易受到炎症和氧化应激的影响，我们就会变得易怒、烦躁、抑郁、失眠。对于女性来说，皮质醇还会减少孕激素的产生，而这样一来孕激素的"对头"—雌激素就占了上风——貌似风马牛不相及的压力，其实在内异症的发生发展中有着重要作用。

了解了不合理饮食、生活方式、环境因素和压力与内异症的密切关系，我们就不应该再听之任之。与祖先相比，我们拥有更加多样化的生活，也拥有更多的手段来应对各种不良影响，还有爱心人士和互助团体会帮助我们。在之后的章节里，我将和你一起从养成良好的生活习惯做起，学习管理疾病。这很简单，并不是多么深奥的学问，你一定做得到。

我还特别推荐给你一个绝佳的办法：走进大自然，沐浴在阳光里。看山川河流，听鸟语花香，可以帮助我们放松身心，减轻压力，提高幸福感。祖先们在自然环境中生存和演化了数百万年，对自然环境的偏好和适应性已经刻印在 DNA 里并传递给我们。现代人向往大自然，向往诗和远方，其实是人类进化过程中保留下来的痕迹。

第三章
子宫内膜异位症小屋

在前面的章节里，我们已经详细探讨了内异症的各个方面。在这一章，我将采用一种全新的风格，以图文并茂的方式向你呈现内异症生活管理的要点，旨在减轻你的阅读负担，同时为你提供简单可行的解决方案。我们的目标是：提供全面的健康生活方式指导，帮助你养成健康的生活习惯，更好地管理内异症。

为此，我精心搭建了一个"内异症小屋"，为你提供全景式、全方位的健康生活指导。我希望在"内异症厨房"、"内异症居家运动角"和"内异症卧室"这三个生活场景中，为你树立一个标杆，满足你在饮食、运动和睡眠方面的需求。这个"小屋"不仅仅是你在医院或妇科诊所之外的疾病管理场所，更是你塑造自己健康生活的重要空间。你可以直接采用这些做法，也可以在此基础上融入更多创意和个性化元素，打造一个令自己感到舒适愉悦的温馨的家。

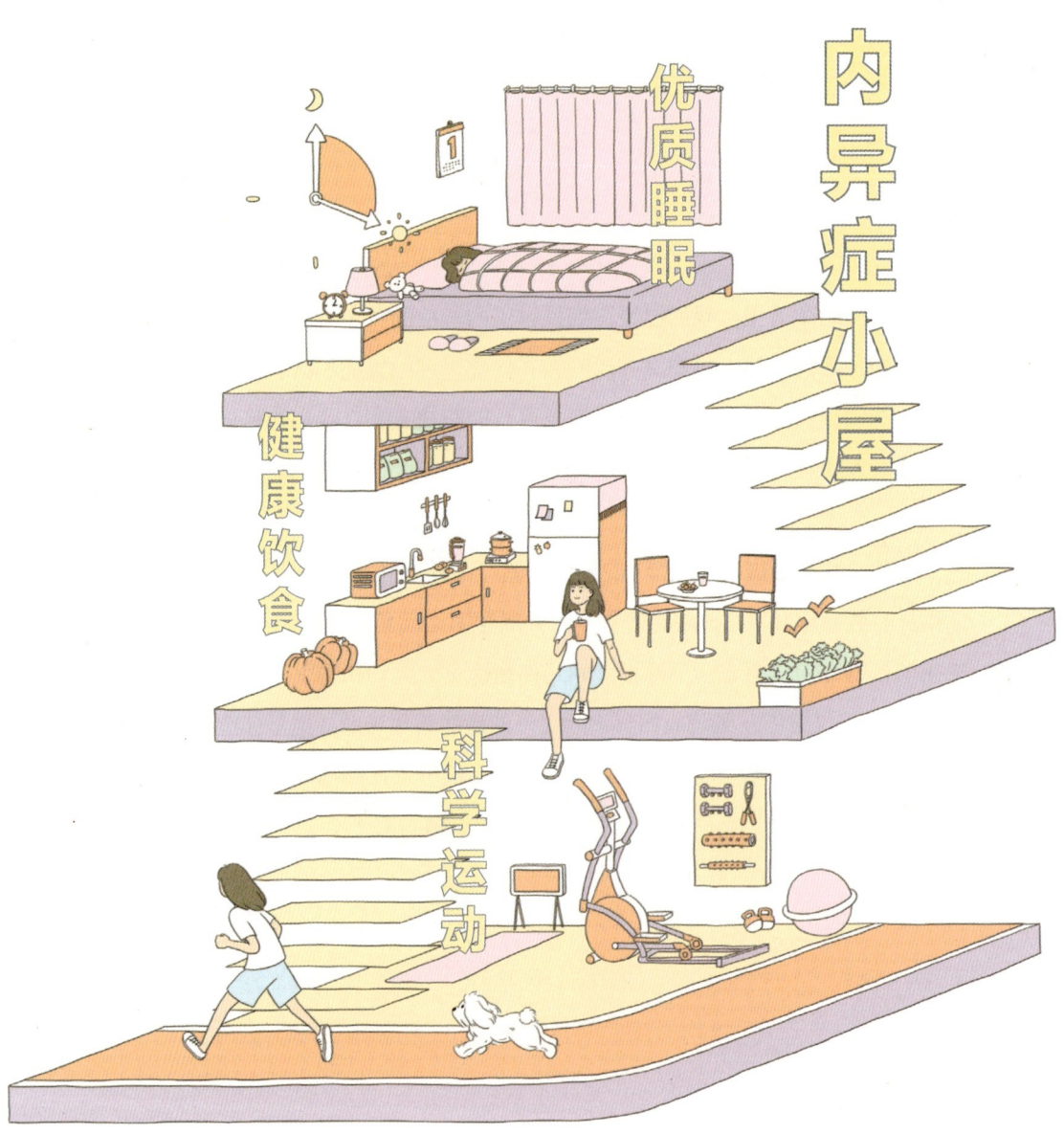

内异症小屋

优质睡眠

健康饮食

科学运动

从一个玻璃瓶开始的改变

在走进我们的内异症小屋之前，我先给你讲一个玻璃瓶装水的故事。

2023 年 6 月，时隔近 4 年之后，我再一次走出国门，来到葡萄牙参加国际会议。除了在会议上和同行学习交流，这趟葡国之行给我印象最深刻的竟然是玻璃瓶装水。

无论是在酒店房间、会议茶歇，还是在大小饭店里吃饭时，供应饮用水的地方提供的都是玻璃瓶装的矿泉水。玻璃瓶设计简洁、朴素，矿泉水纯净透彻，彰显着对环保和健康的崇尚与坚持。

我之所以对葡国朴素的玻璃瓶装水赞不绝口，是有感于我们在国内随处可见的琳琅满目的塑料瓶装水和日常生活必备的自来水，这二者对于内异症患者健康的影响之大，或许令你惊讶。

你可能从未想到，你在日常的活动中可能接触到一种隐形的"毒药"——外源性雌激素。它们狡猾地假扮成雌激素的模样，和我们体内的雌激素受体结合，并发挥雌激素的作用，影响我们的内分泌系统和激素平衡。外源性雌激素有很多来源，其中最常见的两个就是自来水和塑料制品。

自来水是我们日常生活中必不可少的东西，但是其中可能含有很多我们不想要的物质，如硝酸盐、氯、杀虫剂等。它们可以从水源、水管、水处理过程中进入自来水中，然后进入我们的身体。而用来装水的塑料瓶，由于其中的塑料化合物能够渗透到水中，发挥类雌激素的作用，也会导致体内雌激素有毒负荷增加。

这些"危机"充斥着我们的生活。办公室里循环利用的桶装饮用水，旅游景区的塑料饮品机，体育场上暴露在阳光下的运动饮料瓶，乃至炎热的夏天自家汽车后备厢里存放的塑料瓶。这些塑料制品经过阳光曝晒加热，有害物质释放加剧。同样的道理，人们如果把食物带着塑料包装放到微波炉里加热，也会增加毒素释放和污染食物的机会。还有从超市买来的水果、蔬菜，常常用塑料袋或泡沫盒包装，也增加了雌激素入侵机体的机会（当然，未经太阳曝晒的塑料瓶装矿泉水还是可以饮用的）。

这些塑料制品中引发危害的化学物质主要有两种，一种是双酚A（Bisphenol A，简称BPA），另一种是邻苯二甲酸盐（Phthalates）。这两种物质都有很强的耐热性和耐光性，但是当它们遇到高温或紫外线时，就会从塑料中释放出来，然后污染水或食物。除了塑料制品，可能的危险物质还广泛存在于动物肉品、防腐剂、添加剂、工业废气、车尾气、除草剂、家用清洁剂、锡罐内衬中，简直渗透了我们生活的每一个角落。

双酚A： 双酚A是一种用于制造硬塑料的化合物，它广泛存在于饮水机的大桶、运动饮料瓶、微波炉用的塑料盒等。双酚A可以假扮成雌激素的模样，与人体内的雌激素受体结合，影响女性的生殖系统和内分泌系统。根据一项研究，在美国市场上销售的115种塑料制品中，有95%都会释放出双酚A。其中，双酚A的释放量会随着温度的升高和时间的延长而增加。例如，在100℃的水中浸泡5分钟后，塑料制品会释放出约1500ng/L的双酚A，而在常温下只有约3ng/L。

邻苯二甲酸盐：邻苯二甲酸盐是一种用于制造软塑料的增塑剂，它广泛存在于矿泉水瓶、塑料袋、泡沫盒等中。邻苯二甲酸盐和双酚 A 一样，也是一种外源性雌激素。根据一项研究，在中国市场上销售的 50 种塑料制品中，有 80% 都含有邻苯二甲酸盐。其中，邻苯二甲酸盐的含量会随着紫外线的照射而增加。例如，在阳光下曝晒 24 小时后，塑料制品中的邻苯二甲酸盐含量会增加约 10 倍。

了解了上述物质带来的危害后，就赶紧行动起来吧。作为健康生活的第一步，让我们搭建的内异症小屋远离花花绿绿的各色塑料包装。在接下来的日子里，我们要从用朴素的玻璃瓶、玻璃杯或者陶瓷、食品级不锈钢容器，喝干净的水、盛放干净的食物开始，不要把食物带着塑料包装放到微波炉里加热，在超市买来的水果、蔬菜，请先用清水冲洗干净，去掉表面可能残留的杀虫剂等化学物质……

让我带你一起来到内异症厨房，看看我们应该怎么吃、怎么喝。

医生，我应该怎么吃？

考虑到内异症与炎症反应、激素水平、免疫失衡之间存在密切联系，有针对性地选择饮食种类和营养摄入以缓解症状，无疑是一种值得研究的思路。我们提倡通过合理的饮食来管理内异症，目的在于增强机体免疫力，减少炎症，恢复激素平衡。同时，我们也希望科学的饮食搭配有益于你整体的健康状况，使你的胃肠系统轻松愉快地运作，帮助你将体重和身材保持在理想状态，让免疫功能达到最佳水平。国际上的一些研究结果值得我们借鉴。

澳大利亚一项在线调查显示，76%的患者通过自我管理和改变生活方式来治疗内异症。其中选择性饮食的有效性得分为 6.4 分（满分为 10 分），表明某些饮食习惯和食物成分可能对内异症产生积极影响。英国的研究发现，每周摄入绿色蔬菜 13 次或更多的女性（相当于每天 2 次），患内异症的概率降低了 70%，而每周摄入新鲜水果 14 次或更多的女性，患病率降低了 40%。美国学者的研究支持此观点，且认为柑橘类水果作用尤其明显。与每周食用少于 1 份柑橘类水果的女性相比，每天食用不少于 1 份柑橘类水果的女性内异症风险降低了 22%。哈佛大学有关肉食摄入的研究则认为，每天摄入超过 2 份红肉的女性与每周消耗不多于 1 份的女性相比，内异症风险升高了 56%，更可能出现疼痛症状，而家禽、鱼、贝类和鸡蛋的摄入量则与内异症风险无关。2024 年荷兰学者 Emma Huijs（埃玛·胡伊斯）的研究认为，具有直接或间接抗炎作用的营养成分可能有助于缓解内异症疼痛。因此，选择富含不饱和脂肪酸、抗氧化剂、ω-3 脂肪酸、白藜芦醇、乳杆菌、维生素和矿物质等成分的饮食，可能更适合内异症患者。

以上研究者们发布的多项设计严谨的内异症饮食干预研究结果，让我们清晰地看到调整饮食在改善内异症方面发挥着不可或缺的作用。联想到人类祖先的饮食结构和我们作为现代人体内始终未曾改变的基因印记，餐盘里多一些蔬菜和水果，适量搭配肉类和蛋类，似乎是回归本能、满足机体需求的理想饮食方式。当然，饮食习惯因地域、种族和个体存在巨大的差异，所以具体的饮食建议可能有限。然而，摒弃不合理的饮食习惯，借鉴与饮食有关的研究成果，结合内异症的疾病特点，我们或许能够尝试新的膳食结构，找到适合自己的内异症饮食方案。

健康饮食跟我吃

《中国居民膳食指南》根据营养科学原则和人体营养需要，结合食物生产供应情况及人们的生活实践，提出了食物选择和身体活动的指导意见。其中有一个中国居民平衡膳食餐盘，围绕这个餐盘和健康饮食的原则，希望你在一天中可以这样吃：

盐 <5g

油 25～30g

奶及奶制品 300～500g

大豆及坚果类 25～35g

动物性食物 120～200g

每周至少 2 次水产品

每天一个鸡蛋

蔬菜类 300～500g

水果类 200～350g

谷类 200～300g

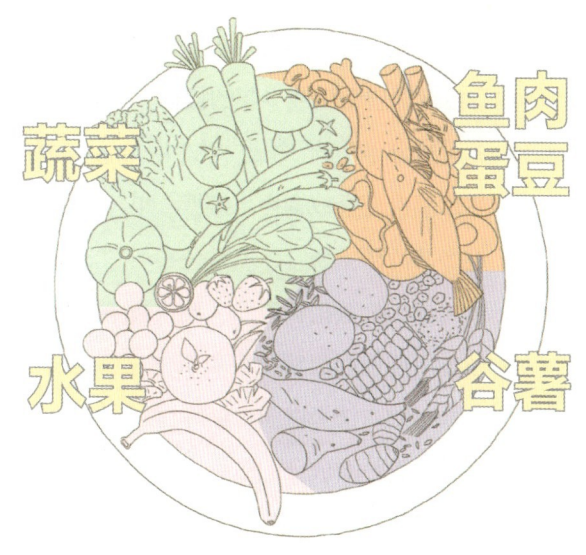

全谷物和杂豆 50～150g

薯类 50～100g

水 1500～1700mL

在深入探讨各种饮食细节，并和你一起享受美食的乐趣之前，我首先基于膳食指南对中国居民健康饮食的普适性指导，并结合内异症疾病特点，总结了内异症饮食基本原则，如下：

内异症饮食原则

- 饮食品种多样化，保证营养均衡；
- 多吃富含抗氧化剂和抗炎物质的水果和蔬菜；
- 减少摄入高脂肪、高热量、高糖的食物；
- 摄入优质蛋白质和植物雌激素；
- 选择复合碳水化合物作为主食，如全谷类、糙米、小米、黑麦、燕麦、藜麦等；
- 如果可能，尽量食用有机食物。

内异症饮食应避免或少吃的食物：

- 各种成分不明的"补品"和"营养品"，尤其是可疑添加了雌激素者；
- 各种高血糖指数食物，如糖、果汁、细米白面制作的食物、土豆泥等；
- 过多的酒精、咖啡；
- 氢化或部分氢化食用油（反式脂肪酸），如葵花籽油、大豆油、玉米油等；
- 各种可能引起炎症反应和氧化反应的食物，如加工油脂、人造奶油、过量动物脂肪、精米白面、糖等；
- 含反式脂肪酸成分的食物，如煎炸食品、薯片、油炸的餐前点心等；
- 非有机红色肉类、蛋类、家禽皮等；

- 非有机水果的果皮和非有机蔬菜（杀虫剂会附着在水果和蔬菜表面）。

可以替代的食物：
- 低血糖指数的水果、粗粮、谷物等；
- 食用油可选用橄榄油、亚麻籽油、油菜籽油等；
- 大豆：大豆异黄酮阻碍血管形成，阻碍性激素对癌细胞的刺激作用；
- 推荐早餐用豆奶或酸奶代替传统乳制品。也可用豆腐、味噌代替；
- 有机食品、散养肉食品（ω-3 脂肪酸和 ω-6 脂肪酸含量均衡）、豆浆、酸奶、鹰嘴豆泥等；
- 蔬菜、豆类（豌豆、扁豆、鹰嘴豆）、豆腐、有机家禽、有机红肉、散养牲畜红肉、鱼类；
- 削皮的水果、洗过的蔬菜（去除农药）、有机水果和蔬菜；
- 净化后的自来水。

子宫内膜异位症厨房

读到这里，你可能已经跃跃欲试，想赶紧开始新生活。

别急，让我们先净化厨房，清除厨房里的环境毒素，并添置一些好用的物件，让下厨变得轻松愉快。

- 储存食物、饮料、水等时，选用天然材料或玻璃制成的容器，不要用塑料容器；
- 绝不在塑料容器中加热或烹饪食物，因为塑料制品遇高温会释放毒素；
- 烘焙、烧烤食物时，用不含氯的羊皮纸代替锡箔纸；
- 用玻璃盘子、天然木质器皿代替塑料器皿、金属器皿、铝锅，如果不粘锅的铁氟龙涂层脱落，就扔掉；

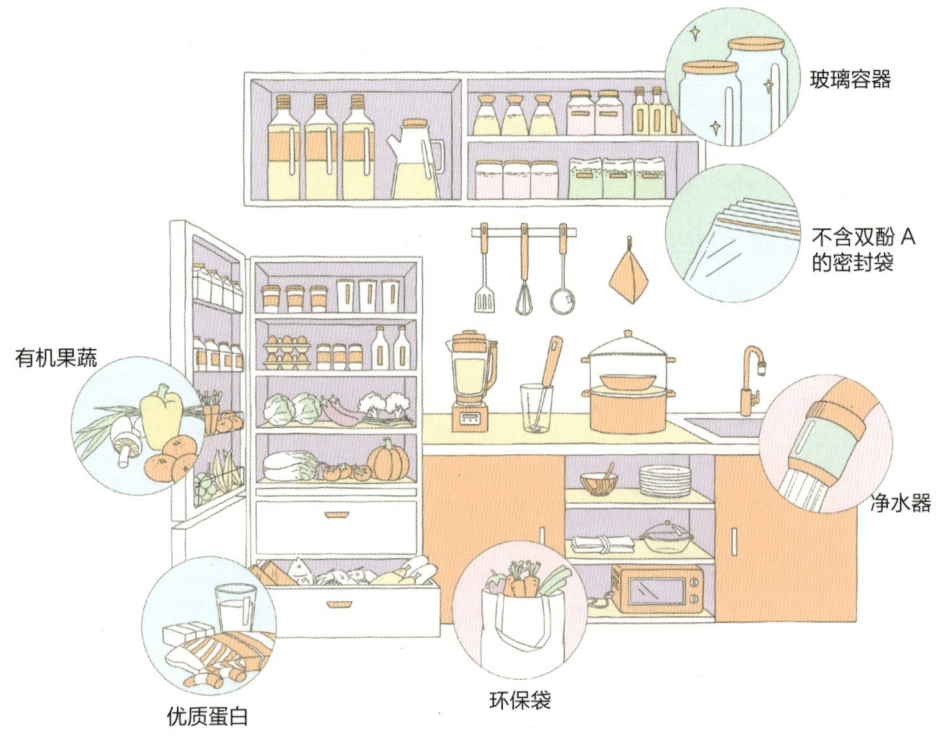

玻璃容器

不含双酚 A
的密封袋

有机果蔬

净水器

优质蛋白

环保袋

- 用环保袋购物，不要把含双酚 A 的购物袋带回家;

- 买一个过滤器净化水，去除饮用和烹饪用水中的氟化物;

- 买一口好的蒸锅，一个榨汁机，一个搅拌器，几个大容量的玻璃瓶和不含
  双酚 A 的冷冻用塑料袋。这些工具可以帮我们一次制作数日的食物，然后
  分门别类存放在冰箱里，分次享用。

内异症冰箱

你可以参照我们的内异症冰箱，开始实践。

内异症冰箱必备蔬菜、水果

蔬菜：如菠菜、芹菜、西蓝花、花菜、卷心菜、蘑菇、芦笋、番茄、洋葱、

茄子、萝卜、甘蓝、胡萝卜、南瓜等，富含维生素、矿物质、抗氧化剂和植物雌激素，有利于调节雌激素水平和减轻炎症。

水果：苹果、香蕉、梨、橙子、柠檬、葡萄、草莓、油桃、李子等，富含维生素 C、类黄酮和果胶，有利于抗氧化、增强免疫力和排除毒素；樱桃帮助身体清除外源性雌激素，净化身体；黑莓、蓝莓、覆盆子、牛油果富含维生素、鞣花酸，具有解毒、阻止血管生成、抗肿瘤作用；

坚果：核桃、榛子、胡桃等坚果类有利于促进清除毒素。

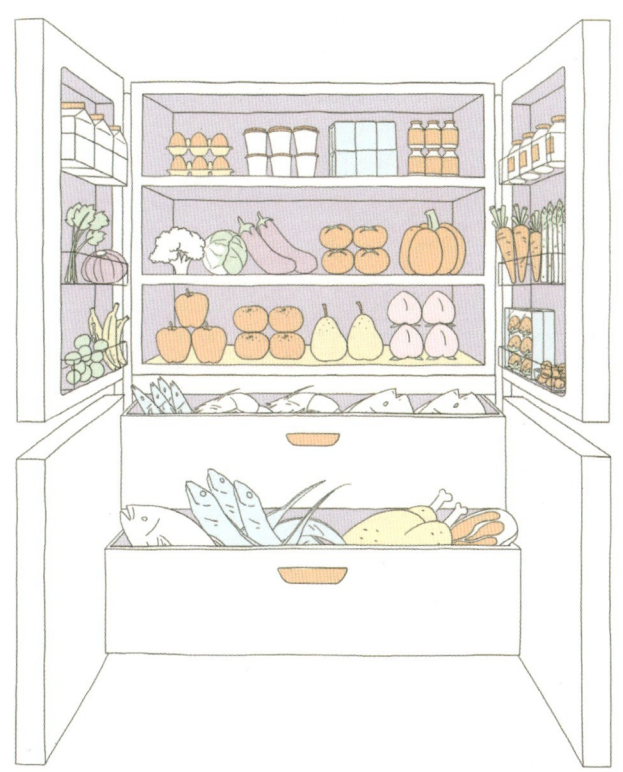

内异症冰箱必备肉类和蛋类

尽可能食用有机肉食品、散养家禽及有机禽蛋（ω-3 脂肪酸和 ω-6 脂肪酸含量均衡），比如：

- 散养家畜红肉（每周至多 200g）；

- 鱼虾类（沙丁鱼、三文鱼、带鱼等）；

- 肉类：如鸡肉、鱼肉、虾等，富含优质蛋白质、铁和锌元素，有利于补充
  失血和修复组织；

- 蛋类：如鸡蛋、鸭蛋等，富含优质蛋白质、胆碱和叶酸，有利于改善神经
  系统功能和预防贫血。

酸奶及其益生菌的选择与保存

奶类：如酸奶、奶酪等，富含优质蛋白质、钙和益生菌，有利于维持肠道菌
群平衡和骨骼健康。

内异症调料盒

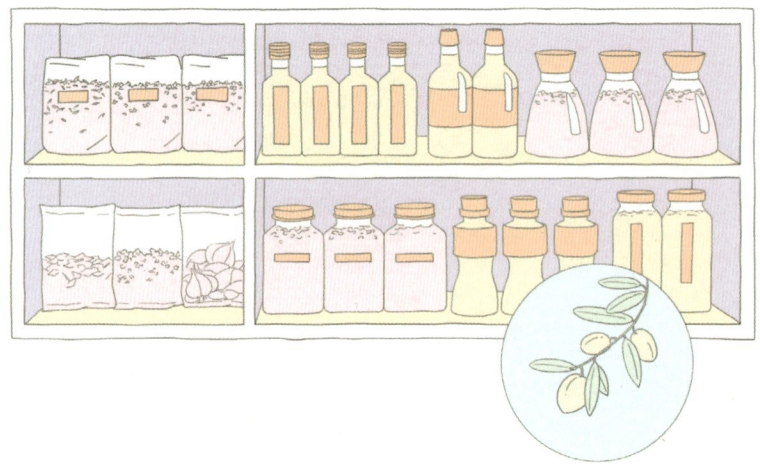

健康调味料的选择原则

- 简单自然，避免添加剂和防腐剂；

- 清淡适宜，避免过咸、过甜、过油；
- 多样化，避免单一和乏味。

食用油的选择

橄榄油是很好的植物油，不会促发炎症；而葵花籽油、大豆油在高温、反复的条件下，则会析出反式脂肪酸等有害物质，ω-3 脂肪酸和 ω-6 脂肪酸比例失衡，促进炎症发生。

选择富含 ω-3 脂肪酸的亚麻籽油，会帮助人体内 ω-3 脂肪酸和 ω-6 脂肪酸的平衡，减轻炎症反应。

调味料

姜黄：目前已确认是最强的天然抗炎物质。

生姜：强效抗炎和抗氧化效果。

大蒜：最古老的药用香草之一，调节血糖水平。

香草香料：如迷迭香、百里香、罗勒、薄荷等，都是强效抗氧化剂和抗炎物质。

内异症健康烹饪技巧

- 蒸煮、烤、煮的烹饪方式；
- 使用优质烹饪器具和锅具；
- 合理控制食物的加热时间和温度。

内异症饮料

制作内异症患者专属饮料，可作为饮食之外营养补充和舒缓症状的好伴侣。

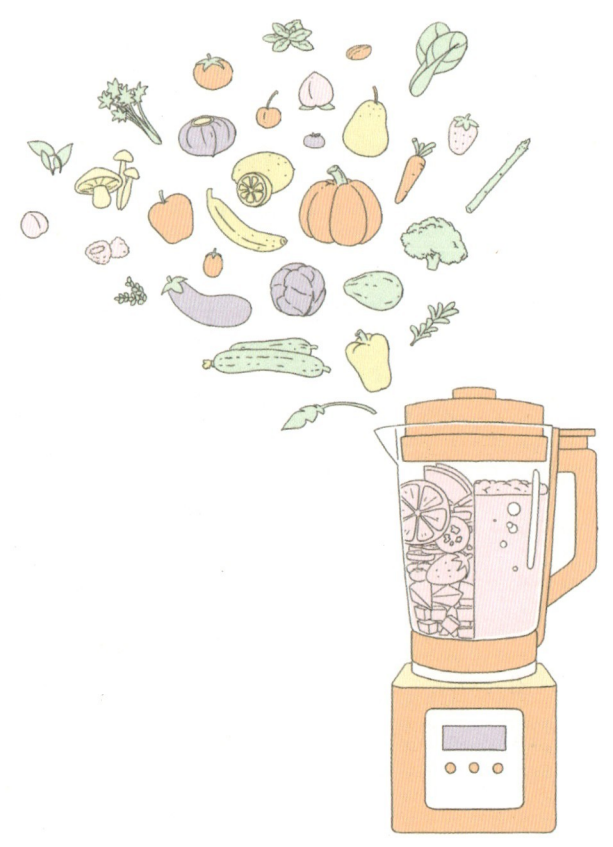

- 饮用水：选择饮用水，每天保证摄入 1.5～2.0L；

- 制作营养丰富的蔬菜汁配方；

- 健康奶昔（添加抗炎成分和纤维素的奶昔配方）；

- 其他舒缓症状的饮料选择（薄荷茶和姜茶有抗痛经效果，花草茶有镇静效果和放松作用，坚果奶和种子水可以补充营养）。

健康食谱示例

- 早餐：营养均衡、易于消化的选择；

- 午餐：提供能量与养分的组合；

- 晚餐：轻盈但营养丰富的搭配；
- 小吃与甜点：健康的替代之选。

轻轻松松批量制作

不过，看到以上的饮食清单，想到件件桩桩都需要自己亲自制作，很多女孩就泄气了。工作又忙，身上又痛，哪里有力气天天做饭，不如点份外卖将就一下吧。

不要着急。下面我将 Jinghua 的小妙招分享给你，一周只需要劳动一次，就可以轻松地吃到喜欢的蔬菜和水果。

Jinghua 是个公司白领，经常加班加点，顾不上吃饭是常事。一次卵巢巧克力囊肿破裂急症手术后，她痛定思痛，决定好好管理自己的生活，利用手术后在家休息半月的时间，琢磨出一个食物批量制作法来。

瓶装沙拉

准备 5 个广口玻璃瓶，贴上标签，对应周一到周五。

将蔬菜和水果准备好。依次放入。

底层：黄瓜、胡萝卜、甜椒

第二层：甘蓝、圣女果、蓝莓

第三层：坚果、香草、绿叶菜

密封冷藏于冰箱。

每天拿一瓶出来，撒上自制调料，就着蛋白质（如鸡蛋）、面包就是一餐。

也可以把以上自己爱吃的蔬菜水果放在广口瓶里密封好，每天早晨拿出一瓶，放到搅拌机里，放入椰奶等食材，只需要 2 分钟，就可制作一杯奶昔。

同理，用你喜欢的烹饪方式，制作汤类、肉类食物，装在广口瓶中，或者不含双酚 A 的塑料冷冻袋中，密封好冷冻保存。需要时解冻加热后食用。

更适合中国胃的暖沙拉

接下来，我将带你了解一种更符合中国人口味的暖沙拉，这样你不仅可以改善饮食习惯，还能在味觉上得到满足。

中国饮食文化以注重食物温度和层次丰富的口感而闻名。就算为了获得健康，也决不能牺牲味蕾的需求，因此，在制作暖沙拉时，我们可以考虑以下建议。

温热的蔬菜组合：选择一些容易烹饪的蔬菜，如青菜、芥蓝、小白菜等。轻微烹饪或蒸煮，保留蔬菜的新鲜口感的同时，使沙拉更易于消化。

中式调味：添加一些中式调味料，如酱油、花生酱、香醋等，以增添沙拉的层次感和丰富口味。

热汁和作料：引入一些温热的沙拉汁，如姜汁、蒜蓉酱汁等，以及一些热的作料，如炒热的肉末、番茄等。

主食搭配：选择热米饭、烤红薯、面条或者烤面包作为沙拉中的主食，增强饱腹感。

我们需要特别关注内异症饮食与普通抗炎饮食的异同。

- **相同点**：都强调减少高脂肪、高热量、高糖的食物，多吃富含抗氧化剂和抗炎物质的水果和蔬菜，选择复合碳水化合物作为主食，保证消化系统的健康。
- **不同点**：内异症患者需要更多地摄入优质的蛋白质和植物雌激素，以平衡体内的雌激素水平和促进组织修复。普通抗炎饮食则没有特别强调这一点。

医生，我应该怎么练？

和体育老师聊子宫内膜异位症与运动

　　人们终日奔波忙碌、焦虑不堪。白天在工厂闷头做工，晚上躺在松软的沙发上看娱乐节目。蓝天白云、山涧小溪，变得遥远，运动量与以采集捕猎为生的祖先们无法相比——这是典型的现代人生活方式，对于内异症患者来说更加有百害而无一利。

　　内异症患者是一个非常特殊的群体，长期疼痛的折磨，使很多女性存在不同程度的抑郁、焦虑等心理问题。不用说运动了，连正常生活都难以为继。不过，了解到运动可以改善血液循环、减轻疼痛、调节激素平衡，常常有患者问：

　　我也能做运动吗？

　　我应该做什么样的运动？

　　运动时应注意什么？

　　......

　　希望下面我和郭老师的对话，能够回答你的问题。

　　郭老师 37 岁，是一位子宫腺肌病患者，还是北京一所体育大学的运动研究专业老师，她这样的双重身份，让我认定她是聊内异症与运动的绝佳对象。

郭老师这样描述子宫腺肌病带给她的痛苦：

10年前我出现严重痛经。当时忙于博士论文，处于极度焦虑中，身体出现各种应激反应，都硬生生扛着。因为学校不允许体育老师上课期间坐着，每个月有八九天时间我都只能强忍疼痛，勉强完成教学任务。月经量大又加重了贫血，在给学生上完一堂课后，我经常是大汗淋漓，连步子都迈不动。

经过徐医生妙手施治，现在疼痛完全缓解，感觉就像重生啊，人生走上了新台阶。解决了身体的巨大不适，我重新恢复了运动，感觉每天精力充沛，完全忘记了自己是个病人。

徐医生："从郭老师这样热爱运动的患者身上，我不仅看到手术和药物治疗带来的显著效果，而且见证了运动对人的情绪和精神的改善作用，无疑，运动对于内异症的综合治疗具有积极的作用。

"请郭老师现身说法，给内异症患者一些科学的建议吧。"

郭老师："的确，科学规律的运动，能够减少体内前列腺素产生、降低氧化应激水平、减少炎症反应，对于内异症的治疗是有积极作用的。而且，在运动中、运动后的一段时间内，人体会分泌多巴胺和内啡肽，产生欣快感，缓解内异症疼痛，并把人从焦虑、抑郁这种负面情绪中解放出来。运动还可以使腹部和盆底肌肉通过锻炼产生交替收缩舒张，这就相当于对腹部和盆底进行了按摩，有利于月经期经血顺畅排出，从而减轻盆腔充血状态，减轻疼痛。"

如何科学地运动？

郭老师："运动包括有氧运动和抗阻运动两大类。所谓有氧运动，就是我们很多人所熟知的跑步、游泳、健步走、球类运动等；而抗阻运动，除了大家都知道的到健身房"举铁"这种方式，还有太极拳、瑜伽、普拉提等。

我们强调有节奏、全身性、配合呼吸。只要满足这几个条件，选择各种有氧运动、抗阻运动，或者"有氧运动＋抗阻运动"，都是适合的。"

徐医生："说到瑜伽，它似乎很适合内异症患者。我们之前翻译过的《子宫内膜异位症自我管理》这本书里，也专门提到了瑜伽。瑜伽是利用呼吸技巧和术式来帮助身体放松和康复。我国传统中医认为，内异症是"气滞郁结"，瑜伽可以帮助体内停滞的能量流动起来。

"不过，在此需要提醒那些有卵巢巧克力囊肿的女同胞，不宜做卷腹、仰卧起坐之类的运动，以防巧克力囊肿破裂。若有大的囊肿，一定要及时就医，该做手术时不要拖延。即使不运动，巧克力囊肿也可能自发破裂。"

郭老师："对，选择合适的而且自己喜欢的运动类型很重要。还要掌握运动四大要素，即运动强度、频率、时长和注意事项。"

徐医生："这听起来有点像医生给患者用药呢，剂量、次数、治疗时间和注意事项……我想很多内异症患者因为身体较弱，不敢运动，或者不知道该达到怎样的强度、频率。怎样把控这个"度"呢？"

郭老师："无论是有氧运动还是抗阻运动，或是两者的结合，从不运动到开始进入运动，我都首先推荐中等强度的运动。简单来说，就是运动后有微量或者中等程度的出汗，不感觉到疲惫，运动时心率处于能耐受的最大心率的60%～80%。

"关于频率，推荐每周持续运动3～5次，每次时长保持在30～60分钟。规律的运动才会带来良好的健康效益。反对没有规律的运动。繁忙的职场女性，可以利用碎片时间，每次运动10～15分钟，一天运动2～3次。

"注意事项方面，运动前做热身，运动后做放松和整理，有助于避免运动损伤、缓解运动疲劳。另外，如果出汗多，特别是夏季运动，容易丢失水分和电解质，所以补水非常重要。运动超过30分钟时，就不能只补充白水了，而应补充含电解质的饮料，市面上有些运动饮料可以选用。"

相信大家读到这里，已经跃跃欲试了。可是，如果没有场地、没有器械，缺少运动条件，怎么办呢？这里，我们专为内异症患者设计了居家运动角，让我们一起动起来吧！。

在内异症居家运动角这部分中，我们将通过图文形式展示运动原则和所需器材，为你提供合适的运动方案和指导，以帮助你在舒适的家庭环境中进行有效的运动。你可以在家中搭建一个适合自己的运动区域，并获得运动的益处。

内异症居家运动角

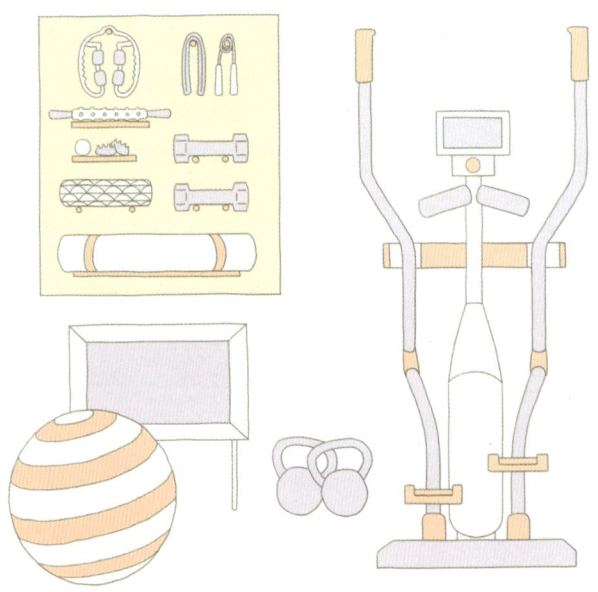

所需器材包含：

- 适合散步和慢跑的运动鞋：保护脚部和膝盖，减少运动损伤的风险。
- 瑜伽垫：用于瑜伽、普拉提等运动，增强柔韧性、平衡性和核心力量。
- 踏板机或自行车：进行低冲击力的有氧运动，锻炼下肢肌肉，促进血液循环。

- 弹力带或哑铃：进行简单的力量训练，增强肌肉力量和耐力。
- 跳绳、泡沫轴、稳定球……

内异症患者居家运动原则

- 根据个人身体条件和偏好选择运动类型、强度、频率和持续时间。
- 进行中等强度的有氧运动和力量训练，每周至少三次，每次 20 ~ 30 分钟。
- 运动前后进行准备活动和放松活动，避免过度劳累或受伤，及时补充水分和营养。
- 穿着舒适、透气、吸汗的运动服，避免影响血液循环或排汗的紧身或不适合的内衣裤。
- 根据个人疼痛程度和身体反应调整运动强度和方式，如果出现剧烈疼痛、出血过多、恶心呕吐等不良反应，立即停止运动并寻求医疗帮助。
- 运动需要与其他治疗方法相结合，如药物治疗、手术治疗或其他替代疗法。

……

内异症卧室——好睡眠让你心情舒缓，更健康！

良好的睡眠对内异症患者的康复和整体健康来说至关重要。研究表明，睡眠不足和睡眠质量差影响免疫功能，可能会加重内异症症状。在内异症卧室这部分，我们将更多地关注睡眠环境的舒适度和健康性，以指导和帮助患者创建一个优质的睡眠环境。温馨的卧室布置、温湿度控制、音乐和香薰等元素，可以帮助患者改善睡眠质量，促进身心健康。

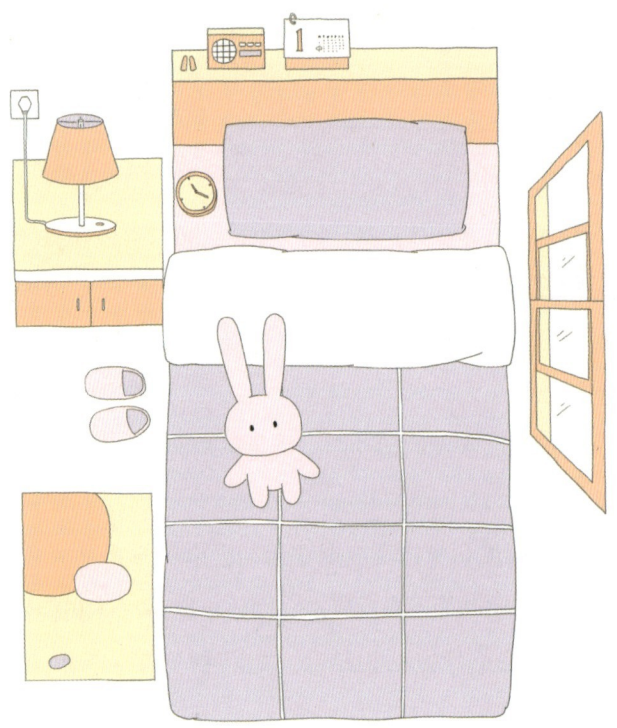

内异症与好睡眠

- 舒适的床：选择一张合适的床和床垫，确保支撑力和舒适度。根据个人偏好和身体状况，选择适合的硬度和材质，如记忆棉床垫、弹簧床垫等。
- 良好的通风：保持卧室通风良好，确保新鲜空气流通。可以使用空气净化器、开窗通风等方式改善空气质量。
- 柔和的灯光：使用柔和的灯光来营造放松的氛围。可以选择带有调光功能的灯具，或使用暖色调灯泡。
- 降噪措施：减少外界噪声对睡眠的干扰，可以使用耳塞、白噪声机等降噪工具。

建立起全景式内异症健康生活环境

为了创造更健康的生活环境，以下是一些可以放入卧室的物品和实用技巧。

- 绿植：室内摆放一些绿植，可以提供新鲜氧气，改善空气质量，并营造舒适自然的氛围。选择适合室内环境的植物，如常青植物、蕨类植物等。
- 音乐：播放轻柔舒缓的音乐，如自然的声音、轻音乐等，有助于放松身心，促进良好的睡眠。
- 香薰：使用香薰烛或香薰机释放温和的香气，如薰衣草、洋甘菊等，有助于放松和减轻压力。
- 温度和湿度控制：保持适宜的温度和湿度有助于提高睡眠质量。可以使用空调、加湿器等设备进行调节。

冥想

减轻压力对于改善整体健康状况，与饮食、锻炼和睡眠一样重要，对内异症患者来说尤其如此。冥想就是一种有效的减缓压力的方法。

冥想是增强心智，探索自我的训练，有助于我们进入自己内心更深层的部分，效果已经得到了科学的验证。从生理角度来看，冥想可触发有利于治愈身心的副交感神经系统的功能，练习者通过专注于呼吸、身体感觉或者特定的冥想对象，使身体和大脑得到良好的休息。从浅层的胸式呼吸过渡到更深层的腹式呼吸，有助于改善身体循环，调整情绪。冥想不仅仅是一种运动方式，更是连接身心的练习，可以放松大脑和神经，减轻心理压力，调节免疫功能，在一定程度上缓解内异症带来的不适，为内异症管理提供一种综合而温和的途径。

无论是线上还是线下，你都能找到一些质量较高的冥想课程。只要选择适合自己的冥想方法，并坚持练习，你就会发现其魅力所在。希望冥想于你而言不仅仅是短期的情绪调整方案，更是一种长期生活方式。

参考文献

第一部分

1　爱德华·O.威尔逊.社会生物学 [M].毛胜贤等,译.北京:北京联合出版公司.2021.

2　比尔·布莱森.人体简史 [M].闫佳,译.上海:文汇出版社.2020.

3　妇产科学(第9版)[M].北京:人民卫生出版社.2018.

4　关迪·胡特尔·爱泼斯坦.激素小史 [M].杨惠东,译.北京:中信出版集团.2020.

5　具体月经初潮和绝经时间,见中华妇产科学会生殖内分泌学会绝经学组网站。

6　李继承,曾国山.组织学与胚胎学 [M].北京:人民卫生出版社.2018.

7　李继俊.妇产科内分泌治疗学(第4版)[M].北京:科学出版社.2018.

8　女性生殖系统与疾病(第2版)[M].北京:人民卫生出版社.2021.6.

9　王立铭.王立铭进化论讲义 [M].北京:新星出版社.2022.

10　为什么很多动物外形会进化成轴对称的而内部器官却不对称?[M/OL].https://www.zhihu.com/question/264254243/answer/283242313.

11　Abdella M. Habib, et al. A novel human pain insensitivity disorder caused by a point mutation in ZFHX2. *Brain*. 2018: 141; 365–376.

12　D. Emera, R. Romero and G. Wagner. The evolution of menstruation: A new model for genetic assimilation[J]. *Bioessays*. 2012, 34(1). 26–35.

13　Eugene Straus, Rosalyn Yalow, Nobel Laureate: Her Life and Work in Medicine (New York: Basic Books, 1998).

14　IASP Announces Revised Definition of Pain. http://www.iasp-pain. org.

15　Irvin Modlin and Mark Kidd, Ernest Starling and the Discovery of Secretin[J]. *Journal of Clinical Gastroenterology*. 32, No.3(2001): 187–92.

16　John kappelman, et al. Perimortem Fractures in Lucy Suggest Mortality from Fall Out of Tall Tree[J], *Nature*. 22 Sept. 2016.

17　Michael Bliss, Harvey Cushing: A Life in Surgery (New York: Oxford University Press, 2005).

18　Michael J. O'Dowd and Elliot E. Phillips, Hormones and the Menstrual Cycle, The History of Obstetrics and Gynaecology. (New York: Pantheon 1994), 255–75.

19　Patrick Wall, Pain: The Science of Suffering. Columbia University Press.1999.

20　Ranjan S, Gautam A. (2020). Bilateral Symmetry. In: Vonk J, Shackelford T. (eds) *Encyclopedia of Animal Cognition and Behavior*. Springer, Cham.

21　The secret world of pain, Horizon BBC productions.

22　杉田映理.月経が国際的な課題となった経緯と今後一月経対処をめぐって.保健の科学.2020.11.62(11)771–775.

23　NHK スペシャル:ジェンダーサイェスス (2) 第2集「月経 苦しみとタブーの真実」,2021.11.06.

第二部分

1　弗兰克·刚萨雷斯-克鲁希.现代医学小史 [M].王宸,译.北京:中信出版集团.2020.

2　妇产科学(第9版)[M].北京:人民卫生出版社.2018.

3　中华医学会妇产科学分会子宫内膜异位症协作组.子宫内膜异位症的诊治指南 [J].中华妇产科杂志,2015(3):161–9.

4　中国医师协会妇产科医师分会,中华医学会妇产科学分会子宫内膜异位症协作组.子宫内膜异位症诊治指南(第三版).中华妇产科杂志,2021,56(12):812–824.

5　Aalia Sachedina, Nicole Todd. Dysmenorrhea, Endometriosis and Chronic Pelvic Pain in Adolescents[J]. *J Clin Res Pediatr Endocrinol*. 2020 Feb 6; 12(Suppl 1): 7–17.

6　A Koshiba, T Mori, J Kitawaki, et al. Enlarged uterine corpus volume in women with endometriosis: Assessment using three-dimensional reconstruction of pelvic magnetic resonance images[J]. *J Obstet Gynaecol Res*. 2017 Jan; 43(1): 157–163.

7　ACOG Committee Opinion No. 760: Dysmenorrhea and Endometriosis in the Adolescent. 2018 Dec; 132(6): e249–e258.

8　Aki Kido, Kaori Togashi, Masako Kataoka, et al. The effect of oral contraceptives on uterine contractility and menstrual pain: an assessment with MR imaging[J]. *Hum Reprod*. 2007 Jul; 22(7): 2066–71.

9　ACOG Committee Opinion: Dysmenorrhea and

Endometriosis in the Adolescent[J]. *Obstet Gynecol*. 2018 Dec; 132(6): e249–e258.

10 Ballweg ML, et al. Psychosocial aspects of teen endo[J]. *J Pediatr Adolesc Gynecol*. 2003 Jun; 16(3 Suppl): S13–5.

11 Bourdel N, Alves J, Pickering G, et al. Systematic review of endometriosis pain assessment: how to choose a scale? [J]. *Hum Reprod Update*. 2015; 21(1): 136–152.

12 Christopher Sutton, Kevin D. Jones, and G. David Adamson. Modern management of endometriosis. The Taylor & Francis Group. 2006.

13 Christian M Becker, Attila Bokor, Oskari Heikinheimo, et al. Guideline of European Society of Human Reproduction and Embryology 2022: ESHRE Endometriosis Guideline Development Group. 2022 Feb 26; 2022(2).

14 Dalsgaard T, Hjordt Hansen MV, Hartwell D, Lidegaard O. Reproductive prognosis in daughters of women with and without endometriosis[J]. *Hum Reprod*. 2013 Aug; 28: 2284–88.

15 Elizabeth Ferries-Rowe, Elizabeth Corey, Johanna S Archer. Primary Dysmenorrhea: Diagnosis and Therapy[J]. *Obstet Gynecol*. 2020 Nov; 136(5): 1047–1058.

16 Endometriosis: diagnosis and management. NICE guideline. 2017 Sep 6: 358: j3935.

17 FAQ046 dysmenorrhea: painful Periods. January 2015 by ACOG. [M/OL] http://www.acog.org/Patients/FAQs/Dysmenorrhea-Painful-Periods.

18 G Hudelist, N Fritzer, A Thomas, et al. Diagnostic delay for endometriosis in Austria and Germany: causes and possible consequences[J]. *Hum Reprod*. 2012 Dec; 27(12): 3412–6.

19 Husby GK, Haugen RS, Moen MH. Diagnostic delay in women with pain and endometriosis[J]. *Acta Obstet Gynecol Scand*. 2003; 82: 649–53.

20 L Zannoni, M Giorgi, E Spagnolo, et al. Dysmenorrhea, absenteeism from school, and symptoms suspicious for endometriosis in adolescents[J]. *J Pediatr Adolesc Gynecol*. 2014 Oct; 27(5): 258–65.

21 Mary Lou, Endometriosis & the Endometriosis Association. Endometriosis, source book. The McGrow-Hill companies. ISBN 0-08092-3264-4.

22 Mary Lou, Endometriosis & the Endometriosis Association. Endometriosis, the complete reference for taking charge of your health. The McGrow-Hill companies. ISBN 0-07-141248-4.

23 ME Schoep, TE Nieboer, M Zanden, et al. The impact of menstrual symptoms on everyday life: a survey among 42,879 women[J]. *Am J Obstet Gynecol*. 2019 Jun; 220(6): 569.e1–569.e7.

24 O'Connell K, Davis AR, Westhoff C. Self-treatment patterns among adolescent girls with dysmenorrhea [J]. *J Pediatr Adolesc Gynecol*. 2006; 19: 285–289.

25 P Vercellini, P Viganò, E Somigliana, et al. Endometriosis: pathogenesis and treatment[J]. *Nat Rev Endocrinol*. 2014 May; 10(5): 261–75.

26 Ricci G, et al. Case-control study to develop and validate a questionnaire for the secondary prevention of endometriosis [J]. *PLoS One*. 2020 Mar 30; 15(3): eo230828.

27 Saha R, Pettersson HJ, Svedberg P, et al. Heritability of endometriosis[J]. *Fertil Steril*. 2015; 104: 947–52.

28 Serdar E Bulun, et al. Endometriosis. *Endocr Rev*. 2019 Aug 1; 40(4): 1048–1079.

29 Simpson CN, et al. Combating Diagnostic Delay of Endometriosis in Adolescents Via Educational Awareness: A systematic Review[J]. *Cureus*. 2021 May 20; 13(5): el5143.

30 Sanjay K Agarwal, Charles Chapron, Linda C Giudice, et al. Clinical diagnosis of endometriosis: a call to action[J]. *Am J Obstet Gynecol*. 2019 Apr; 220(4): 354.e1–354.e12.

31 Susan A Treloar, Tanya A Bell, Christina M Nagle, et al. Early menstrual characteristics associated with subsequent diagnosis of endometriosis[J]. *American Journal of Obstetrics & Gynecology*. 2010 Jun; 202(6): 534.e1–6.

32 Zahradnik, HP. Mechanism of action of dydrogesterone in dysmehorrhea. Prostaglandin levels in menstrual blood[J]. *Fortschr Med*. 1984 Apr 19; 102(15): 439–42.

33 荒木 重平. 非妊時ヒト子宮収縮の月経周期による変化について. 日本産科婦人科学会雑誌. 1982, 34(3): 360–368.

第三部分

1 弗兰克·刚萨雷斯-克鲁希. 现代医学小史 [M]. 王宸, 译. 北京: 中信出版集团. 2020.

2 冷金花, 等. 子宫内膜异位症患者疼痛与盆腔病灶解剖分布的关系 [J]. 中华妇产科杂志, 2007, 42(3): 165–168.

3 师永刚. 无国界病人 [M]. 北京: 人民文学出版社. 2022.

4 史蒂夫·帕克. DK 医学史 [M]. 李虎, 译. 北京:

中信出版集团．2019.

5　威廉·奥斯勒．生活之道 [M]．邓伯宸，译．台湾：土绪文化出品．2006.

6　文中图参考日本学者百枝干雄，发表于 Progress in Medicine 28(1), 135-145, 2008。

7　夏恩兰主编．《妇科内镜学》(第 2 版) [M]．北京：人民卫生出版社．2019: 496-P508.

8　徐冰．子宫内膜异位症疼痛长期药物治疗 [J]．实用妇科杂志，2015.9.

9　徐冰，陈文勤．子宫内膜异位症治疗药物地诺孕素的研究进展 [J]．中华妇产科杂志，2016, 51(3),222-224.

10　徐冰，等．地诺孕素用于难治性子宫内膜异位疼痛的临床研究 [J]．中华妇产科杂志，2021,56(3): 178-184.

11　姚书忠，梁炎春．重视子宫内膜异位症手术治疗的恰当性和彻底性 [J]．中国实用妇科与产科杂志，2020.1. 45-49.

12　中国医师协会妇产科医师分会，中华医学会妇产科学分会子宫内膜异位症协作组．子宫内膜异位症诊治指南 (第三版)．中华妇产科杂志，2021,56(12): 812-824.

13　中国医师协会妇产科医师分会子宫内膜异位症专业委员会，等．子宫内膜异位症长期管理中国专家共识 [J]．中华妇产科杂志，2018, 53(12): 836-4.

14　郑玉梅，等．深部浸润型子宫内膜异位症在盆腔子宫内膜异位症中的发生率及其临床病理特征分析 [J]．中华妇产科杂志，2020,55(6): 384-389.

15　Andrews MC, Andrews WC, Strauss AF. Effects of progestin-induced pseudo pregnancy on endometriosis: clinical and microscopic studies[J]. *Am J Obstet Gynecol*. 1959; 78: 776.

16　As-Sanie S, Harris RE, Harte SE, T et al. Increased pressure pain sensitivity in women with chronic pelvic pain[J]. *Obstet Gynecol*. 2013; 122: 1047-55.

17　Bajaj P, Madsen H, et al. Endometriosis is associated with central sensitization: a psychophysical controlled study[J]. *J Pain*. 2003 sep; 4(7): 372-80.

18　Ballard KD, Seaman HE, de Vries CS, Wright JT. Can symptomatology help in the diagnosis of endometriosis? Findings from a national case-control study-Part 1[J]. *BJOG*. 2008; 115: 1382-91.

19　Bazot M, Daraï E. Diagnosis of deep endometriosis: clinical examination, ultrasonography, magnetic resonance imaging, and other techniques[J]. *Fertil Steril*. 2017; 108: 886-94.

20　Becker CM, Bokor A, Heikinheimo O, et al. ESHRE guideline: Endometriosis[J]. *Hum Reprod Open*. (2022) 2: hoac009.

21　Becker CM, Bokor A, Heikinheimo O, et al. ESHRE guideline: Endometriosis[J]. *Hum Reprod Open*. 2022 Feb 26; 2022(2) 2: hoac009.

22　Berbic M, Schulke L, Markham R, Tokushige N, Russell P, Fraser IS. Macrophage expression in endometrium of women with and without endometriosis[J]. *Hum Reprod*. (2009) 24: 325-32.

23　Bourdel N, Alves J, Pickering G, et al. Systematic review of endometriosis pain assessment: how to choose a scale? [J]. *Hum Reprod Update*. 2015; 21(1): 136-152.

24　Bulun SE, et al. Endometriosis[J]. *Endocr Rev*. 2019 Aug 1; 40(4): 1048-1079.

25　Bulun SE, Zeitoun KM, Takayama K, et al. Estrogen biosynthesis in endometriosis: molecular basis and clinical relevance[J]. *J Mol Endocrinol*. 2000; 25: 35-42.

26　Bulun SE, Cheng YH, Pavone ME, et al. Estrogen receptor-beta, estrogen receptor-alpha, and progesterone resistance in endometriosis[J]. *Semin Reprod Med*. 2010; 28: 36-43.

27　Candiani GB, Fedele L, Vercellini P, et al. Repetitive conservative surgery for recurrence of endometriosis. *Obstet Gynecol*. 1991; 77(3): 421-424.

28　Chapron C, Tosti C, Marcellin L, et al. Relationship between the magnetic resonance imaging appearance of adenomyosis and endometriosis phenotypes[J]. *Hum Reprod*. 2017; 32: 1393-401.

29　Chapron C, Marcellin L, Borghese B, Santulli P. Rethinking mechanisms, diagnosis and management of endometriosis[J]. *Nat Rev Endocrinol*. 2019; 15: 666-82.

30　Christopher Sutton, Kevin D. Jones, and G. David Adamson. Modern management of endometriosis. The Taylor & Francis Group, 2006.

31　Dunselman GAJ, Vermeulen N, Becker C, et al. ESHRE guideline: management of women with endometriosis[J]. *Hum Reprod*. 2014; 29: 400-12.

32　Gargett CE, Schwab KE, Brosens JJ, et al. Potential role of endometrial stem/progenitor cells in the pathogenesis of early-onset endometriosis[J]. *Mol Hum Reprod*. 2014; 20: 591-98.

33　Ghiasi M, Kulkarni MT, Missmer SA. Is Endometriosis More Common and More Severe Than It Was 30 Years Ago? [J] *J Minim Invasive Gynecol*. 2020 Feb; 27(2): 452-461.

34　Goodman LR, Goldberg JM, Flyckt RL, et al. Effect of surgery on ovarian reserve in women with endometriomas, endometriosis and controls[J]. *Am*

J Obstet Gynecol. 2016; 215: 589.

35 Guerriero S, Saba L, Pascual MA, et al. Transvaginal ultrasound vs magnetic resonance imaging for diagnosing deep infiltrating endometriosis: systematic review and meta-analysis[J]. *Ultrasound Obstet Gynecol*. 2018; 51: 586–95.

36 Guo SW. Recurrence of endometriosis and its control[J]. *Hum Reprod Update*. 2009; 15(4): 441–61.

37 Harada T, Momoeda M, Taketani Y, et al. Dienogest is as effective as intranasal buserelin acetate for the relief of pain symptoms associated with endometriosis-a randomized, double-blind, multicenter, controlled trial[J]. *Fertil Steril*. 2009; 91: 675–81.

38 Hirsch M, Duffy J, Davis CJ, et al. Diagnostic accuracy of cancer antigen 125 for endometriosis: A systematic review and meta-analysis[J]. *BJOG*. (2016) 123: 1761–8.

39 Horne AW, et al. Top ten research priorities in endometriosis in the UK and Ireland[J]. *The Lancet*. 2017, Volume (389),p2191–2192, 2017.

40 Hudelist G, English J, Thomas AE, et al. Diagnostic accuracy of transvaginal ultrasound for non-invasive diagnosis of bowel endometriosis: systematic review and meta-analysis[J]. *Ultrasound Obstet Gynecol*. 2011; 37: 257–63.

41 Jensen JT, Schlaff W, Gordon K. Use of combined hormonal contraceptives for the treatment of endometriosis-related pain: a systematic review of the evidence[J]. *Fertil Steril*. 2018; 110: 137–52.e1.

42 J. Marion Sims, Wikipedia.

43 Jo Kitawaki, Hiroaki Ishihara, Miyo Kiyomizu, et al. Maintenance therapy involving a tapering dose of danazol or mid/low doses of oral contraceptive after gonadotropin-releasing hormone agonist treatment for endometriosis-associated pelvic pain[J]. *Fertility & Sterility*. 2008 Jun; 89(6): 1831–5.

44 Johnson NP, Hummelshoj L, Adamson GD, et al. World Endometriosis Society consensus on the classification of endometriosis[J]. *Hum Reprod*. 2017; 32: 315–24.

45 Karadağ C, Yoldemir T, Demircan Karadağ S, et al. The effects of endometrioma size and bilaterality on ovarian reserve[J]. *J Obstet Gynaecol*. (2020) 40: 531–6.

46 Karnaky KJ. The use of Stilboestrol for endometriosis [J]. *South Med J*. 1948; 41: 1109–1112.

47 Kitawaki J, Ishihara H, Koshiba H, et al. Usefulness and limits of CA-125 in diagnosis of endometriosis without associated ovarian endometriosis[J]. *Hum Reprod*. 20: 1999–2003, 2005.

48 Kitajima M, Dolmans MM, Donnez O and Donnez J. Enhanced follicular recruitment and atresia in cortex derived from ovaries with endometriomas[J]. *Fertil Steril*. (2014) 101: 1031–7.

49 Kitawaki J. Kusuki I, Yamanaka K, et al. Maintenance therapy with dienogest following gonadotropin-releasing hormone agonist treatment for endometriosis-associated pelvic pain[J]. *Eur J Obstet Gynecol Reprod Biol*. 157: 212–216, 2011.

50 Kiple K, ed. The Cambridge world history of human disease[M]. Cambridge: Cambridge University Press; 1993.

51 Knapp VJ. How old is endometriosis? Late 17th and 18th century European descriptions of the disease[J]. *Fertil Steril*. 1999; 72: (1): 10–14.

52 Koninckx PR, Braet P, Kennedy S, et al. Dioxin pollution and endometriosis in Belgium[J]. *Hum Reprod*. 1994; 9: 1001–1002.

53 Li F, Alderman MH 3rd, Tal A, et al. Hematogenous dissemination of mesenchymal stem cells from endometriosis[J]. *Stem Cells*. 2018; 36: 881–90.

54 Laganà AS, Condemi I, Retto G, et al. Analysis of psychopathological comorbidity behind the common symptoms and signs of endometriosis[J]. *Eur J Obstet Gynecol Reprod Biol*. 2015 Nov; 194: 30–3.

55 Muzii L, Di Tucci C, Di Feliciantonio M, et al. Antimüllerian hormone is reduced in the presence of ovarian endometriomas: A systematic review and meta-analysis[J]. *Fertil Steril*. 2018 Oct; 110(5): 932–940.e1.

56 Matsuzaki S, Schubert B. Oxidative stress status in normal ovarian cortex surrounding ovarian endometriosis[J]. *Fertil Steril*. 2010 Mayl; 93(7): 2431–2.

57 Meldrum DR, Chang RJ, Lou J, et al. "Medical oophorectomy" using a long-acting GnRH agonist-a possible new approach to the treatment of endometriosis[J]. *J Clin Endocrinol Metab*. 1982; 54: 1081–1083.

58 Mohamed A. Bedaiwy, etal. New developments in the medical treatment of endometriosis[J]. *Fertil Steril*. 2017 Mar; 107(3): 555–565.

59 Moustafa S, Burn M, Mamillapalli R, et al. Accurate diagnosis of endometriosis using serum microRNAs [J]. *Am J Obstet Gynecol*. 2020; 223: 557.e1–11.

60 Miyazawa K. Incidence of endometriosis among

Japanese women[J]. *Obstet Gynecol.* 1976; 48: 407–409.

61 Marsh E and Laufer MR. Endometriosis in premenarchal girls without an associated obstructive anomaly[J].*Fertil Steril.* 2005; 83: 758–760.

62 Matsuura K, Ohtake H, Katabuchi H, Okamura H. Coelomic metaplasia theory of endometriosis: evidence from in vivo studies and an in vitro experimental model[J]. *Gynecol Obstet Invest.* 1999; 47 (suppl 1): 18–20.

63 Nisolle M, Donnez J. Peritoneal endometriosis, ovarian endometriosis and adenomyotic nodules of the rectovaginal septum are three different entities[J]. *Fertil Steril.* 1997; 68(4): 585–596.

64 NICE 指南 . Endometriosis: diagnosis and management. London: National Institute for Health and Care Excellence, 2017.

65 Nisenblat V, Bossuyt PM, Farquhar C, et al. Imaging modalities for the non-invasive diagnosis of endometriosis[J]. *Cochrane Database Syst Rev.* 2016; 2: CD009591.

66 Osuga Y, Seki Y, Tanimoto M, et al. Relugolix, an oral gonadotropin-releasing hormone receptor antagonist, reduces endometriosis-associated pain in a dose-response manner: a randomized, double-blind, placebo-controlled study[J]. *Fertil Steril.* 2020;

67 Practice Committee of the American Society for Reproductive Medicine. Treatment of pelvic pain associated with endometriosis: a committee opinion[J].*Fertil Steril.* 2014; 101: 927–35.

68 Ramin-Wright A, Schwartz ASK, Geraedts K, et al. Fatigue–a symptom in endometriosis[J]. *Hum Reprod.* 2018 Augl; 33(8): 1459–65.

69 Santoro N. Using antimüllerian hormone to predict fertility[J]. *JAMA.* (2017) 318: 1333–4.

70 Sanchez AM, Viganò P, Somigliana E, et al. The distinguishing cellular and molecular features of the endometriotic ovarian cyst: From pathophysiology to the potential endometrioma-mediated damage to the ovary[J]. *Hum Reprod Update.* 2014 Mar-Apr; 20(2): 217–30.

71 Strowitzki T, Marr J, Gerlinger C, et al. Dienogest is as effective as leuprolide acetate in treating the painful symptoms of endometriosis: a 24-week, randomized, multicentre, open-label trial[J]. *Hum Reprod.* 2010; 25: 633–41.

72 Sampson JA. Peritoneal endometriosis due to the menstrual dissemination of endometrial tissue into the peritoneal cavity[J]. *Am J Obstet Gynecol.* 1927;

14: 422–469.

73 Symons LK, et al. The Immunopathophysiology of Endometriosis[J]. *Trends Mol Med.* 2018 Sep; 24(9): 748–762

74 Stephan Gordts, et al. Pathogenesis of Deep endometriosis[J]. *Fertil Steril.* 2017 Dec; 108(6): 872–885.el.

75 Sinaii N, Plumb K, Cotton L, et al. Differences in characteristics among 1,000 women with endometriosis based on extent of disease[J]. *Fertil Steril.* 2008; 89(3): 538–45.

76 Taylor HS, Adamson GD, Diamond MP, et al. An evidence-based approach to assessing surgical versus clinical diagnosis of symptomatic endometriosis[J]. *Int J Gynaecol Obstet.* 2018; 142: 131–42.

77 Thomas R . Long-term treatment of ondometriosis with dienogest: retrospective analysis of officaly and safety in clinical praltice[J]. *Archives of Gynecology and Obstetrics.* 2018: 747–753.

78 Taylor HS, Giudice LC, Lessey BA, et al. Treatment of endometriosis-associated pain with elagolix, an oral GnRH antagonist[J]. *N Engl J Med.* 2017; 377: 28–40.

79 Tatsumi H, Kitawaki J, Tanaka K, et al. Lack of stimulatory effect of dienogest on the expression of intercellular adhesion molecule-1 and vascular cell adhesion molecule-1 by endothelial cell as compared with other synthetic progestins[J]. *Maturitas.* 42: 287–294, 2002.

80 Vercellini P, Trespidi L, De Giorgi O, et al. Endometriosis and pelvic pain: relation to disease stage and localization[J]. *Fertil Steril.* 1996; 65: 299–304。

81 Vercellini P, Fedele L, Aimi G, et al. Association between endometriosis stage, lesion type, patient characteristics and severity of pelvic pain symptoms: a multivariate analysis of over 1000 patients[J]. *Hum Reprod.* 2007; 22: 266–71.

82 Working group of ESGE, ESHRE, WES, et al. Recommendations for the surgical treatment of endometriosis. Part 2: deep endometriosis[C]. Hum Reprod Open. 2020 Feblz; 2020(1).

83 Xu Bing, Zhi Yunqing, Fu Fei, Qiang Sufeng. Hydrodissection with diluted pituitrin for laparoscopic cystectomy of ovarian endometrioma: a technique to reduce damage to ovarian reserve. The 12th World Conference of Endometriosis (oral presentation), San Paulo, Brazil, 2014, 30 April–5 May.

84 Xu Bing, Zhi Yunqing, Fu Fei, et al. A 3-year follow-up study on the efficacy of a new surgery: hydrodissection with diluted pituitrin in laparoscopic cystectomy for ovarian endometrioma. The 3rd Asian Congress on Endometriosis (oral presentation), Seoul, Korea, 2014, 24–26th Oct.).

85 Yamanaka K, Xu B, and Kitawaki J. Dienogest inhibits aromatase expression and prostaglandin E2 production in human endometriotic stromal cells in spheroid culture[J]. *Fertil Steril*. 2012; 97(2): 477–82.

86 Zolbin MM, Mamillapalli R, Nematian SE, et al. Adipocyte alterations in endometriosis: reduced numbers of stem cells and microRNA induced alterations in adipocyte metabolic gene expression[J]. *Reprod Biol Endocrinol*. 2019; 17: 36.

87 北脇 城，徐冰，本庄英雄. 子宮内膜症の疾患感受性と killer cell immunoglobulin-like receptor (KIR) 遺伝子型との関連. 日本エンドメトオーシス研究会会誌 . 2008, vol.29, 43–44.

第四部分

1 国家统计局在国新办发布会上的数据显示，我国育龄女性中，内部年龄结构区域老化明显。据 2021 年统计，年龄在 20～34 岁之间的女性，人数减少约 300 万，这意味着到 2030 年，新生儿出生率会继续下降，出生率持续走低成为关乎国计民生的大事。

2 黄薇，冷金花，裴天骄，等. 子宫内膜异位症患者生育力保护的中国专家共识 (2022 版)[J]. 中华妇产科杂志，2022, 57(10): 733–739.

3 江楠，岳倩，徐冰等. 垂体后叶素水分离法在腹腔镜下卵巢子宫内膜异位囊肿剥除术中的应用及对卵巢功能的影响 [J]. 现代妇产科进展，2013,v.22(07): 581–583.

4 夏恩兰教授主编《妇科内镜学》(第二版) 中姚书忠、徐冰所著部分——子宫内膜异位症腹腔镜治疗。

5 中华人民共和国国家卫生健康委员会《中国不孕不育现状调研报告》。

6 Becker CM, Bokor A, Heikinheimo O, et al. ESHRE guideline: Endometriosis[J]. *Hum Reprod Open*. (2022) 2: hoac009.

7 Bonavina G, Taylor HS. Endometriosis-associated infertility: From pathophysiology to tailored treatment[J]. *Front Endocrinol(Lausanne)*. 2022 Oct 26; 13: 1020827.

8 Berbic M, Schulke L, Markham R, et al. Macrophage expression in endometrium of women with and without endometriosis[J]. *Hum Reprod*. (2009) 24: 325–32.

9 Ban Frangež H, Vrtacnik Bokal E, Štimpfel M, et al. Reproductive outcomes after laparoscopic surgery in infertile women affected by ovarian endometriomas, with or without in vitro fertilisation: Results from the SAFE (surgery and ART for endometriomas) trial[J]. *J Obstet Gynaecol*. (2022) 42(5): 1293–300.

10 Berlac JF, Hartwell D, Skovlund CW, et al. Endometriosis increases the risk of obstetrical and neonatal complications[J]. *Acta Obstet Gynecol Scand*. 2017; 96: 751–60.

11 Cobo A, Giles J, Paolelli S, et al. Oocyte vitrification for fertility preservation in women with endometriosis: an observational study[J]. *Fertil Steril*. 2020; 113: 836–44.

12 Calagna G, Della Corte L, Giampaolino P, et al. Endometriosis and strategies of fertility preservation: A systematic review of the literature[J]. *Eur J Obstet Gynecol Reprod Biol*. (2020) 254: 218–25.

13 Filippi F, Benaglia L, Paffoni A, et al. Ovarian endometriomas and oocyte quality: Insights from in vitro fertilization cycles[J]. *Fertil Steril*. (2014) 101: 988–93.e1.

14 Guzick DS, Silliman NP, Adamson GD, et al. Prediction of pregnancy in infertile women based on the American Society for Reproductive Medicine's revised classification of endometriosis[J]. *Fertil Steril*. 1997; 67: 822–29.

15 Horton J, Sterrenburg M, Lane S, et al. Reproductive, obstetric, and perinatal outcomes of women with adenomyosis and endometriosis: A systematic review and meta-analysis[J]. *Hum Reprod Update*. (2019) 25: 592–632.

16 Hodgson RM, Lee HL, Wang R, et al. Interventions for endometriosis-related infertility: A systematic review and network meta-analysis[J]. *Fertil Steril*. (2020) 113: 374–382.e2.

17 Kasapoglu I, Ata B, Uyaniklar O, et al. Endometrioma-related reduction in ovarian reserve (ERROR): A prospective longitudinal study[J]. *Fertil Steril*. (2018) 110: 122–7.

18 Karadağ C, Yoldemir T, Demircan Karadağ S, et al. The effects of endometrioma size and bilaterality on ovarian reserve[J]. *J Obstet Gynaecol*. (2020) 40: 531–6.

19 Kitajima M, Dolmans MM, Donnez O, et al. Enhanced

follicular recruitment and atresia in cortex derived from ovaries with endometriomas[J]. *Fertil Steril.* (2014) 101: 1031–7.

20 Kuroda M, Kuroda K, Arakawa A, et al. Histological assessment of impact of ovarian endometrioma and laparoscopic cystectomy on ovarian reserve[J]. *J Obstet Gynaecol Res.* (2012) 38: 1187–93.

21 Lalani S, Choudhry AJ, Firth B, et al. Endometriosis and adverse maternal, fetal and neonatal outcomes, a systematic review and meta-analysis[J]. *Hum Reprod.* 2018; 33: 1854–65.

22 Lessey BA, Kim JJ. Endometrial receptivity in the eutopic endometrium of women with endometriosis: it is affected, and let me show you why[J]. *Fertil Steril.* 2017; 108: 19–27.

23 Macer ML, Taylor HS. Endometriosis and infertility: a review of the pathogenesis and treatment of endometriosis-associated infertility[J]. *Obstet Gynecol Clin North Am.* 2012; 39: 535–49.

24 Muzii L, Bianchi A, Crocè C, et al. Laparoscopic excisionof ovarian cysts: Is the stripping technique a tissue-sparing procedure? [J]. *Fertil Steril.* (2002) 77: 609–14.

25 Muzii L, Di Tucci C, Di Feliciantonio M, et al. Antimüllerian hormone is reduced in the presence of ovarian endometriomas: A systematic review and meta-analysis[J]. *Fertil Steril.* (2018) 110: 932–40.e1.

26 Nasiri N, Moini A, Eftekhari-Yazdi P, et al. Oxidative stress statues in serum and follicular fluid of women with endometriosis[J]. *Cell J.* (2017) 18: 582–7.

27 Practice Committee of the American Society for Reproductive Medicine. Fertility evaluation of infertile women: A committee opinion[J]. *Fertil Steril.* (2021) 116: 1255–65.

28 Saeki A, Matsumoto T, Ikuma K, et al. The vasopressin injection technique for laparoscopic excision of ovarian endometrioma: a technique to reduce the use of coagulation[J]. *J Minim Invasive Gynecol.* 2010 Mar-Apr; 17(2): 176–9.

29 Santoro N. Using antimüllerian hormone to predict fertility[J]. *JAMA.* (2017) 318: 1333–4.

30 Sanchez AM, Viganò P, Somigliana E, et al. The distinguishing cellular and molecular features of the endometriotic ovarian cyst: From pathophysiology to the potential endometrioma-mediated damage to the ovary[J]. *Hum Reprod Update.* (2014) 20: 217–30.

31 Senapati S, Sammel MD, Morse C, et al. Impact of endometriosis on in vitro fertilization outcomes: an evaluation of the Society for Assisted Reproductive Technologies Database[J]. *Fertil Steril.* 2016; 106: 164–171.

32 Somigliana E, Vercellini P. Fertility preservation in women with endometriosis: speculations are finally over, the time for real data is initiated[J]. *Fertil Steril.* 2020; 113: 765–66.

33 Vesali S, Razavi M, Rezaeinejad M, et al. Endometriosis fertility index for predicting non-assisted reproductive technology pregnancy after endometriosis surgery: A systematic review and meta-analysis[J]. *BJOG.* (2020) 127: 800–9.

34 Vallvé-Juanico J, Houshdaran S, Giudice LC. The endometrial immune environment of women with endometriosis[J]. *Hum Reprod Update.* (2019) 25: 564–91.

35 Xu Bing, Zhi Yunqing, Fu Fei, et al. Hydrodissection with diluted pituitrin for laparoscopic cystectomy of ovarian endometrioma: a technique to reduce damage to ovarian reserve. The 12th World Conference of Endometriosis (oral presentation), San Paulo, Brazil, 2014, 30 April-5 May.

36 Xu Bing, Zhi Yunqing, Fu Fei, et al. A 3-year follow-up study on the efficacy of a new surgery: hydrodissection with diluted pituitrin in laparoscopic cystectomy for ovarian endometrioma. The 3rd Asian Congress on Endometriosis (oral presentation), Seoul, Korea, 2014, 24-26th Oct.).

37 Younis JS, Shapso N, Ben-Sira Y, et al. Endometrioma surgery-a systematic review and meta-analysis of the effect on antral follicle count and anti-müllerian hormone[J]. *Am J Obstet Gynecol.* (2022) 226: 33–51.e7.

第五部分

1 夏恩兰教授主编《妇科内镜学》(第二版)中姚书忠、徐冰所著部分——子宫内膜异位症腹腔镜治疗。

2 中国医师协会妇产科医师分会，中华医学会妇产科学分会子宫内膜异位症协作组. 子宫内膜异位症诊治指南（第三版）[J]. 中华妇产科杂志，2021,56(12): 812-824.

3 A. Bergqvist. Different types of extragenital endometriosis: a review[J]. *Gynecological Endocrinology*, vol. 7, no. 3, pp. 207–221, 1993.

4 Andres MP, Arcoverde FVL, Souza C. et al. Extrapelvic Endometriosis: A Systematic Review[J]. *J Minim Invasive Gynecol.* 2020; 27: 373–389.

5 Bazotm, et al. MRI of intestinal endometriosis[J].

Best Practice & Research Clinical Obstetrics and Gynaecology. 2021 Mar; 71: 51e63.

6 Ciriaco P, Muriana P, Lembo R, et al. Treatment of Thoracic Endometriosis Syndrome: A Meta-Analysis and Review[J]. *Ann Thorac Surg.* 2022; 113: 324-336.

7 Chapron C, et al. Anatomical distribution of deeply infiltrating endometriosis: surgical implications and proposition for a classification[J]. *Hum Reprod*, 2003 18(1): 157-161.

8 Clement P. B. The pathology of endometriosis: A survey of the many faces of a common disease emphasizing diagnostic pitfalls and unusual and newly appreciated aspects[J]. *Adv Anat Pathol.* 2007; 14: 241-260.

9 Davis AC, Goldberg JM. Extrapelvic Endometriosis. Semin[J]. *Reprod Med.* 2017; 35: 98-101.

10 Ferrero S, et al. Bowel resection for intestinal endometriosis[J]. *Best Practice & Research Clinical Obstetrics and Gynaecology.* 2021 Mar; 71: 114-128.

11 Hirata T, Koga K, Osuga Y. Extra-pelvic endometriosis: A review[J]. *Reprod Med Biol.* 2020; 19: 323- 333.

12 Lameira P, Abecasis M, Palma S, Leitão J. Catamenial pneumothorax: a rare manifestation of endometriosis [J]. *Radiol Case Rep.* 2022 Jun 25; 17(9): 3119-3125.

13 Montalto M, Santoro L, D'Onofrio F, et al. Endometriosis, need for a multidisciplinary clinical setting: the internist's point of view[J]. *Intern Emerg Med.* 2010 Dec; 5(6): 463-7.

14 Suginami H. A reappraisal of the coelomic metaplasia theory by reviewing, endometriosis occurring in unusual sites and instances[J]. *Am J Obstet Gynecol.* (1991) 165: 214-8.

15 Seephan Gordts, e tal Pathogenesis of Deep endometriosis[J]. *Fertil Steril.* 2017.

16 Vercellini P, et al. Advances in the medical management of bowel endometriosis[J]. *Best Practice & Research Clinical Obstetrics and Gynaecology.* 2021 Mar: 71: 78-99.

17 Working group of ESGE, ESHRE, WES. Recommendations for the surgical treatment of endometriosis. Part 2: deep endometriosis[C]. Hum Reprod Open. 2020: 1-25.

18 Working group of ESGE, ESHRE, and WES. Human Reproduction Open, pp. 1-25, 2020.

第六部分

1 郎景和. 重视子宫腺肌病的多元化治疗 [J]. 中华妇产科杂志，2016.9.

2 徐冰. 子宫腺肌病合并不孕的管理现状及展望 [J]. 中国计划生育和妇产科，2019 年 11 卷第 4 期.

3 Bazot M, Darai E. Role of transvaginal sonography and magnetic resonance imaging in the diagnosis of uterine adenomyosis[J]. *Fertil Steril.* (2018) 109: 389-97.

4 Carlson KJ, Miller BA, Fowler FJ Jr. The Maine Women's Health Study: I. Outcomes of hysterectomy [J]. *Obstet Gynecol.* 1994 Apr; 83(4): 556-65.

5 Cunningham RK, Horrow MM, Smith RJ, Springer J. Adenomyosis: a sonographic diagnosis[J]. *Radiographics.* 2018; 38(5): 1576-89.

6 Chapron C, Tosti C, Marcellin L, et al. Relationship between the magnetic resonance imaging appearance of adenomyosis and endometriosis phenotypes[J]. *Hum Reprod.* 2017; 32: 1393-401.

7 Donnez J, Donnez O, Dolmans MM. Introduction: uterine adenomyosis, another enigmatic disease of our time[J]. *Fertil Steril.* 2018; 109(3): 369-70.

8 Exacoustos C, Zupi E. A new era in diagnosing adenomyosis is coming[J]. *Fertil Steril.* 2018; 110(5): 858-62.

9 Gordts S, Grimbizis G, Campo R. Symptoms and classification of uterine adenomyosis, including the place of hysteroscopy in diagnosis[J]. *Fertil Steril.* 2018; 109(3): 380-8e1.

10 Grimbizis GF, Mikos T, Tarlatzis B. Uterus-sparing operative treatment for adenomyosis[J]. *Fertil Steril.* 2014; 101: 472-87.

11 Hiroshi Kawabata, Takeshi Tamura, Soichiro Tamai, et al. Intravenous ferric derisomaltose versus saccharated ferric oxide for iron deficiency anemia associated with menorrhagia: a randomized, open-label, active-controlled, noninferiority study[J]. *International Journal of Hematology.* 2022 Nov; 116(5): 647-658.

12 Kho KA, Chen JS, Halvorson LM. Diagnosis, Evaluation, and Treatment of Adenomyosis[J]. *JAMA.* 2021 Jul 13; 326(2): 177-178.

13 Khan KN, Fujishita A, and Kitawaki J, et al. Biological differences between intrinsic and extrinsic adenomyosis with coexisting deep infiltrating endometriosis[J]. *Reprod Biomed Online.* 2019 Aug; 39(2): 343-353.

14 Kishi Y, Yabuta M, Taniguchi F. Who will benefit from uterus-sparing surgery in adenomyosis-associated subfertility? [J]. *Fertil Steril*. 2014 Sep; 102(3): 802-807.el.

15 Larsen SB, Lundorf E, Forman A, et al. Adenomyosis and junctional zone changes in patients with endometriosis[J]. *Eur J Obstet Gynecol Reprod Biol*. 2011; 157: 206-11

16 Onchee Yu, Renate Schulze-Rath, Jane Grafton, et al. Adenomyosis incidence, prevalence and treatment: United States population-based study 2006-2015[J]. *Am J Obstet Gynecol*. 2020; 223: 94.e1-10.

17 Osada H. Uterine adenomyosis and adenomyoma: the surgical approach[J]. *Fertil Steril*. 2018 Mar; 109(3): 406-417.

18 Park CW, Choi MH, Yang KM, et al. Pregnancy rate in women with adenomyosis undergoing fresh or frozen embryo transfer cycles following gonadotropin-releasing hormone agonist treatment[J]. Clin Exp Reprod Med. 2016 sep; 43(3): 169-173.

19 Sutton CJG. RCOG Historical Lecture 1993: 150 years of hysterectomy; from Charles Clay to laparoscopic hysterectomy. The Year Book of the Royal College of Obstetricians and Gynaecologists. London: RCOG Press; 1994; 3: 29-40.

20 Tan J, Moriarty S, Taskin O, et al. Reproductive Outcomes after Fertility-Sparing Surgery for Focal and Diffuse Adenomyosis: A Systematic Review[J]. *J Minim Invasive Gynecol*. 2018, 25(4): 608-621.

21 Vannuccini S, Luisi S, Tosti C, et al. Role of medical therapy in the management of uterine adenomyosis[J]. *Fertil Steril*. 2018; 109(3): 398-405.

22 Vercellini P, Parazzini F, Oldani S, et al. Adenomyosis at hysterectomy: a study on frequency distribution and patient characteristics[J]. *Hum Reprod*. 1995 May; 10(5): 1160-2.

23 Yohei Kishi, Hiroshi Suginami, Rihoko Kuramori, et al. Four subtypes of adenomyosis assessed by magnetic resonance imaging and their specification[J]. *Am J Obstet Gynecol*. 2012; 114.e1-114.e7.

24 Zhai J, Vannuccini S, Petraglia F, et al. Adenomyosis: Mechanisms and Pathogenesis[J]. *Semin Reprod Med*. 2020 May; 38(2-03): 129-143.

第七部分

1 中国医学会妇产科分会绝经学组. 中国绝经管理与绝经激素治疗指南（2018）[J]. 协和医学杂志, 2018,9(6)512-525.

2 陈蓉，罗敏. 早发性卵巢功能不全的相关术语 [J]. 中国实用妇科与产科杂志, 2023.39(9): 869-891

3 孙蓬然，冷金花，郎景和. 绝经后内异症——北京协和医院 20 年 69 例患者的回顾分析 [C]. 2013.

4 A Melin, C Lundholm, N Malki, et al. Hormonal and surgical treatments for endometriosis and risk of epithelial ovarian cancer[J]. *Acta Obstet Gynecol Scand*. 2013 May; 92(5): 546-54.

5 Brinton LA, Gridley G, Persson I, et al. Cancer risk after a hospital discharge diagnosis of endometriosis[J]. *Am J Obstet Gynecol*. 1997; 176: 572-579.

6 European Menopause and Andropause Society. EMAS position statement: Managing the menopause in women with a past history of endometriosis[J]. *Maturitas*. 2010 Sep; 67(1): 94-7.

7 F Taniguchi, T Harada, H Kobayashi, et al. Clinical characteristics of patients in Japan with ovarian cancer presumably arising from ovarian endometrioma [J]. *Gynecol Obstet Invest*. 2014; 77(2): 104-10.

8 Gemmell LC, et al. The management of menopause in women with a history of endometriosis: a systematic review[J]. *Hum Reprod Update*. 2017 Jul 1; 23(4): 481-500.

9 Guideline for Gynecological Practice in Japan 2020 by the JSOG (Japan Society of Obstetrics and Gynecology).

10 H Kobayashi, K Sumimoto, N Moniwa, et al. Risk of developing ovarian cancer among women with ovarian endometrioma: a cohort study in Shizuoka, Japan[J]. *Int J Gynecol Cancer*. 2007 Jan-Feb; 17(1): 37-43.

11 Hermens M, van Altena AM, Nieboer TE, et al. Incidence of endometrioid and clear cell ovarian cancer in histological proven endometriosis: the ENOCA population-based cohort study[J]. *Am J Obstet Gynecol*. 2020; 223: 107.e101-107.e111.

12 Kobayashi H, Yamada Y, Kawahara N, et al. Integrating modern approaches to pathogenetic concepts of malignant transformation of endometriosis[J]. *Oncol Rep*. 2019 Mar; 41(3): 1729-1738.

13 Krina t Zondervan, et al. Endometriosis[J]. *N Engl J*

Med. 2020; 382(13): 1244-1256.

14 M Nishida, K Watanabe, N Sato, et al. Malignant transformation of ovarian endometriosis[J]. *Gynecol Obstet Invest.* 2000; 50 (Suppl 1): 18-25.

15 Melin A, Sparén P, Bergqvist A. The risk of cancer and the role of parity among women with endometriosis[J]. *Hum Reprod.* 2007; 22: 3021-3026.

16 Nezhat FR, Apostol R, Nezhat C, Pejovic T. New insights in the pathophysiology of ovarian cancer and implications for screening and prevention[J]. *Am J Obstet Gynecol.* 2015 Sep; 213(3): 262-7.

17 Oral E, Sozen I, Uludag S, et al. The prevalence of endometrioma and associated malignant transformation in women over 40 years of age[J]. *J Gynecol Obstet Hum Reprod.* 2020 May; 49(5): 101725.

18 Punnonen R, Klemi PJ, Nikkanen V. Postmenopausal endometriosis[J]. *Eur J Obstet Gynecol Reprod Biol.* 1980 Dec; 11(3): 195-200.

19 Rozenberg S, et. al. Should we abstain from treating women with endometriosis using menopausal hormone therapy, for fear of an increased ovarian cancer risk? [J]. *Climacteric.* 2015; 18(4): 448-52.

20 Sampson JA. Benign and malignant endometrial implants in the peritoneal cavity and their relation to certain ovarian tumors[J]. *Surg Gynecol Obstet.* 1924; 38: 287-311.

21 Taniguchi F. New knowledge and insights about the malignant transformation of endometriosis[J]. *J Obstet Gynaecol Res.* 2017 Jul; 43(7): 1093-1100.

22 Thombre Kulkarni M, Shafrir A, Farland LV, et al. Association between laparoscopically confirmed endometriosis and risk of early natural menopause[J]. *JAMA Netw Open.* 2022 5: e2144391.

23 Wentzensen N, Poole EM, Trabert B, et al. Ovarian Cancer Risk Factors by Histologic Subtype: An Analysis From the Ovarian Cancer Cohort Consortium[J]. *J Clin Oncol.* 2016 Aug 20; 34(24): 2888-98.

24 Wyatt J, Fernando SM, Powell SG, et al. The role of iron in the pathogenesis of endometriosis: a systematic review[J]. *Hum Reprod Open.* 2023 Jul 27; 2023(3): hoad033.

25 Xu B, Hamada S, and Kitawaki J et al. Possible involvement of loss of heterozygosity in malignant transformation of ovarian endometriosis[J]. *Gynecol Oncol.* 2011 Feb; 120: 239-246.

26 Yoldemir T. Evaluation and management of endometriosis[J]. *Climacteric.* 2023 Jun; 26(3): 248-255.

27 Zanello M, et. al. Hormonal Replacement Therapy in Menopausal Women with History of Endometriosis: A Review of Literature[J]. *Medicina (Kaunas).* 2019 Aug 14; 55(8): 477.

28 日本産科婦人科学会，婦人科腫瘍委員会子宮内膜症の癌化の頻度と予防に関する小委員会．本邦における子宮内膜症の癌化の頻度と予防に関する疫学研究．

29 徐冰，楠木泉，濱田新七，趙鵬，馬小平，北脇城．子宮内膜症性囊胞由来卵巣癌における Loss of Heterozygosity (LOH) の意義．第 31 回日本エンドメトリオーシス学会．(日本京都，2010 年 1 月 16 日大会专题发言)

30 徐冰，楠木泉，濱田新七，北脇城．子宮内膜症性囊胞由来卵巣癌における LOH の意義．日本エンドメトリオーシス研究会会誌．2010,31: 75.

31 徐冰，北脇城，石原広章，濱田新七，楠木泉，本庄英雄。子宮内膜症性囊胞由来卵巣癌における癌関連遺伝子の変異、loss of heterozygosity (LOH)、およびタンパク発現の変化．日本エンドメトオーシス研究会会誌．2008, vol.29, 94-96.

第八部分

1 大卫·塞尔旺 - 施莱伯．每个人的战争 [M]．张俊，译．桂林：广西师范大学出版社．2017.

2 《美国居民膳食指南》(*Dietary Guidelines for Americans*)。

3 亨丽埃塔·诺顿．子宫内膜异位症自我管理 [M]．徐冰，译．上海：世界图书出版社．2016.

4 《中国居民膳食指南（2023）》。

5 Armour M, Sinclair J, Chalmers KJ, Smith CA. Self-management strategies amongst Australian women with endometriosis: a nation- al online survey[J]. *BMC Complement Altern Med.* 2019; 19(1): 17.

6 Armour M, Middleton A, Lim S, Sinclair J, Varjabedian D, Smith CA. Dietary Practices of Women with Endometriosis: A Cross-Sectional Survey[J]. *J Altern Complement Med.* 2021 Sep; 27(9): 771-777.

7 Hankinson SE, Willett WC, Colditz GA, et al. Circulating concentrations of insulin-like growth factor-I and risk of breast cancer[M]. *The Lancet.* 1998 May 9; 351(9113): 1393-6.

8 Heilier JF, Donnez J, Nackers F, et al. Environmental and host-associated risk factors in endometriosis and deep endometriotic nodules: a matched case-

control study[J]. *Environ Res.* 2007; 103(1): 121–9.

9　HR Harris, et al. Frelit and vegetable consumption and risk of endometriosis [J]. *Hum Reprod.* 2018 Apr; 33(4): 715–727.

10　Harris HR, Eke AC, Chavarro JE, Missmer SA. Fruit and vegetable consumption and risk of endometriosis[J]. *Hum Reprod.* 2018; 33(4): 715–27.

11　Huijs E, van Stigt BJ, de Roos N, et al. The feasibility of an anti-inflammatory diet in endometriosis: barriers and facilitators perceived by endometriosis patients[J]. *Reprod Biomed Online.* 2024 Feb; 48(2): 103624.

12　Michael Ruse. The philosoply of Human Evolution[M]. Cambridge clniversity Press. 2012.

13　Mier-Cabrera, J, Aburto-Soto, T, Burrola-Mendez, S, et al. Women with endometriosis improved their peripheral antioxidant markers after the application of a high antioxidant diet[J]. *Reproductive Biology and Endocrinology.* 2009 May28: 7: 54.

14　Nodler J L, DiVasta A D, Vitonis A F, et al. Supplementation with vitamin D or ω-3 fatty acids in adolescent girls and young women with endometriosis (SAGE): a double-blind, randomized, placebo controlled trial[J]. *The American Journal of Clinical Nutrition.* 2020 Juli; 112(1): 229–236.

15　Saguyod, S J U, Kelley A S, Velarde M C, & Simmen R C. Diet and endometriosis-revisiting the linkages to inflammation[J]. *Journal of Endometriosis and Pelvic Pain Disorders.* 2018 Apr; 10(2): 51–58.

16　Savaris A L, & do Amaral V F. Nutrient intake, anthropometric data and correlations with the systemic antioxidant capacity of women with pelvic endometriosis[J]. *European Journal of Obstetrics & Gynecology and Reproductive Biology.* 2011 Oct; 158(2), 314–318.

17　Yamamoto, A, Harris, H R, Vitonis, A F, Chavarro, J E, & Missmer, S A. A prospective cohort study of meat and fish consumption and endometriosis risk[J]. *American Journal of Obstetrics and Gynecology.* 2018 Aug; 219(2), 178. e171–178. e110.